Tarascon Adult Emergency Pocketbook fifth edition

タラスコン救急ポケットブック

[原著]

Richard J. Hamilton, MD
Professor and Chair, Department of Emergency Medicine
Drexel University, College of Medicine
Philadelphia, PA

[監訳]

舩越 拓
東京ベイ・浦安市川医療センター救急集中治療科 部長

本間 洋輔
東京ベイ・浦安市川医療センター救急集中治療科 医長

関 藍
湘南藤沢徳洲会病院救急総合診療部 医長

医学書院

Original English language edition published by Jones & Bartlett Learning, LLC
5 Wall Street
Burlington, MA 01803 USA

Tarascon Adult Emergency Pocketbook 5th edition
Richard J. Hamilton
Copyright © 2017 Jones & Bartlett Learning, LLC. All right reserved.

©First Japanese edition 2018 by Igaku-Shoin Ltd., Tokyo
Printed and bound in Japan

タラスコン救急ポケットブック

発　　行	2018年6月1日　第1版第1刷
監　　訳	舩越 拓・本間洋輔・関 藍
発行者	株式会社 医学書院
	代表取締役 金原 俊
	〒113-8719　東京都文京区本郷1-28-23
	電話　03-3817-5600（社内案内）
印刷・製本	三報社印刷

本書の複製権・翻訳権・上映権・譲渡権・貸与権・公衆送信権（送信可能化権を含む）は株式会社医学書院が保有します．

ISBN978-4-260-03547-7

本書を無断で複製する行為（複写，スキャン，デジタルデータ化など）は，「私的使用のための複製」など著作権法上の限られた例外を除き禁じられています．大学，病院，診療所，企業などにおいて，業務上使用する目的（診療，研究活動を含む）で上記の行為を行うことは，その使用範囲が内部的であっても，私的使用には該当せず，違法です．また私的使用に該当する場合であっても，代行業者等の第三者に依頼して上記の行為を行うことは違法となります．

JCOPY 〈出版者著作権管理機構　委託出版物〉
本書の無断複製は著作権法上での例外を除き禁じられています．複製される場合は，そのつど事前に，出版者著作権管理機構（電話 03-3513-6969，FAX 03-3513-6979，info@jcopy.or.jp）の許諾を得てください．

監訳の序

　救急診療は研修医のみならず全ての科の医師が担当しうる分野です．そして救急診療では対応する疾患は多岐に渡ります．不安な気持ちで専門外の主訴の患者の初療を担当することも少なくありません．

　われわれは救急診療を指導するなかで，数多く来院する患者さんを診療しながらいかに効率よく Tips を伝えるかに苦心してきました．国内海外含め多くのマニュアル本があるなか，当時救急科チーフレジデントであった，本書監訳者の1人である関先生が持っていたのが本書です．本書はもともと米国で出版されており，米国の救急診療におけるポケットマニュアルとして一番の評価を得ています．私の考える本書の素晴らしいところは以下の点です．

1. コンパクトさ

　スクラブのポケットに入るサイズの本書は常に手元に置いておくことができます．文字もそのぶん小さいですが，なによりも「すぐ見られる」というのは忙しい救急外来において重要だと思っています．さらに，実臨床で頻用する Clinical Prediction Rule やガイドラインが網羅され薬剤も具体的投与量まで記載されており，まさに「診療中に痒いところに手がとどく」1冊です．

2. 幅広い疾患を網羅

　日本では救急外来診療は当直業務から発展してきた側面もあるため，どうしても内科系のみ，外科系のみ，など情報が特化しているものが多いです．本書は救急診療のための本ですので，前述のものに加え泌尿器，眼科，耳鼻科などの救急でよく遭遇するマイナーエマージェンシー系から中毒，環境障害，生物／化学／放射線被曝といった救急ならではの疾患まで，救急で遭遇するであろう幅広い疾患をカバーしています．

3. リファレンスの記載

　いわゆるマニュアル本はそのサイズをいかすためにリファレンスの記載を省略させることがあります．しかし本書はリファレンスがしっかり記載されており，元文献やガイドラインを確認することができます．単なるエキスパートオピニオンではなく，文献に基づいた診療をすることができます．

われわれが本書を使い診療するなかで,「より日本において使いやすくしたい」と思うようになり, 本書を翻訳する企画が立ち上がりました. 本書を翻訳するにあたり日本国内の実情, ガイドライン, 薬剤の保険投与量の内容も反映し, わが国においても実践的に使用できるよう工夫しました. 翻訳したことでより多くの先生方が救急診療の場面で使えるようになると思っています.

　本書は救急で従事する医師, 日々忙しく最前線に立つ若手救急医の先生方のみならず, 当直や当番で救急診療に携わる全ての先生方にとって有用な本になったと自負しております. ぜひお手にとって, よろしければスクラブのポケットに入れてみてその有用性をご確認ください.

　最後になりましたが, 本書の翻訳に尽力してくれた当院救急科のスタッフ, レジデント, 卒業生の先生方, われわれの本書にかける熱い想いを汲み取っていただき根気強く付き合ってくださった医学書院の西村氏, 大西氏, 永安氏には厚く御礼申し上げます. そして私の妻と息子に感謝をこめて.

2018 年 5 月　監訳者を代表して

東京ベイ・浦安市川医療センター 救急集中治療科
本間洋輔

▌訳者一覧(五十音順)

有野　聡	公立昭和病院 救急科
飯尾純一郎	東京ベイ・浦安市川医療センター 救急集中治療科
石上雄一郎	東京ベイ・浦安市川医療センター 救急集中治療科
石丸　忠賢	東京ベイ・浦安市川医療センター 救急集中治療科
井上　哲也	東京ベイ・浦安市川医療センター 救急集中治療科
岩崎　任	聖路加国際病院 救急部
大高　俊一	熊本赤十字病院 救急科
小野寺隆太	東京ベイ・浦安市川医療センター 救急集中治療科
木村　信彦	東京ベイ・浦安市川医療センター 救急集中治療科
國谷　有理	東京ベイ・浦安市川医療センター 救急集中治療科
小中　理大	東京ベイ・浦安市川医療センター 救急集中治療科
三反田拓志	東京ベイ・浦安市川医療センター 救急集中治療科
菅原誠太郎	東京ベイ・浦安市川医療センター 救急集中治療科
瀬田　宏哉	東京ベイ・浦安市川医療センター 救急集中治療科
瀬良　聡	広島市立広島市民病院 救急科

髙橋　仁	東京ベイ・浦安市川医療センター 救急集中治療科
竹内　慎哉	帝京大学医学部附属病院　救急医学
中島　義之	東京ベイ・浦安市川医療センター 救急集中治療科
沼田　賢治	東京ベイ・浦安市川医療センター 救急集中治療科
東　秀律	日本赤十字社和歌山医療センター 第一救急科部
福山　唯太	東京ベイ・浦安市川医療センター 救急集中治療科
本間　洋輔	東京ベイ・浦安市川医療センター 救急集中治療科
溝辺　倫子	東京ベイ・浦安市川医療センター 救急集中治療科
山内　素直	University of Iowa Hospitals & Clinics Department of Emergency Medicine
横山　和久	東京ベイ・浦安市川医療センター 救急集中治療科

翻訳協力(付録薬剤査読)

小谷　遥	東京ベイ・浦安市川医療センター　薬剤室
豊島　慶太	東京ベイ・浦安市川医療センター　薬剤室

目次

1章 | 心肺蘇生(一次・二次救命処置) …… 1
一次救命処置 …… 1
二次救命処置 …… 2

2章 | 麻酔と気道管理 …… 4

3章 | アナフィラキシー …… 8

4章 | 循環器 …… 11
不整脈、ブロック、薬剤性不整脈の心電図診断 …… 11
不整脈 …… 15
心房細動(Afib)のレートコントロール …… 20
心筋梗塞(MI)と急性冠症候群(ACS) …… 26
静注循環器治療薬と AHA ガイドライン …… 37
肺水腫、低血圧、心原性ショックのマネジメント …… 50
腹部大動脈瘤(AAA) …… 53
胸部大動脈解離(TAD) …… 54
失神 …… 55

5章 | 高血圧(無症候性、切迫症、緊急症) …… 60

6章 | 呼吸器科 …… 65
上気道感染 …… 65
気管支喘息とCOPD …… 66
NIV(非侵襲的換気療法) …… 71
市中肺炎 …… 72
肺塞栓(PF)と深部静脈血栓症(DVT) …… 74

7章 | 消化管出血 …… 83

8章 | 神経内科 …… 87
めまい(DizzinessとVertigo) …… 87
頭痛 …… 91
脱力 …… 93
一過性脳虚血発作(TIA) …… 96
クモ膜下出血(SAH) …… 96
脳卒中(Stroke) …… 97
急性虚血性脳卒中への血栓溶解療法(rt-PA) …… 99
虚血性脳卒中(脳梗塞) …… 100
頭蓋内出血 …… 102
NIHSS(脳卒中スケール) …… 103
デルマトームと運動神経分節 …… 105

9章 | 痙攣と痙攣重積 …… 106

10章 | 内分泌科 …… 108
内分泌疾患 …… 108
糖尿病 …… 108
甲状腺疾患 …… 114

11章 | 電解質 …… 116
電解質異常 …… 116

12章 | 酸塩基平衡障害 …… 125

13章 | 感染症 …… 126
感染性心内膜炎(IE)予防を必要とする疾患 …… 126
発熱と好中球減少 …… 126
発熱と皮疹 …… 128
HIV(ヒト免疫不全ウイルス) …… 130
敗血症 …… 134
治療:成人における経験的な抗菌薬のカバーと特異的な感染症 …… 137
感染症:ダニ媒介疾患 …… 168
トキシックショック症候群(Toxic shock syndrome) …… 170

14章 | 予防接種と曝露 …… 172
HIV への非職業性曝露 …… 172
医療従事者のHIV曝露後予防(PEP) …… 173
HBV への曝露 …… 174
破傷風予防接種 …… 174

15章 | 血液内科と腫瘍内科 ... 176
貧血 ... 176
鎌状赤血球性貧血 ... 176
出血性疾患 ... 177
脊髄圧迫症 ... 183
上大静脈症候群 ... 183
腫瘍崩壊症候群 ... 184

16章 | 外科 ... 185
急性腹症 ... 185

17章 | 外傷 ... 189
アプローチ ... 189
腹部と腎 ... 192
鋭的腹部損傷 ... 193
胸部外傷 ... 194
泌尿生殖器外傷 ... 196
頭部外傷 ... 197
頸部穿通性外傷 ... 199
骨盤・四肢外傷 ... 200
頸椎，胸椎，腰椎，肩外傷 ... 202
創傷被覆材についてのコンセンサス勧告 ... 204

18章 | 熱傷 ... 206

19章 | 整形外科 ... 207
関節炎と関節液評価 ... 207
コンパートメント症候群 ... 209

20章 | 泌尿器科 ... 210

21章 | 産婦人科 ... 211
臨床的に安定している患者における異所性妊娠の診断 ... 211
分娩困難（骨盤位娩出困難と肩甲娩出困難） ... 212
妊娠高血圧，子癇前症，子癇 ... 213
重症妊娠高血圧腎症（子癇前症）/子癇の治療 ... 214
妊娠後期の性器出血と分娩後出血 215
RH同種免疫 ... 216
機能性子宮出血（不正性器出血） ... 217

22章 | 眼科 ... 218
23章 | 精神科 ... 222
24章 | 放射線科 ... 225
放射線と造影剤腎症 ... 225
造影剤副作用と超音波検査 ... 227
超音波 ... 230

25章 | 環境障害 ... 233
スキューバダイビングに伴う傷病（減圧病） ... 233
高地障害症候群（HAS：High Altitude Syndrome） ... 233
高体温症と低体温症 ... 235
ヘビ咬傷 ... 238
海洋生物による中毒 ... 242

26章 | 中毒 ... 244
バイタルや身体所見に影響する薬物 ... 244
Toxidrome（中毒症候学） ... 245
SSRI，非三環系抗うつ薬 ... 263

27章 | 生物・化学・放射線曝露（NBCテロ・災害） ... 270

付録 ... 281
索引 ... 287

原書編集者一覧

筆頭編集

Richard J. Hamilton, MD
Professor and Chair of Emergency Medicine
Drexel University College of Medicine
Philadelphia PA

編集

Bohdan Minczak MD, PhD
Assistant Professor of Emergency Medicine
Drexel University College of Medicine
Philadelphia PA

Srikala Ponnuru, MD
Associate Professor of Emergency Medicine
Drexel University College of Medicine
Philadelphia PA

Karima R. Sajadi-Ernazarova, MD
Assistant Professor of Emergency Medicine
Drexel University College of Medicine
Philadelphia PA

David J. Vearrier MD, MPH
Associate Professor of Emergency Medicine
Drexel University College of Medicine
Philadelphia PA

謹告 訳者,監訳者並びに出版社として,本書に記載されている情報が最新かつ正確であるように最善の努力をしておりますが,薬の用法・用量・注意事項等は,基礎研究や臨床治験,市販後調査によるデータの蓄積により,時に変更されることがあります.したがって,特に新薬などの使い慣れない薬の使用に際しては,読者御自身で十分に注意を払われることを要望いたします. 医学書院

1章 | 心肺蘇生(一次・二次救命処置)

一次救命処置

■成人一次救命処置

- 二次救命処置前に施行(**訳注1**:原書では AMA ガイドライン 2010 を参考にしているが、翻訳版では 2015 年にアップデートされた AHA ガイドラインに準じて一部改変している)

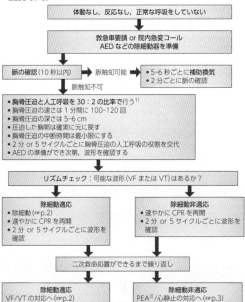

```
┌─────────────────────────────────────┐
│ 体動なし,反応なし,正常な呼吸をしていない │
└─────────────────────────────────────┘
                    ↓
┌─────────────────────────────────────┐
│ 救急車要請 or 院内急変コール          │
│ AED などの除細動器を準備              │
└─────────────────────────────────────┘
                    ↓
┌──────────────────┐  脈触知可能   ・5-6 秒ごとに補助換気
│ 脈の確認(10 秒以内) │──────────→  ・2 分ごとに脈の確認
└──────────────────┘
         ↓ 脈触知不可
┌─────────────────────────────────────────┐
│ ・胸骨圧迫と人工呼吸を 30:2 の比率で行う [1] │
│ ・胸骨圧迫の速さは 1 分間に 100-120 回     │
│ ・胸骨圧迫の深さは 5-6 cm                │
│ ・圧迫した胸郭は確実に元に戻す            │
│ ・胸骨圧迫の中断時間は最小限にする         │
│ ・2 分 or 5 サイクルごとに胸骨圧迫の人工呼吸の役割を交代 │
│ ・AED の準備ができ次第,波形を確認する      │
└─────────────────────────────────────────┘
                    ↓
┌─────────────────────────────────────────┐
│ リズムチェック:可能な波形(VF または VT)はあるか? │
└─────────────────────────────────────────┘
         ↓                              ↓
┌──────────────────┐          ┌──────────────────┐
│   除細動適応      │          │   除細動非応      │
│ ・除細動(☞p.2)    │          │ ・速やかに CPR を再開 │
│ ・速やかに CPR を再開│          │ ・2 分 or 5 サイクルごとに波形を │
│ ・2 分 or 5 サイクルごとに波形を│          │   確認 │
│   確認           │          │                   │
└──────────────────┘          └──────────────────┘
                    ↓
┌─────────────────────────────────────┐
│ 二次救命処置ができるまで繰り返し        │
└─────────────────────────────────────┘
         ↓                              ↓
┌──────────────────┐          ┌──────────────────────┐
│   除細動適応      │          │   除細動非適応        │
│ VF/VT の対応へ(☞p.2)│          │ PEA [2]/心静止の対応へ(☞p.3) │
└──────────────────┘          └──────────────────────┘
```

注1):病院外の心停止に対しての場合,人工呼吸を省略し胸骨圧迫のみ行う方法もある
注2):無脈性電気活動(Pulseless Electrical Activity)

二次救命処置

■成人二次救命処置
・VF，脈なしVT

心停止
- 一次救命処置 (☞p.1)
- 胸骨圧迫をしながらモニターを装着し，速やかに除細動器を準備

↓ **リズムチェック**

波形は除細動適応 (VF/VT) か，非適応 (心静止/PEA) か
心静止/PEA の場合は☞p.3 へ

↓ **VF/VT**

- 除細動1回：(1) 二相性で120-200 J (**訳注2**：機器によって異なるので機器に合わせる) or (2) AED or (3) 単相性で360 J
- CPR を再開，2分 or 5サイクルで再度リズムチェック．同時に静脈路または骨髄路確保．

↓ **VF/VT 継続**

- 除細動器が充電完了するまで CPR 継続
- **除細動1回**：(1) 二相性で120-200 J (**訳注2**：機器によって異なるので機器に合わせる) かそれ以上 or (2) AED or (3) 単相性で360 J
- 除細動後速やかに CPR を再開
- CPR を継続しながら除細動の前か後に血管収縮薬を投与．
  → アドレナリン 1 mg 静脈内投与または骨髄内投与　3-5分ごと
- CPR を再開，2分 or 5サイクルで再度リズムチェック．気管挿管[1]，etCO$_2$ モニター考慮．

↓ **VF/VT 継続**

- 除細動器が充電完了するまで CPR 継続
- **除細動1回**：(1) 二相性で120-200 J (**訳注2**：機器によって異なるので機器に合わせる) かそれ以上 or (2) AED or (3) 単相性で360 J
- 除細動後速やかに CPR を再開
- CPR を継続しながら除細動の前か後に抗不整脈薬投与を考慮．
  → アミオダロン：300 mg 静脈内投与または骨髄内投与　その後 150 mg 追加投与可能
  → リドカイン (アミオダロンを使用できないときに考慮)：1-1.5 mg/kg 静脈内投与 or 骨髄内投与，その後 0.5-0.75 mg/kg を静脈内投与 or 骨髄内投与．5-10分ごとに投与，最大3回または 3 mg まで
  → マグネシウム (Torsades de pointes のとき考慮)：2 g　5-20分かけて静脈内投与 or 骨髄内投与

↓

- 自己心拍再開したら，原疾患の治療と抗不整脈薬の投与を考慮 (アミオダロンまたはリドカインの持続投与)

注1)：気管挿管後の CPR は非同期で行う．換気は1分間に10回行う (**訳注3**：原書では AHA ガイドライン 2010 を参考にしているが，翻訳版では 2015 年にアップデートされた AHA ガイドライン 2015 を参考に一部変更している)

二次救命処置 3

■ 心静止/PEA（無脈性電気活動）

- PEA の場合，モニター上波形が確認できるが脈が触知できない

心停止
- 一次救命処置（☞p.1）
- 胸骨圧迫をしながらモニターを装着し，速やかに除細動器を準備

↓ リズムチェック

除細動適応波形ではない
VF/VT であった場合は☞p.2 へ
除細動非適応（心静止/PEA）であった場合，下に進む

↓ 心静止/PEA

- 速やかに CPR を再開．2分 or 5サイクルで再度リズムチェック．同時に静脈路確保
- CPR を継続しながら除細動の前か後に血管収縮薬を投与
  → **アドレナリン 1 mg 静脈内投与または骨髄内投与　3-5 分ごと**

↓ 5サイクル or 2分

- 再度リズムチェック
- 除細動適応波形であった場合は☞p.2 へ
- 除細動非適応波形であった場合：心静止，PEA である場合は上のボックスに戻る．自己心拍再開した場合は蘇生後治療へ

↓ 救命処置を行いながら

原因検索と治療（5H&5T）

- Hypovolemia/anemia：循環血液量減少/貧血
- Hypoxia：低酸素
- Hydrogen ion-acidosis：アシドーシス
- Hyper/Hypo K⁺, other metabolic：高/低カリウム血症，その他代謝異常
- Hypothermia：低体温

- Tablets/Toxins（薬物過量摂取，誤飲）：中毒
- Tamponade, cardiac：心タンポナーデ
- Tension pneumothorax：緊張性気胸
- Thrombosis, coronary：心筋梗塞
- Thrombosis, pulmonary：肺塞栓

2章 | 麻酔と気道管理

■LMA(ラリンジアルマスク)

マスクサイズ	体重(kg)	LMAの長さ(cm)	LMAのカフの注入空気量(mL)	最大の気管チューブ径(mm)[1]
3	30-60	19	15-20	6
4	60-80	19	25-30	6.5
5	>80	19	30-40	7

注1): 盲目的に気管内チューブをLMAから挿入する場合の, 気管チューブの最大径(内径)

RSI(迅速導入気管挿管)―準備

- 吸引の機械とヤンカー型の吸引チューブの準備
- 喉頭鏡のライトのチェックとEtCO$_2$(呼気終末二酸化炭素飽和度)検出器, モニターの準備
- 正しいサイズの気管チューブの準備(成人女性は内径7-7.5 mm, 成人男性は内径7.5-8 mm), バックアップとして1サイズ小さい気管チューブをスタイレットとともに準備, 気管チューブのカフのチェック
- 代替手段の準備(LMA, ブジー, ビデオ喉頭鏡, 輪状甲状靱帯切開など)
- 役割分担 (1) 甲状軟骨の圧迫 (2) 外傷時の頭頚部保持 (3) 挿管チューブの操作 (4) SpO$_2$や心電図モニターの監視 (5) 薬剤投与
- 適切な体位: 非外傷時は Sniffing position, 外傷時は頭頚部保持
- 全ての使用薬剤をシリンジに詰めておく. 静脈ラインが使用可能であることを確認
- (可能なら)最低3-4分100%酸素での前酸素化, 十分酸素化と換気がなされているのであればバッグ換気は避ける. Sellick法(甲状軟骨圧迫)を施行する(訳注1: Sellick法のルーチンでの施行に関しては否定的な見解もある)

前投薬

- 頭部外傷で, etomidateやベンゾジアゼピン系薬剤をRSIに使用する場合は, 喉頭鏡挿入時の頭蓋内圧亢進を緩和するためにリドカイン1.5 mg/kg IVを考慮する
- サクシニルコリンを投与する場合は, オプションとして非脱分極性筋弛緩薬を前投与する(1.5-2分待つ)
- 鎮静薬を投与し, その次に筋弛緩薬を投与する(以下参照)

■ RSI で使用される薬剤

薬剤		用量(IV) mg/kg	効果発現時間(分)	キーポイント・副作用
非脱分極性筋弛緩薬前投与(訳注2:現在ほぼ行われていない)	ロクロニウム[1]	0.06	2	頻脈, ヒスタミン作用
	サクシニルコリン	0.1	<1	頭蓋内圧亢進, 腹腔内圧上昇, 眼圧亢進
	ベクロニウム	0.01	2.5-5	軽度の頻脈
鎮静薬	etomidate[2,5]	0.3-0.4	1	最小限の血圧低下
	フェンタニル	2-10 mcg/kg	1	頭蓋内圧亢進・胸壁の筋固縮
	ケタミン	1-2	<1	血圧上昇・腹腔内圧上昇・眼圧亢進
	ミダゾラム	0.1-0.3	2	血圧低下を起こしえる
	プロポフォール	1-2.5	1	血圧低下
筋弛緩薬	サクシニルコリン[3,4]	1-2	<1	頭蓋内圧亢進, 高K血症, 腹腔内圧上昇, 眼圧亢進
	ロクロニウム	0.6-1.2	2	頻脈, 軽度のヒスタミン放出
	ベクロニウム	0.15-0.25	2.5-5	作用の遷延

注1), 2), 3): 米国の標準は, 禁忌がなければロクロニウム → etomidate → サクシニルコリンの順.
注4): 開放眼球創や亜急性期の熱傷, 四肢麻痺, 腎機能障害, ペースメーカー挿入患者 (相対的禁忌) ではサクシニルコリンを避け, ロクロニウムを使用する.
注5): 血圧低値の患者の場合, ケタミンは半量での投与を考慮する.

挿管後の手順

1) 気管チューブの確認(EtCO₂検出器の色の変化・波形表示のあるEtCO₂モニターの波形・食道挿管検知器). 聴診は不正確であることもある.
2) カフに空気を注入する. その後, 甲状軟骨の圧迫を解除する
3) 通常の気管チューブの深さ(cm)は切歯で挿管チューブのサイズ(mm)の値の3倍まで.
4) 患者の血圧, 脈拍, 酸素飽和度の再評価
5) 胸部X線で気管チューブの深さの確認(胸椎T2-T4の間)
6) 鎮静薬と筋弛緩薬の追加を考慮する.

■ 人工呼吸器の初期設定

	1回換気量	FiO₂	呼吸数	I:E比	PEEP
通常	8-10 mL/kg[*3]	100%	10-12/分	1:2	4 cmH₂O
喘息/COPD	6	100%	6-8/分	1:4	
ARDS	6	100%	10-12/分	1:2	4-14 cmH₂O[*4]
ショック	8	100%	10-12/分	1:2	0-2 cmH₂O[*5]

[*3]: 訳注3):現在では1回換気量は6-8 mL/kgとすることが多い.この場合の体重は身長から計算した予測体重を用いる.
男性:50+0.91〔身長(cm)−152.4〕
女性:45.5+0.91〔身長(cm)−152.4〕
[*4]: 訳注4):プラトー圧が30 cmH₂O以下になるようにする(日本集中治療医学会:ARDS 診療ガイドライン 2016)
[*5]: 訳注5):PEEPに循環抑制のリスクがあり原書には0-2 cmH₂Oとあるが,実際には最低 4-5 cmH₂O 程度の PEEP をかけることが多い.

■ 成人での人工呼吸開始時の指標

項目	初期設定	コメント
モード	Assist control 補助・調節換気	自発呼吸があれば,呼吸器が補助
	Controlled 調節換気	筋弛緩薬などで自発呼吸がない場合
	(S)IMV (同期式)間欠的強制換気	患者が自発呼吸を許される程度に呼吸回数を設定
1回気量	8 mL/kg	ピーク圧が高くなる場合は 5-7 mL/kg(喘息など)
PSV	10 cmH₂O	目標換気量に達するように自発呼吸に 10〜35 cmH₂Oの圧をかける
呼吸数	16/分	喘息・COPD では 10/分
FiO₂	50-100%	可能であればできるだけ早期に<50%まで下げていく
PEEP	0-3 cmH₂O	PaO₂<60でFiO₂≧50-60の場合,PEEPは3-20 cmH₂Oで調整する
I:E比	1:2	ARDSや肺水腫ではI:E比≧2:1が必要なこともある
吸気流量	50-60 mL/分	遅すぎれば,呼気が不十分になる可能性あり
吸気ポーズ	なし	肺胞の不均等換気とエアートラッピングを均等化する
ピーク圧	50 cmH₂O	圧サイクル式の場合 20-30 cm で始める
呼気抵抗負荷	なし	気道の虚脱を予防するかもしれない

■非侵襲的陽圧換気(NPPV)のモードとパラメーター

ボリューム規定モード	換気量250-500 mL(4-8 mL/kg),圧は規定しない
圧規定モード	プレッシャーサポートもしくはプレッシャーコントロールは8-20 cmH$_2$O,呼気気道陽圧は0-6 cmH$_2$O,換気量は規定しない
BiPAP	吸気気道陽圧は8(6-14)cmH$_2$O,呼気気道陽圧は4(3-5)cmH$_2$O,換気量は規定しない,初期の呼吸数8/分
CPAP	5-13 cmH$_2$O,換気量は規定しない
NPPVのウィーニングの際のパラメーター	・4-6時間臨床的に安定している ・呼吸数<24/分かつ心拍数<110 ・代償後のpH>7.35,SaO$_2$>90-92%,FiO$_2$ 0.3-0.4 くらいで

(COPDでの)NPPVの適応と禁忌は(☞p.71)参照

From *New Engl J Med.* Hillberg, RE and Johnson, DC, Noninvasive ventilation. 337(24): 1746. Copyright © 1997 Massachusetts Medical Society. Reprinted with permission from Massachusetts Medical Society.

3章 | アナフィラキシー

■ アナフィラキシーの診断基準

- 米国立アレルギー・感染症研究所 と 食品アレルギー・アナフィラキシーネットワークより

以下の3項目(1, 2, 3)のうちいずれか1つを満たす場合アナフィラキシーと診断
1) 急性発作(分〜時間)の皮膚もしくは粘膜症状 + 少なくとも下記のうち1つを満たす • 呼吸窮迫(呼吸困難感, Wheeze, Stridor, 低酸素など) • 血圧低下もしくは臓器障害の所見(失神, 転倒, 失禁など)
2) アレルゲンと疑われる物質に暴露後, 速やかに以下の2項目以上の症状が生じる • 皮膚粘膜症状(蕁麻疹, 瘙痒感, 紅潮, 血管性浮腫) • 呼吸窮迫(呼吸困難感, Wheeze, Stridor, 低酸素など) • 血圧低下もしくは臓器障害の所見(失神, 転倒, 失禁) • 遷延する消化器症状(腹痛, 嘔吐)(訳注1:消化症状としては下痢も有名)
3) 特定の患者で既知のアレルゲンに曝露後, 数分〜数時間で起こる血圧低下 • 成人:収縮期血圧<90 mmHg もしくはベースラインの血圧から30%以上の低下[1] • 幼児〜小児:年齢別の収縮期血圧低下の基準に従う, もしくはベースラインの血圧から30%以上の低下 (*Int J Emerg Med* 2009;2:3-5)

注1): Reprinted from *Ann Emerg Med* 47(4):373. Hugh A. Sampson, Anne Muñoz-Furlong, Ronna L. Campbell, Second Symposium on the Definition and Management of Anaphylaxis: Summary Report—Second National Institute of Allergy and Infectious Disease/Food Allergy and Anaphylaxis Network Symposium, Copyright 2006, with permission from Elsevier.

■ アナフィラキシーのマネジメント

- 米国立アレルギー・感染症研究所より

気道	100%酸素の投与&気道の浮腫がある場合は早めの挿管を考慮する
循環	心電図モニター装着&酸素モニター, 頻回のバイタルサインの評価
皮膚	毒針の除去, 刺された部分のクーリング

薬剤	用量	投与ルート	適応&詳細
アドレナリン	0.01 mg/kg(最大0.5 mg) 5-15分ごと	IM	特に上記の診断基準に当てはまる場合は投与する。大腿の前外側に筋注(皮下注は×)
	5-10 μg(0.2 μg/kgまで)	IV[2]	重篤な血圧低下や心停止時は静注。血圧低下時は5-10 μg(0.2 μg/kgまで), 心停止時は0.5 mg静注

アナフィラキシーのマネジメント

薬剤	用量	投与ルート	適応 & 詳細
他の昇圧薬	輸液やアドレナリンでも収縮期血圧 < 90 mmHg を維持できない場合は,ノルアドレナリンやバソプレシン使用を考慮する		
生理食塩水	20 mL/kg	IV	血圧低下時は必要に応じて積極的に輸液を行う
メチルプレドニゾロン	1-2 mg/kg	IV	急性期治療では有効とは言えない
ジフェンヒドラミン	1 mg/kg	IV/IM	蕁麻疹や血管性浮腫に伴う瘙痒感に有効 (最大 50 mg)
ラニチジン	50 mg	IV/IM	H₂ ブロッカー.皮膚症状に関してはH₁ ブロッカーと比較して有効
グルカゴン	1-5 mg もしくは 5-15 μg/分	IV	5 分間かけてボーラス投与.β遮断薬内服患者やアドレナリン抵抗性の場合に考慮
サルブタモール	2.5 mg (ベネトリン® 0.5 mL)	吸入	アドレナリン抵抗性の気管支攣縮
ラセミ体アドレナリン	アドレナリンの吸入はガイドライン上で推奨なく,使用法の記載もない		

患者の体位	血圧低値の患者では下肢挙上で仰臥位 (呼吸困難感や嘔吐のために不可能な場合は除く)
二相性反応の経過観察	ガイドラインでは 4-6 時間の経過観察を推奨.ただし症状が重篤な場合や治療抵抗性の場合もしくは気道過敏症の既往のある場合はさらに長い経過観察を推奨
フォローアップ	エピペン®の処方,アクションプランの提供 (訳注2:アクションプランとは,アナフィラキシーを発症した時に患者本人や周りの人間が取るべき対応を示したフロー),フォローアップ外来の調整,アレルゲン回避のための指導

注 2):アドレナリンを静注で使用する場合は致死的な合併症 (心筋虚血や不整脈など) の可能性を考慮し,必ず密なモニタリングを行う. *Ann Emerg Med* 2006;47:373.

■ 遺伝性血管性浮腫(国際コンセンサスによる推奨)

補体成分 C1 エステラーゼインヒビターの欠損または機能障害に起因して発症する遺伝性疾患.

特徴:気道・顔面・四肢の浮腫,腹痛・下痢・嘔気嘔吐,尿閉や陰部の浮腫などの泌尿生殖器症状.外傷やストレス,薬物(特に ACE 阻害薬,エストロゲン製剤)などで誘発される.

急性期のマネジメント

(a) ヒト血漿由来 C1 インヒビター製剤 20 単位/kg IV
(b) recombinant human C1-INH 50 U/kg IV
(c) ecallantide(組換え血漿カリクレイン阻害薬)3 SQ
(d) icatibant(選択的ブラジキニン B2 受容体拮抗薬)30 mg SQ
(e) 上記が使用不可の場合は FFP 1-3 単位(米国での単位数)を投与(**訳注 3**:米国での単位数…米国での FFP は 1 単位あたり約 250 mL であることに注意.日本では 1 単位 120 mL である.FFP は C1 インヒビターを含有しているため臨床的に有効であるとの報告がある一方,カリクレイン・キニン系や凝固・線溶系のタンパク・基質を含有しているためにブラジキニンが産生され,症状が増悪する可能性も指摘されている)
(f) 喉頭浮腫が増悪する場合は挿管を考慮する.アドレナリンは有効かもしれない(筋注もしくは静注.投与量は上記アナフィラキシーに準じる).ステロイドや抗ヒスタミン薬は無効である.

Ann Allergy Asthma Immunol 2012;109(6):395-402.

4章 | 循環器

不整脈,ブロック,薬剤性不整脈の心電図診断

■ **成人正常心電図**(小さいマス目:1 mm=0.04秒,大きいマス目:5 mm=0.20秒)
- P波:<0.10秒,Ⅰ・Ⅱ誘導で上向き,aVRで下向き,PP間隔:0.12-0.20秒
- QRS群:0.05-0.10秒,正常ではⅠ,Ⅱ,V5-6誘導で上向き,aVR,V1誘導で下向き,移行帯:V3,aVL,Ⅲ誘導では上向きまたは下向き,前胸部誘導での高さ<27 mm
- Q波:正常<0.04秒,波高は,続くR波の<25%
- QT間隔:0.34-0.42秒またはRR間隔の40%未満(性別により変化)
- QTc(補正QT時間)=QT間隔/$\sqrt{RR間隔}$.正常<0.47秒
- T波:Ⅰ・V6誘導で上向きかつaVRで下向き,正常陰性T波:Ⅲ・aVF・aVL誘導で出現する異常陰性T波:左室肥大(特にV6),左脚ブロック,虚血,心筋梗塞を示唆
- 軸:正常:-30°から+100°.左軸偏位:-90°から-30°.右軸偏位:+100°から+180°または-180°から-90°.

■ **伝導ブロック**
- Ⅰ度房室ブロック:PR間隔>0.2秒,P波がQRS群に先行する.
- Ⅱ度房室ブロック:(MobitzⅠ型/Wenckebach型):PR間隔延長後にQRS群が消失.
- (MobitzⅡ型):PR間隔延長なくQRS群が消失.
- Ⅲ度房室ブロック:P波とQRS群が独立.P-P間隔は一定.
- 右脚ブロック(RBBB);(1)QRS≧0.12秒(±0.1-0.12秒),(2)V1-3でR-R′/R-S-R′型の波形,(3)QRS終末と逆向きのST-T,(4)Ⅰ・aVL・V5-6でスラーを伴った幅広いS波
- [*BMJ* 2002;324(7336):535-538]
- 左脚ブロック(LBBB);(1)QRS≧0.12秒,(2)Ⅰ・aVLまたはV6でRまたはR-R′型の波形,(3)V1で陰性T波(rSまたはQS波形),(4)Ⅰ・V6で中隔性Q波なし,(5)ST-T部分がQRS群終末の0.04秒と反対方向へ変化
- 左脚前枝ブロック:左軸偏位>-45°,QRS 0.10-0.12秒,ⅠaVLで小さいQ波,Ⅱ・Ⅲ・aVFでR波,aVRでterminal R波
- 左脚後枝ブロック:右軸偏位,QRS 0.10-0.12秒,Ⅰ誘導でS波,Ⅱ・Ⅲ・aVFでQ波

心肥大

- 右房拡大：Ⅱ誘導で P 波＞2.5 mm または V1 で大きな二相性 P 波（最初に上向きの波形）
- 左房拡大：V1 で急峻下降型の二相性 P 波
- 右室肥大：右軸偏位＞100°，V1 で不完全右脚ブロック波形，V1 で R 波＞S 波，V1 で R 波＞5 mm，V1 から V4 にかけて R 波の減衰，V1 から V3 で ST 低下 ＋ 逆向き T 波，±右房肥大
- 左室肥大；Romhilt & Estes の診断基準，Cornell の診断基準参照（下記）

Romhilt & Estes の左室肥大診断基準[1]	点数
肢誘導の中で最大の R または S 波を伴う QRS≧20 mm または V1 または V2 の S 波≧30 mm または V5 または V6 の R 波≧30 mm	3
ジギタリス内服中の Down sloping 型 ST 下降（3 点）または ジギタリス内服なしでの Down sloping 型 ST 下降（1 点）	1 または 3
左房拡大	3
左軸偏位＜30°またそれ以上	2
QRS 時間＞0.9 秒	1
V5/6 で心室興奮時間（QRS 開始から R 波頂点まで）≧0.05 秒	1
合計点≧5＝左室肥大と診断；合計 4 点＝左室肥大の可能性	
Cornell の左室肥大診断基準[2,3]	
aVL での R 波 ＋V3 の S 波≧2.8 mV（男性）＆≧2.0 mV（女性）	

注 1）：感度 40~50％，特異度 80~90％
注 2）：感度 42％，特異度 96％
注 3）：aVL で R 波＞1.1 mV は左室肥大に対して特異度 97％

良性早期再分極（BER；Benign Early Repolarization）

- 診断基準：(1) 前胸部誘導＞肢誘導で幅広い ST 上昇（前胸部誘導で 90％ が＜2 mm，肢誘導で＜0.5 mm），(2) J 点上昇，(3) 下に凸（concave 型）の ST 上昇，(4) J 点のノッチ，(5) QRS の極性と一致した T 波，(6) 心電図が経時的に変化しない

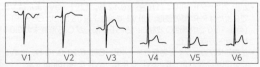

■ 心外膜炎の ECG 変化

- 典型例では ST 上昇は I・II・III での広範囲の ST 上昇または双極誘導での最低 2 誘導以上の ST 上昇かつ前胸部誘導 V1-6 または V2-6 にかけての ST 上昇
- aVR での ST 低下は好発、II/V1 でも起こり得る、ST 上昇は典型的には下に凸(concave型)の ST 上昇 + 波高<5 mV、病的 Q 波は MI 以外ではほとんどない、PR 間隔の下降は下壁 + 側壁で多発(下図 II 誘導の矢印参照)
- 経時的 ST 変化(1) ST 上昇、(2) T 波陰性化前に ST は基線へ回復、(3) T 波陰性化・通常は ≤5 mm、(4) T 波正常化
- QRS の低電位または電気的交互脈は心嚢液を示唆
- ±V5, V6, I 誘導で波高 ST 部分/T 波>0.25

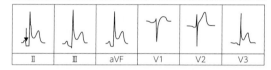

| II | III | aVF | V1 | V2 | V3 |

■ 疾患別心電図所見 (☞p.56, 57 の心電図参照)

疾患	心電図所見 (必ずしも一般的ではない)
頭蓋内出血[1]	広範囲の左右対称性陰性 T 波、U 波、QT 延長
COPD	右軸偏位 (lead I サイン[訳注1])、全誘導での低電位、右房肥大 + 右脚ブロック
肺塞栓	ST-T 変化、右軸偏位、右脚ブロック、I 誘導での深い S 波、III 誘導での Q 波と T 波
高 K 血症	テント状 T 波、幅広い平坦化 P 波、幅広い QRS と QT、正弦波
低 K 血症	T 波平坦化、U 波、波高 U 波>T 波、ST 低下
Ca	高 Ca 症-QT 間隔短縮、低 Ca 血症-QT 間隔延長
ジゴキシン作用	盆上型 ST 下降、T 波の平坦化/陰性化、QT 短縮
ジゴキシン中毒	PVC (60%)、AV ブロック (20%)、異所性上室頻拍、VT
甲状腺機能低下症	洞性徐脈、低電位、ST 低下、T 波の平坦化/陰性化

注1): Data from Surawicz B, Knilans T. *Chou's Electrocardiography in Clinical Practice* (6th ed.), Saunders, 2008.

訳注1): I 誘導の電位が低くなり、場合によってはフラットになるサイン

■ 心筋梗塞・虚血性変化

場所	ST 変化または Q 波	責任冠動脈
前壁	V2-4	左前下行枝
前壁中隔	V1-4	左前下行枝
前壁側壁	V1-6, I, aVL	左前下行枝, 対角枝
下壁	II, III, aVF	右冠動脈, 回旋枝
側壁	I, aVL, V5, V6	回旋枝, 対角枝
後壁	R 波増高-V1, V2, V3 鏡面像で ST 低下	右冠動脈
後壁側壁	V6-9	右冠動脈

ST↑≧1 mm=連続する 2 誘導異常で認めれば梗塞, 異常 Q 波; 同じ誘導で幅≧0.04 秒かつ波高が R 波>1/4 (Q 波高が R 波>1/2 で異常となる aVL は除く)

■ 急性心筋梗塞の典型的な経時的 ECG 変化

- 早期には R 波増高, Hyper acute T 波出現 (>5 mm) -急峻で左右対称〜教会の尖塔に似ている
- ST 上昇は水平型, 上に凸型 (convex), 下に凸型 (concave) いずれもありうる
- aVR+V1 を除いて Q 波>0.04 秒, T 波平坦化・陰性化

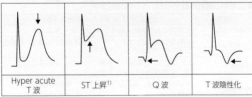

Hyper acute T 波	ST 上昇[1]	Q 波	T 波陰性化

注 1): 心筋梗塞の ST 上昇は典型的には上に凸型 (convex) と教わる一方で, 著者の一人が前壁心筋梗塞症例を観察した所, 53% が水平型, 31% が下に凸型 (concave) であり, 上に凸型 (convex) は 16% であった. 上に凸型 (convex) の ST 上昇を呈した患者は EF が低く, CK も高い傾向があった. 一方で心筋梗塞でない患者の ST 上昇では下に凸型 (concave) の ST 上昇が 94% にのぼる. Data from *Am J Emerg Med* 2002 ; 20 ; 609. *Am Heart J* 1999 ; 137 ; 522.

AMI の初回 ECG の的中率	感度	特異度
新規 Q 波または ST 上昇	40%	>90%
上記または ST 低下	75%	80%
上記のいずれかまたは陳旧性梗塞性変化	85%	76%
上記いずれかまたは非特異的 ST 変化	90%	65%

Ann Emerg Med 1990 ; 19 ; 1359

■ 左脚ブロック患者の急性心筋梗塞の診断

心筋梗塞の診断基準 (Sgarbossa criteria)	点数
QRSの極性に一致した≧1mmのST上昇	5
V1，V2，V3での≧1mmのST低下	3
QRSの極性とは逆向きに≧5mmのST上昇	2

合計≧3点で急性心筋梗塞に対して感度20-60%，特異度85-98%
Data from *N Engl J Med* 1996；334：481；*Am Heart J* 2013 Sept；166(3)：409；*Annals of Emerg Med* 2008：329-361

不整脈

■ 不整脈―不整脈の診断―☞p.17のアルゴリズム参照

- **多源性心房頻拍（MAT）** 3種またはそれ以上のP波，正常QRS群-COPD，低酸素，ジゴキシン，テオフィリン，心疾患と関連
- **発作性心房頻拍（PAT）** 心拍数が150-250でP波がQRS群に先行
- **発作性上室性頻拍（PSVT）** 心拍数120-250，狭いまたは広いQRS波（脚ブロックまたは早期興奮症候群；pre-excitation syndromeが存在する場合），P波は見える時もQRSに隠れて見えない時もある
- **心房粗動（AFL）** 心房レート200-400，鋸歯状波（特にⅡ・Ⅲ誘導），2：1ブロックのため通常は心室レート150（心房レート300に対して）
- **心房細動（Afib）** 高度の不規則なリズム，P波消失，伝導により心室レートは速い場合も遅い場合がある
- **心室頻拍（VT）** 3拍以上の心室期外収縮，連続した心拍，幅広いQRS群で心拍数は100-250．心室融合収縮，房室解離，左軸偏位，前胸部誘導でQRSが同じ方向を向いている
- **心室細動（VF）** リズムは不規則，基線は無秩序，脈拍なし，血圧測定不可能
- **TdP（Torsades de pointes）** 極性が連続的に変化するQRS群，QT間隔延長，VFへ移行する場合あり

■QRS 幅の広い SVT と VT の違い

特徴	SVT を示唆	VT を示唆[1]
年齢	<35 歳	>50 歳
AMI 既往		VT に対して特異度 95%
既往歴	SVT の既往	狭心症、うっ血性心不全
症状と血圧	有意なものなし	有意なものあり
房室解離		VT に対して特異的
QRS 時間		≧0.14 秒 左脚ブロック時≧0.16 秒
QRS 軸		−90°から±180°またはすべての前胸部誘導と極性が一致
左脚ブロックの場合;V1 または V2		R 波>0.03 秒または S 波頂点(nadir)まで>0.07 秒
左脚ブロックの場合;V6		QR または QS パターン
右脚ブロックの場合;V1	3 相性 QRS または R'>R	単相性 R 波、QR/QS パターン
右脚ブロックの場合;V6	3 相性 QRS	R/S<1、QR/QS パターン

注 1):VT を示唆する所見がないことが SVT を示唆するわけではない。1 つの所見で SVT と VT を正しく分けることはできない。疑われる場合は VT として治療する。

■Afib/AFL に関する ACC/AHA ガイドライン

1) **病歴と検査**:(1) タイプ (初回発症、発作性、持続性、永続性);(2) 発症;初回発症または初回診断;(3) 頻度、持続時間、誘因、前回の除細動方法;(4) 前回の薬物除細動への反応;(5) その他の疾患の有無 (心筋虚血、アルコール中毒症、甲状腺機能亢進症)

2) **ECG** では不整脈、房室ブロック、心室ブロック、早期興奮症候群、AMI の既往、左室肥大、リズム変化などを評価し、RR 間隔/QRS 間隔/QT 間隔を計測する

3) **経胸壁心エコー**:弁膜症、左室/左房径、心機能、右室圧 (肺高血圧)、左室肥大、左房内血栓、心嚢液、血栓リスク

4) 初回の頻脈でレートコントロールが困難な場合や心房細動が予想外に再発する場合は、**甲状腺機能+腎機能+肝機能検査**

5) **その他の検査**は特定の病歴に適応;ホルター心電図 (レートコントロールの確認/妥当性)、運動負荷試験 (心筋虚血が疑われる場合や Ic 群抗不整脈薬の使用を検討する場合)、経食道心エコー (脳梗塞や全身性塞栓症)、電気生理学的検査 (wide QRS の頻脈の原因を明らかにする場合、心房粗動または発作性上室性頻拍を特定する場合、治療可能な心房細動のアブレーション部位や房室伝導のブロックのアブレーション治療を行う場合)、6 分間歩行試験 (レートコントロール確認目的)

不整脈 17

■同期下カルディオバージョン（VF/脈なし VT には禁忌）

> 不整脈があり心室レート＞150の場合で（通常、心室レート≦150では必要ない）、低血圧、意識状態の変化、狭心痛、肺うっ血がある場合は速やかに同期カルディオバージョンを準備する。不整脈によっては投薬を試してみてもよい。

酸素投与、ルート確保、前投与薬、気管挿管の準備

同期下カルディオバージョン

- リズム-VT、SVT、Afib、AF
- エネルギー：初回 100–200 J、続いて単相性では 360 J、二相性では同等のエネルギー量で行う（例外；SVT、AF は初回 50 J で続いて 100 J）
- カルディオバージョンが遅れるまたは重篤な場合は、非同期での除細動

症候性徐脈への対応

症候性徐脈
- 心拍数＜60/分　かつ
- 心拍数が全身状態に対して不十分

- 気道確保、必要時には補助換気を行う
- 酸素投与
- モニター心電図を装着しリズムを確認、血圧・SpO₂ を確認
- ルート確保

- 徐脈に伴う循環不全/ショックの徴候・所見認めるか？
  意識状態の変化・狭心痛を含む循環不全徴候、血圧低下やその他のショック徴候、急性心不全症状

循環不全徴候なし	循環不全/ショック
モニター下で経過観察	・アトロピン 　もし効果がない場合は経皮的ペーシング 　　または 　アドレナリン 2–10 μg/分 　　または 　ドパミン 2–10 μg/kg/分 ・原疾患の治療（下記参照） ・循環器内科コンサルテーション
アトロピンは通常、Mobitz 型のⅡ度房室ブロックと心室補充調律のⅢ度房室ブロックには効果がない。アトロピンは房室結節の酸素需要を増大させ、心筋虚血を悪化させ結果として心ブロックを誘発するため、心筋虚血に伴う伝導ブロックには禁忌である。	

PEA まで進行した場合、PEA への対応は☞p.3 を参照
PEA の主な原因を確認し、直ちに治療する

- 循環血漿量減少 または 低酸素
- 高 K 血症または低 K 血症、その他内分泌代謝
- 低体温
- 心タンポナーデ
- 心筋梗塞、肺塞栓症
- H⁺（アシドーシス）
- 低血糖
- 薬物中毒（過剰内服、薬物注射）[1]
- 緊張性気胸
- 外傷

注 1）：βブロッカー、Ca 拮抗薬の過剰内服への治療を考慮

4章 | 循環器

■脈拍触知可能な頻脈（narrow QRS と wide QRS）

- 必要時には気道確保，補助換気，循環補助を行う．
- 酸素投与，気道確保（必要時には気管挿管），ルート確保
- モニター心電図を装着しリズムを確認，血圧・SpO₂ を確認
- 可逆的な原因の同定と治療（輸液，輸血）

患者の状態が不安定か？（意識状態の変化，胸痛の訴え，血圧低下，ショック徴候）．通常心拍数＜150/分では心拍数に起因した症状は出現しない

状態安定

- 確実なルート確保
- 12誘導心電図
  または心電図モニター
- narrow QRS か？
  (QRS＜0.12秒か？)

Narrow ↓　　　(wide QRSであれば以下)

循環不全/ショック

- 直ちにカルディオバージョン（p.17参照）
- 時間の猶予があれば予め鎮静
- PEAまで進行したらp.3参照
- 循環器内科コンサルテーションを考慮

Narrow QRSの頻脈

- narrow QRS＋リズムが整う―(1) 迷走神経刺激試験 (2) アデノシン 6 mg 急速静注，変化なければ，アデノシン 12 mg 2分ごとに2回投与
  → 治療に反応した場合―リエントリー性上室性頻拍であった可能性．再発しないように経過観察，再発した場合はアデノシンまたは房室伝導抑制薬で治療する（例．ジルチアゼム，βブロッカー）
  → 治療に反応しない場合―心房粗動，心房頻拍または房室接合部頻拍の可能性．レートコントロール（ジルチアゼム，βブロッカー　慢性心不全または肺うっ血のある場合は注意）．原疾患の治療と循環器内科コンサルテーション
- narrow QRS＋リズムが不整―心房細動，心房粗動または多源性心房頻拍の可能性，専門科へのコンサルテーションを考慮，ジルチアゼムまたはβブロッカーでのレートコントロール（ガイドライン参照，pp.16-22）

Wide QRS（QRS＞0.12秒）の頻脈

- リズムが整―VTまたはリズムが不明な場合（p.20参照）
- アミオダロン―150 mg を10分かけて静注，必要であれば24時間で最大 2.2 g まで繰り返し投与
  → 同期下カルディオバージョン―p.17
- リズムが整―変行伝導を伴うSVTの場合，アデノシン投与（上記参照）
- リズムが不整―変行伝導を伴う心房細動の場合，p.19のガイドライン参照．早期興奮症候群（WPW）を伴う心房細動の場合，専門科コンサルテーションし房室伝導抑制薬（アデノシン，ジルチアゼム，ベラパミル，ジゴキシン）は避ける．アミオダロン 150 mg を 10分かけて静注またプロカインアミド投与を考慮（p.19参照）
- リエントリー性多形性心室頻拍[1]の場合，専門科コンサルテーション，p.20参照
- Torsades de pointes (TdP)[1]―マグネシウム 1-2 g 静注 5-60分かけて＋輸液

注1）：www.qtdrug.org 参照

- レートコントロール—(静注薬剤推奨)
- 急性心筋梗塞，症候性低血圧，狭心症発作または心不全に伴う発作性頻拍性心房細動で薬剤治療に速やかに反応がない場合はただちにカルディオバージョンを行う
- 慢性心不全がない場合(さらに禁忌がない場合) Class I レートコントロール薬剤；ジルチアゼム，エスモロール，メトプロロール，プロプラノロール，ベラパミル．慢性心不全がない場合ジゴキシンは推奨度 Class IIa.
- 慢性心不全がある場合，エスモロールとジゴキシンはレートコントロールに対して推奨度 Class I 薬剤．新規の心房細動に伴う急性肺水腫がある場合，緊急でのカルディオバージョンを考慮．慢性心不全の場合は，ジルチアゼム，メトプロロール，プロプラノロール，ベラパミルの推奨度は Class IIb (☞p.21 投与量を参照)
- 側副伝導路(例．WPW 症候群)が疑われる場合(例．wide QRS の頻脈)，プロカインアミドまたは ibutilide は薬物ündercell細動に対して推奨度 Class I．代用薬剤としてアミオダロンは推奨度 Class II．心房細動において，早期興奮症候群(側副伝導路)が疑われる場合は β 遮断薬，Ca 拮抗薬，ジゴキシンは避ける．
- 速やかにカルディオバージョン(電気的または薬物的)が必要な場合は，時間的猶予がある場合に同時にヘパリン(または低分子ヘパリン)を投与する
- 抗凝固療法(入院患者)心房細動が発症＞48 時間の場合，全例でまずはヘパリン(または低分子ヘパリン)で抗凝固療法を行う．続いて経口抗凝固療法で 3-4 週間またはそれ以上行う．
- リズムコントロール—直ちにカルディオバージョンが必要な患者以外では，タイミング・必要性・除細動法は複合的で(加えて一定の見解がなく)，コンサルタント・入院担当医に委ねる[1]．

Modified from JACC Vol. 48, No. 4, August 15, 2006, Fuster et al. ACC/AHA/ESC 2006 Guidelines for the Management of Patients With Atrial Fibrillation. A Report of the American College of Cardiology/American Heart Association Task Force on Practice Guidelines and the European Society of Cardiology Committee for Practice Guidelines (Writing Committee to Revise the 2001 Guidelines for the Management of Patients With Atrial Fibrillation), p. e169, TABLE 6, Copyright 2006, with permission from Elsevier.

注 1)：Definition of class recommendations. ☞p.36 を参照

心房細動(Afib)のレートコントロール

レートコントロールのエンドポイントは,脈拍を安静時60-70回/分,適度な運動時90-115回/分にコントロールすることである(必ずしも救急外来のゴールではない).

Class I(明確な根拠がある):
1) 発作性,持続性のAfibに対するβ遮断薬/Ca拮抗薬(例:ジルチアゼム,ベラパミル)の使用
2) 早期興奮症候群ではない急性発作のAfibに対してレートコントロール目的のβ遮断薬/Ca拮抗薬の使用
3) 必要であれば,薬を調節し,労作時のレートコントロールを行う.

Class IIa(安全性が容認されている):
1) アミオダロンは早期興奮症候群ではない全身状態の悪い患者のレートコントロール目的に投与することができる.
2) レートを薬剤でコントロールできない時,または頻脈誘発性心筋症が疑われる時,房室結節のカテーテルアブレーションがレートコントロール目的に検討されるかもしれない.
3) 症状があるAfibに対して,レートコントロール(安静時:HR<80回/分)が好ましい.

Class IIb(状況によって安全性がある):
1) 他の手段が成功しない,または禁忌である時,アミオダロン内服が有効であるかもしれない.
2) もし患者の症状がなく,左室機能が保たれているならば,安静時のHR<110回/分を目標とする.

Class III(使用しない―おそらく害があると思われる)
- 早期興奮症候群を伴った心房細動に対して,ジゴキシン,Ca拮抗薬,アミオダロンは使用すべきではない.
- Afibおよび心不全がある患者にCa拮抗薬は心不全を増悪する可能性があるため,推奨されない.
- 心室への副伝導路の影響が増加するため,ジゴキシン,Ca拮抗薬の静脈投与は早期興奮症候群を伴ったAfibに対して禁忌である.
- Dronedaroneは持続しているAfibのレートコントロールに対して,使用すべきではない.

心房細動（Afib）のレートコントロール

副伝導路および心不全がない心房細動のレートコントロール[1,2]				
薬剤	クラス	静注初期投与量	効果発現までの時間	静注維持投与量
ジルチアゼム	I	2分以上かけて0.25 mg/kg	2-7分	5-15 mg/時
エスモロール	I	1分以上かけて500 µg/kg	5分	60-200 µg/kg/分
メトプロロール	I	2分以上かけて2.5-5 mg、5分おきに、合計3回まで	5分	なし
ベラパミル	I	2分以上かけて0.075-0.15 mg/kg	3-5分	なし
副伝導路が存在する心房細動のレートコントロール[1]				
アミオダロン	IIa	10分以上かけて150 mg	数日	0.5-1 mg/分
プロカインアミド	IIb	詳細な投与量は☞p.48を参照		
副伝導路はなく、心不全を伴った心房細動の脈拍コントロール[1]				
ジゴキシン	I	2時間ごとに0.25 mg増量し、総量1.5 mgまで60分以上	1日	0.125-0.375 mg 静注または内服
アミオダロン	IIa	10分以上かけて150 mg投与	数日	0.5-1 mg/分

注1）：より詳細な投与の推奨量は☞pp.37-49を参照のこと。
注2）：Ca拮抗薬とβ遮断薬を一緒に静注で使用してはいけない。

Data from January CT, Wann LS, et al. 2014 AHA/ACC/HRS Guideline for the Management of Patients With Atrial Fibrillation: Executive Summary: A Report of the American College of Cardiology/American Heart Association Task Force on Practice Guidelines and the Heart Rhythm Society. *J Am Coll Cardiol.* 2014;64(21):2246-2280. doi:10.1016/j.jacc.2014.03.021.

■心房細動のカルディオバージョン

- もし血行動態が安定しているならば、カルディオバージョンは救急外来で必要ではない。
- カルディオバージョンを施行する際には、血行動態が安定しているか、患者の症状、不整脈の持続時間、先だって行われた除細動の試み、心エコーのデータ、抗凝固されているか、カルディオバージョン施行後の塞栓症のリスクの評価を検討しなければならない。
- 薬物的治療は二相性ショックのカルディオバージョンより効果が低い。しかしながら、カルディオバージョンの際、鎮静、鎮痛麻酔が必要とされる。
- 薬物的治療は AF が7日間以上続いている場合、効果が低い。

- 薬物的治療，カルディオバージョンで塞栓症のリスクが異なるというエビデンスはない．

Class I 推奨（明確な根拠がある）

1) 虚血，低血圧，狭心症または心不全を伴った Afib の患者で，心室応答の速い状態が薬物で改善しない場合．同期下カルディオバージョンが推奨される．極度の頻脈を伴った早期興奮を伴う場合や，血行動態が不安定な Afib 患者に対しても即座の同期下カルディオバージョンが推奨される．成功するエネルギーの中央値は二相性波形で 100 J，単相性波形で 200 J とされている．

2) 薬理学的カルディオバージョンの薬剤の選択はフレカイニド，dofetilide, propafenone, ibutilide を含む．投与量については☞ pp.37-49 を参照．

3) 48 時間以上持続している患者に対して，カルディオバージョンの方法にかかわらず，カルディオバージョン施行前 3 週間，施行後 4 週間抗凝固療法（INR 2-3）が推奨される．即座にカルディオバージョンが必要な場合，ヘパリンを施行時，または施行後即座に静脈ラインからボーラス投与する．その後持続的に投与し，少なくとも 4 週間以上抗凝固薬の経口投与を行う（抗凝固療法の禁忌がなければ）．

4) Ibutilide+dofetilide 内服またはフレカイニド内服または propafenone が早期興奮症候群による心室の頻脈，幅広い QRS 波と AF を伴った WPW 症候群の患者に対して推奨されている．

Class IIa 推奨（一般的に安全）：

1) フレカイニドまたは propafenone はカルディオバージョンの成功率を高め，Afib の再発を防ぐことができる．

2) アミオダロン単独投与は薬的カルディオバージョン目的に使用可能である．

　　病院外での薬剤的カルディオバージョンの推奨がこちらのホームページで入手可能である〔http://content.onlinejacc.org/article.aspx?articleid=1854230（訳注 2：米国のもの）〕．

3) フレカイニド静脈投与また薬剤的カルディオバージョンは副伝導路を持つ Afib 患者の極度の頻脈に対して使用されることがある．

AHA/ACC/HRS 2014 Guideline〔*J Am Coll Cardiol*. 2014; 64(21): 2246-2280.〕

■ Ventricular Tachycardia(VT：心室頻拍)のマネジメント(AHA/ACC *Circulation* 2006；114：385 より)

リズム	クラス	具体的な推奨
持続する単形性 VT (30秒以上持続または血行動態が安定していないため30秒以内に元に戻す必要があるVT)	I	● もし診断が不確実であるならば、すべての幅広いQRS波形の頻拍はVTと考えたほうがよい. ● 循環動態が不安定なVTの治療では、どの時点でもカルディオバージョンが推奨される.
	IIa	● 最初の治療としてプロカインアミドを静脈投与する. ● 電気的除細動やプロカインアミドや他の手段に対して難治性の持続する単形性VTに対してアミオダロンを投与する. ● カルディオバージョンに抵抗性がある、または薬物的治療にかかわらず、繰り返すVTに対してカテーテル治療を行う.
	IIb	● 急性心筋梗塞における安定している単形性VTに対して最初にリドカインを静脈投与する.
	III	● Ca拮抗薬は使用しない.
繰り返す単形性のVT	IIa	● 冠動脈疾患がある特発性のVTに対してアミオダロン、β遮断薬、プロカインアミドを静脈投与する.
正常な再分極 (正常なQT間隔)，洞調律の多形性VT 原因として，MI, CHF, 心筋症が考えられる.	I	● 血行動態が破綻したVTの治療ではカルディオバージョンがいかなる状況においても推奨される. ● もし虚血が疑われるまたは除外できないようであれば、特に繰り返す多形性VTに対してβ遮断薬の静脈投与は有用である ● 先天性または後天性QT延長症候群による異常な再分極がない繰り返す多形性VTでアミオダロンの静脈投与は有用である. ● 心筋虚血が除外できないようであれば、緊急の血管造影を検討する.
	II	● 心筋虚血または梗塞に伴う多形性VTではリドカインの静脈投与を行う.

(☞p.25に続く)

■ 安定している狭い QRS 波形の上室性頻拍

治療的かつ診断的な手法を試みる.
- 迷走神経刺激法 (Valsalva 法, 頸動脈洞マッサージ)
- アデノシン 6 mg IV, 戻らないようであれば 12 mg IV を 2 回繰り返してもよいかもしれない (アデノシン投与後, 20 mL NS ボーラス投与する).

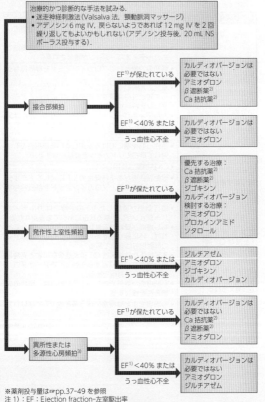

※薬剤投与量は☞pp.37-49 を参照
注 1):EF:Ejection fraction=左室駆出率
注 2):β遮断薬と Ca 拮抗薬を一緒に IV で投与しない.
注 3):多源性心房頻拍 (MAT):基礎疾患を治療する.

■ (続き) Ventricular Tachycardia (VT：心室頻拍) のマネジメント

リズム	クラス	具体的な推奨
QT 延長症候群 (LQTS) または Torsades de pointes (TdP) による多形性 VT	I IIa IIb	• 原因薬剤を中止し，電解質補正を行う． • TdP で房室ブロックや症候性徐脈を伴う場合，急性期および長期のペーシングが推奨される． • QT 延長症候群ではマグネシウムを静脈投与する． • 繰り返すポーズを伴う TdP では急性期および長期のペーシングを行う． • TdP と洞性徐脈がみられるならば，β遮断薬とペーシングを行う． • 患者が先天的な QT 延長症候群ではなく，繰り返すポーズのみられる TdP では一時的にイソプロテレノールを投与する． • カリウムを 4.5-5 mmol/L に補正する． • QT 延長症候群 type 3 に対してはメキシレチン経口内服またはリドカイン静脈投与を行う．
連続して続く VT VT ストーム・ カルディオバー ジョンを要する VT の繰り返す エピソード	I IIa IIb	• 虚血による繰り返す，絶え間ない多形性 VT では抗不整脈薬 (例．プロカインアミド，アミオダロン) 投与の後，血行再建術，β遮断薬を投与する． • 繰り返す，絶え間ない単形性 VT ではアプレーションの後，アミオダロンまたはプロカインアミドを投与する． • VT ストームではアミオダロン，β遮断薬を静脈投与する． • 全身麻酔もしくはオーバードライブペーシング．

Data from Zipes, Camm et al. ACC/AHA/ESC 2006 Guidelines for Management of Patients With Ventricular Arrhythmias and the Prevention of Sudden Cardiac Death—Executive Summary. A Report of the American College of Cardiology/American Heart Association Task Force and the European Society of Cardiology Committee for Practice Guidelines (Writing Committee to Develop Guidelines for Management of Patients With Ventricular Arrhythmias and the Prevention of Sudden Cardiac Death). Developed in Collaboration With the European Heart Rhythm Association and the Heart Rhythm Society. Circulation 2006；114：1088-1132. © 2006 by the American College of Cardiology Foundation, the American Heart Association, Inc., and the European Society of Cardiology, http://circ.ahajournals.org/content/114/10/1088.full.pdf.

心筋梗塞(MI)と急性冠症候群(ACS)

■ 急性心筋梗塞, 心筋虚血を診断する検査の有用性

表内にて斜体の数字は急性心筋虚血(ACI), 斜体になっていない数字は心筋梗塞の予測値を示している。

検査	感度	特異度	PPV[6]	NPV[6]
12誘導心電図 (liberal criteria)[1]	94-99	19-27	21	98
12誘導心電図 (strict criteria)[2]	38-44	97-98	76	91
15誘導心電図 (+V8, V9, V4R)	55-60[4]	97-98		
22誘導心電図 (multiple AP thorax leads)	88[4]	—		
ホルター心電図	39	88		
ストレス負荷心電図 (急性心筋虚血において)	*68[5]*	*77*	Data source: *J Am Coll Cardiol* 2014; 64(24): e139-e228.	
発症2時間のトロポニンI もしくはT上昇	33	100		
発症6時間(発症12-24時間)のトロポニンIもしくはT上昇	78(93)	99(99)		
ストレス負荷心エコー検査[3]	90	89		
99mTc-sestamibi 安静心筋シンチグラフィ	74-87	56-85		
64列冠動脈造影CT	86-100%	90-100%	99% NPV	

冠動脈カルシウムスコア: Coronary artery calcium score (CACS)
- CACS 0点は, 高い確率でプラークが存在しないことを示唆する (NPV 95-99%).
- CACS 1点以上は, 冠動脈プラークの存在を示唆する. 高い点数(100超)の場合は, 2-5年以内に心イベントを起こすリスクが高い(年間リスクは2%を超える). 臨床的に心イベントのリスクが低い群(10年以内のリスクが10%未満), リスクが高い群(10年以内のリスクが20%を超える)では, このCACSのスコアリングの恩恵はない(AHA/ACCガイドライン推奨度クラスⅢ).

注1): 非特異的STもしくはT波の虚血とは判断できない変化. もしくは既知の陳旧性の虚血, ストレインパターン, 梗塞.
注2): 以前にはみられなかったST上昇もしくは異常Q波.
注3): 胸痛持続があり, 硝酸薬やβ阻害薬が入っていない状態で検査を行う.
注4): 上記 strict criteria を使用した感度
注5): 3枝病変の場合は感度が高く, 心電図でLVHと記された場合は感度が低い.
注6): NPV 陰性的中率, PPV 陽性的中率

Data from *Circulation* 2007; ACH/JACC MI-ACS Guidelines 2014; *Ann Emerg Med* 2007; 49: 125. 2001; 37: 453, 1992; 21: 504; *Am J Med* 2006; 119: 203; *Acad Emerg Med* 1997; 4: 13

心筋梗塞（MI）と急性冠症候群（ACS）　27

■不安定狭心症(UA)/非 ST 上昇型心筋梗塞(NSTEMI) ガイドライン

クラス I 推奨　ハイリスク群[1]および虚血持続の場合の抗血小板治療

- 心電図モニター下に臥位/座位で安静
- 持続酸素飽和度モニター，SpO$_2$＜90％，呼吸促迫，低酸素のハイリスク群であれば酸素投与
- **アスピリン** 162-325 mg 内服（アスピリン投与できないなら，クロピドグレル 300 mg 内服）
- ニトログリセリン舌下投与 5 分ごとに 3 回．ニトログリセリン IV も考慮．クラス III 注意点を参照．
- 虚血あり，または心不全，または高血圧の場合は，最初の 48 時間ニトログリセリン IV
- 24 時間以内に，禁忌（心不全，低拍出症候群の所見，ショックの危険性，PR 間隔＞0.24 秒）がなければ，PCI の有無にかかわらず，<u>β遮断薬</u>の内服を開始．
- もしβ遮断薬が禁忌の場合は，非ジヒドロピリジン系 Ca 拮抗薬（ジルチアゼム，ベラパミル）を投与．禁忌（例えば高度の左心機能低下）でないことを確認
- β遮断薬，ニトログリセリン投与終了後は，長時間作用型ジヒドロピリジン系 <u>Ca</u> 拮抗薬を内服
- 心臓血管造影や PCI（経皮的冠動脈形成術）の予定があれば，**GP IIb/IIIa 阻害薬** IV またはクロピドグレルを投与
- **抗凝固薬**
  1) 侵襲的治療：エノキサパリン，または未分画ヘパリン，または bivalirudin，またはフォンダパリヌクス
  2) 保存的治療（出血リスクが高い場合）：エノキサパリン，または未分画ヘパリン，またはフォンダパリヌクス
- （入院患者で）肺うっ血または EF が 40% 未満で，禁忌がなければ，最初の 24 時間以内に **ACE 阻害薬**もしくは ARB（ACE 阻害薬が使えない時）を追加
- NSAIDs を中止（アスピリンは除外）
- 反復する虚血症状，血行動態が不安定な場合は，緊急の侵襲的治療を推奨．

クラス IIa 推奨　抗血小板治療

- 最初の 6 時間はすべての患者に酸素投与
- 上記のニトログリセリン投与にもかかわらず胸痛がコントロールできない場合は，硫酸モルヒネ IV
- 禁忌（房室ブロック，ショック，気管支喘息，心不全，低拍出症候群の所見，ショックの危険性，PR 間隔＞0.24 秒）がなければ，β遮断薬 IV
- 心臓血管造影や PCI の予定があれば，GP IIb/IIIa 阻害薬の IV に ticagrelor を加える
- **抗凝固薬**―保存的治療：24 時間以内に CABG が予定されていなければ，エノキサパリン，またはフォンダパリヌクスのほうが未分画ヘパリンより好ましい．
- （入院患者で）禁忌がなければ，心不全がなくても **ACE 阻害薬**を投与
- もし，以下があれば IABP を使用
  1) 薬物による集中治療にもかかわらず，重度の虚血症状が続く，もしくは頻繁に反復する時

(続く)

■ (続き) 不安定狭心症(UA)/非 ST 上昇型心筋梗塞(NSTEMI)ガイドライン

- 2) 心臓血管造影前後の血行動態の安定化
- 3) 心筋梗塞による機械的な合併症 (心室中隔破裂, 急性の僧帽弁閉鎖不全症など) が出現した時
- 安定している患者でも臨床イベント発生のリスクが高い場合は, 早期の (24 時間以内) の侵襲的治療

クラスIIb 推奨 抗血小板治療

- PCI を計画しているなら GP IIb/IIIa 阻害薬投与 (eptifibatide か tirofiban のみ)
- β 遮断薬の代わりに, 長時間作用型非ジヒドロピリジン系 Ca 拮抗薬
- β 遮断薬投与の後も進行する虚血症状や高血圧がある場合, 短時間作用型非ジヒドロピリジン系 Ca 拮抗薬
- 深刻なイベント発生のリスクが高い患者は, 早期の侵襲的治療

クラスIII 推奨 (行ってはいけない) の抗血小板治療

- 以下の場合は, 硝酸薬を使用しない
  - (有症状の心不全ではない, または右室梗塞の) 収縮期血圧<90 mmHg またはベースラインからは>30 mmHg, 重度徐脈 (心拍数<50 回/分), 頻脈 (心拍数>100 回/分)
  - 勃起不全に対して 24 時間以内 (シルデナフィル, バルデナフィル) または 48 時間以内 (タダラフィル) にホスホジエステラーゼ阻害薬を服用している時
- β 遮断薬なしに, 速効型ジヒドロピリジン系 Ca 拮抗薬を使用しない
- 最初の 24 時間以内に静注で ACE 阻害薬を投与する場合は, 血圧低下のリスクがあり注意する. 使用するなら, 短時間作用型 ACE 阻害薬を選択する (カプトプリルまたはエナラプリル)
- 禁忌 (心不全, 低拍出値, その他の心原性ショックのリスク) がある場合の, β 遮断薬静注は有害かもしれない
- 入院中は NSAIDs (アスピリンは除外) を投与しない
- すでに PCI が予定されている患者は abciximab を投与しない
- NSTEMI の患者に血栓溶解療法を行わない
- 下記の場合, 早期の侵襲的治療は推奨しない
  1) 広範な合併症 (例えば, 肝不全, 肺不全, 悪性腫瘍) があるときは, 血行再建のベネフィットより合併症のリスクが高い.
  2) 急性冠症候群の疑いが低い
  3) 血行再建に同意しなかった患者
  4) 急性冠症候群の疑いが低くトロポニン陰性の急性の胸痛

注 1): ハイリスク群: 反復性の狭心症症状, 安静時または軽い労作時の虚血に関連した心電図変化 (0.05 mV 以上の ST 低下または脚ブロック), 虚血症状 (心不全, III音, 新規のまたは増悪傾向の僧帽弁逆流), 不安定な血行動態, 深刻な心室性不整脈, EF 40% 未満の左心機能低下

Data from Amsterdam and Wenger et al. 2014 AHA/ACC Guideline for the Management of Patients With Non-ST-Elevation Acute Coronary Syndromes : Executive Summary : A Report of the American College of Cardiology/American Heart Association Task Force on Practice Guidelines. *Circulation* 2014 ; 116 : e360.

■ UA/NSTEMI における侵襲的または保存的治療選択の AHA/ACC ガイドライン(初診循環器医の決定基準)

保存的治療	・低リスクスコア(TIMI [www.timi.org], GRACE [www.outcomes-umassmed.org/grace/]) ・高リスクでない場合においては,担当医や患者に希望に応じる.
侵襲的治療	・薬物による集中治療にもかかわらず,安静時もしくは軽労作時に反復して狭心症/虚血症状が出現する時. ・心筋逸脱酵素の上昇(例えばトロポニン I やトロポニン T) ・新規のもしくは新規と思われる ST 低下 ・心不全の症状や所見,または,新規もしくは増悪する僧帽弁逆流 ・非侵襲的検査において,ハイリスクな所見が得られた ・持続性心室頻拍または不安定な血行動態 ・過去に CABG や PCI 施行歴あり ・高リスクスコア(TIMI,GRACE など) ・低左心機能(EF<40%)

Circulation 2013;117:296; *JACC* 2008;51:210(update 2004 guidelines-*JACC* 2004;44:671.)

4章 | 循環器

■UA/NSTEMI 疑いもしくは確定例に対する保存的加療[1]

```
┌─────────────────────────────────────────────────┐
│ アスピリン内服（アスピリンアレルギーの場合はクロピドグレル）[I] │
└─────────────────────────────────────────────────┘
                        ↓
┌─────────────────────────────────────────────────┐
│ 抗凝固薬開始［I］：エノキサパリン，フォンダパリヌクス，未分画ヘパリンの │
│ いずれか．(ticagrelor［I］，エノキサパリン，フォンダパリヌクス［IIa］が │
│ 望ましい)                                        │
└─────────────────────────────────────────────────┘
                        ↓
┌─────────────────────────────────────────────────┐
│ クロピドグレルを開始していなければ，開始．［I］eptifibatide か tirofiban │
│ の追加を考慮．［IIb］                              │
└─────────────────────────────────────────────────┘
                        ↓
┌─────────────────────────────────────────────────┐
│ **負荷試験および心エコー検査：**                   │
│ EF≦40% なら冠動脈造影検査［IIb］．負荷試験で低リスクでなければ冠動脈 │
│ 造影検査［I］．                                   │
└─────────────────────────────────────────────────┘
                        ↓
┌─────────────────────────────────────────────────┐
│ **EF＞40%，負荷試験で低リスクであれば：**          │
│ 無期限にアスピリンを継続．クロピドグレルまたは ticagrelor は 1 年間継続． │
│ Eptifibatide/tirofiban は中止．抗凝固薬も中止．     │
└─────────────────────────────────────────────────┘
```

注 1) ：推奨度クラス I，II は［カッコ内］に表示．
注 2) ：胸痛再発や心電図変化が出現したり，心不全症状や深刻な不整脈があっ
       たりした場合は，冠動脈造影検査を検討．
注 3) ：PCI を計画していない限り，Abciximab は投与するべきではない．

Data from Anderson, JL, Adams, CD, et al. ACC/AHA 2007 Guidelines for the Management of Patients With Unstable Angina/Non-ST-Elevation Myocardial Infarction : A Report of the American College of Cardiology/American Heart Association Task Force on Practice Guidelines (Writing Committee to Revise the 2002 Guidelines for the Management of Patients With Unstable Angina/Non-ST-Elevation Myocardial Infarction) ; Developed in Collaboration with the American College of Emergency Physicians, the Society for Cardiovascular Angiography and Interventions, and the Society of Thoracic Surgeons ; Endorsed by the American Association of Cardiovascular and Pulmonary Rehabilitation and the Society for Academic Emergency Medicine. *Circulation* 2007 ; 116 : e148-e304 ; originally published online August 6, 2007.

心筋梗塞(MI)と急性冠症候群(ACS)　31

■ UA/NSTEMI 疑いもしくは確定例に対する初期侵襲的治療[1]

> アスピリン内服(アスピリン投与できない場合はクロピドグレル)[I]

> 抗凝固薬を開始[I]:エノキサパリン,フォンダパリヌクス,ビバリルジン,未分画ヘパリンのいずれか.

> 血行再建までに次のうちいずれかを開始[I]:クロピドグレル,ticagrelor[I],GP Ⅱb/Ⅲa 阻害薬[2]

> 冠動脈造影検査

注1): 推奨度クラスⅠ,Ⅱは[カッコ内]に表示.
注2): クロピドグレルを少なくとも6時間前に 300 mg 以上内服している場合や抗凝固薬に bivalirudin が選択されている場合は,GP Ⅱb/Ⅲa 阻害薬の投与は必須ではない.

Data from Anderson, JL, Adams, CD, et al. *ACC/AHA 2007 Guidelines for the Management of Patients With Unstable Angina/Non-ST-Elevation Myocardial Infarction : A Report of the American College of Cardiology/American Heart Association Task Force on Practice Guidelines*(Writing Committee to Revise the 2002 Guidelines for the Management of Patients With Unstable Angina/Non-ST-Elevation Myocardial Infarction) : Developed in Collaboration with the American College of Emergency Physicians, the Society for Cardiovascular Angiography and Interventions, and the Society of Thoracic Surgeons : Endorsed by the American Association of Cardiovascular and Pulmonary Rehabilitation and the Society for Academic Emergency Medicine. *Circulation* 2007 ; 116 ; e148-e304 ; originally published online August 6, 2007.

■ ACC/AHA 推奨　ST 上昇型心筋梗塞(STEMI)

クラスⅠ推奨[1]

- **心電図**:可能であれば,救急外来来院後 10 分以内に施行.もし,STEMIが疑わしくなければ,心電図を繰り返すか,持続 12 誘導 ST モニタリングを行う.下壁梗塞の場合は,右室梗塞を確認するために右側胸部誘導もとる.
- **画像検査**:大動脈解離の可能性を考えている場合を除き,胸部 X 線撮影を含め,画像検査のために血行再建を遅らせることのないように留意する.大動脈解離を除外するには,高画質胸部単純 X 線,経胸壁または経食道心エコー,胸部造影 CT,MRI などが使われる.
- **酸素**:酸素飽和度が 90% 未満の場合に,酸素投与を開始する.
- **アスピリン**(162-325 mg):噛んで内服.腸溶剤は避けたほうがよい.
- **β遮断薬**(経口):禁忌がなければ,線溶療法や PCI の有無にかかわらず,投与.
- **クロピドグレル**:アスピリンに加え,1日 600 mg を内服.14 日間以上.線溶療法の有無にかかわらず投与.CABG 前は,5〜7 日以上休止する.

(続く)

- ローディングは，クロピドグレル 600 mg，またはプラスグレル 60 mg，または ticagrelor 180 mg．
- **ニトログリセリン**：胸痛が持続している場合には，ニトログリセリン舌下投与を 5 分おきに 3 回繰り返す．胸痛持続，高血圧，肺うっ血がある場合は，ニトログリセリンの静注を行ってもよい．
- **モルヒネ**：鎮痛薬として，5～15 分おきに静注を繰り返す．
- **抗凝固薬の選択—血栓溶解療法終了後**：48 時間以上，最長 8 日間投与．48 時間以上の効果を目指すのであれば，エノキサパリンまたはフォンダパリヌクスを使用する．
  - **ヘパリン静注**（アルテプラーゼ，reteplase，tenecteplase で再灌流した場合）：60 単位/kg 最大 4,000 単位をボーラス投与の後，12 単位/kg/時毎大 1,000 単位/時で持続投与し，APTT を通常時の 1.5-2 倍にコントロールする．上記以外の血栓溶解薬を使用した場合と全身の塞栓症リスクが高い患者（広範囲梗塞，前壁梗塞，心房細動，塞栓症の既往，左室内血栓）には未分画ヘパリンを静注で投与する．毎日血小板数をモニタリングする．
  - **Bivalirudin**：未分画ヘパリンの使用有無にかかわらず投与．
  - **エノキサパリン**（血清クレアチニンが男性 <2.5 mg/dL，女性 <2 mg/dL）：75 歳未満なら 30 mg 静注 15 分後に 1 mg/kg を 12 時間ごと皮下注（専門家によっては PCI 前に 0.5～0.75 mg/kg 静注）．75 歳以上ならボーラスなしに 1 mg/kg を 24 時間ごと皮下注．8 日間投与．
  - **フォンダパリヌクス**（血清クレアチニンが 3 mg/dL 以下）：2.5 mg 静注後に 2.5 mg を 24 時間ごと皮下注．入院中は継続．最大 8 日間（カテーテル関連血栓症のリスクがあり，PCI 時の抗凝固薬として単独での使用はしない）．
- **PCI 後の抗凝固薬**：ガイドライン参照（www.acc.org）
- **再灌流療法（PCI もしくは血栓溶解療法）の選択**：すばやく適応を決定する（PCI なら 90 分以内，血栓溶解療法なら 30 分以内）．
  (1) 発症 12 時間未満．(2) 発症 12 時間未満で血栓溶解療法に禁忌がある場合．PCI できる施設，Killip Ⅲ/Ⅳの心不全合併やショックの場合，血栓溶解療法に禁忌の場合，発症 3 時間以上経過している場合は，PCI を優先．発症 3 時間未満の早期，PCI ができる施設ではない，または PCI 施設への搬送までに時間がかかる場合，穿刺血管がない，PCI まで 120 分以上かかる場合は，血栓溶解療法を選択．
- **血栓溶解療法**：PCI が困難な場合や 120 分以内に PCI 施設に搬送できない場合は，血栓溶解療法を選択する．クラスⅠ推奨-発症 12 時間以内，連続する 2 つ以上の胸部誘導もしくは隣接する四肢誘導で 0.1 mV 以上 ST 上昇している場合．脳卒中やその他の合併症を否定する．禁忌を確認．もし，頭蓋内出血のリスクが 4% 以上であれば，血栓溶解療法ではなく PCI を選択する．CT で否定するまでは，神経症状があれば頭蓋内出血として治療する．脳神経外科に手術適応をコンサルトし，FFP，プロタミン，血小板投与を検討する．
- **PCI**：(1) 発症 12 時間未満，(2) 発症 12 時間未満で血栓溶解療法が禁忌，(3) 心原性ショック，重症心不全合併の場合に行う．
- **インスリン**：複雑合併症併発の場合，インスリン投与し血糖値を是正する．

(続く)

心筋梗塞（MI）と急性冠症候群（ACS） 33

- **IABP**：薬剤抵抗性の心原性ショックの場合．
- **ACE 阻害薬**：前壁梗塞，心不全合併，EF 40% 未満の場合は初日に投与開始する．アレルギーなど禁忌の場合は ARB を選択する．
- **ARB**：ACE 阻害薬を投与できない場合に選択する．

クラス IIa 推奨[1)]

- **画像検査**：STEMI の診断を後付けし，リスク層別化を行うためにポータブルエコーを施行する．特に左脚ブロックやペースメーカー波形，後壁梗塞を疑う前壁誘導での ST 低下がある場合．
- **酸素**：STEMI 患者すべてに，最中 6 時間の酸素投与を行う
- **アスピリン**：初回の PCI 後，81 mg/日を投与する．
- **GP IIb/IIIa 阻害薬**：未分画ヘパリンを投与している患者に abciximab, tirofiban, eptifibatide を投与する．
- **抗凝固薬**：再灌流していない患者に低分子ヘパリン（エノキサパリンまたはフォンダパリヌクス）を 48 時間以上，最長 8 日間投与する．（投与量はクラス I 参照）PCI を行う患者で出血リスクが高い場合に bivalirudin を単独投与する．
- **初回 PCI**：発症 12-24 時間経過した患者で胸部症状や心電図変化が持続している場合は PCI を行う．
- **血栓溶解療法**：発症 12-24 時間経過した患者で，胸部症状や心電図変化が持続している場合，広範囲心筋虚血のリスク，血行動態が不安定である場合は，投与する．禁忌がないことを確認．
- **インスリン**：複雑合併症がなくても，最初の 24-48 時間に血糖値を是正する．急性期以降は，個々の病態に合わせて経口血糖降下薬やインスリンを投与する．
- **ACE 阻害薬**：クラス I 推奨の状態でなくても初日に投与開始する．

注 1）：More comprehensive/detailed recommendations are cited within article and online *Circulation* 2013.

クラス IIb 推奨

- **Abciximab と半分量の reteplase（または tenecteplase）の混合投与**：前壁梗塞，75 歳未満，出血リスクなしの場合，再梗塞や他部位の STEMI を予防するために投与する．早期の心臓血管造影や PCI が予定されている場合でも考慮する．
- **GP IIb/IIIa 阻害薬**：循環器専門医やインターベンション専門医の選択にゆだねる．Tirofiban または eptifibatide を PCI 前に投与する．
- 血行動態が不安定の場合，**責任血管以外の PCI** を同時に行う．
- クラス I，クラス IIa の適応を満たさないが中等度以上のリスクを伴う患者に対する **PCI**．

注 1）：More comprehensive/detailed recommendations are cited. *Circulation* 2013.

（続く）

クラスIII推奨[1] (推奨しない)

- **ニトログリセリン**：収縮期血圧<90 mmHgまたはベースラインからの低下>30 mmHg, 重度徐脈(心拍数<50回/分), 頻脈(心拍数>100回/分), 勃起不全に対してホスホジエステラーゼ阻害薬を服用している場合(シルデナフィル [バイアグラ®], バルデナフィル [レビトラ®] なら24時間以内, タダラフィル [シアリス®] なら48時間以内)は使用しない.
- **ヘパリン**：75歳以上, または腎機能低下している(血清クレアチニンが男性>2.5 mg/dL, 女性>2 mg/dL)75歳未満の線溶療法を選択した患者に, 低分子ヘパリンを未分画ヘパリンの代替として使用しない.
- **フォンダパリヌクス**：カテーテル関連血栓症のリスクがあり, PCI時の抗凝固薬として単独での使用はしない.
- **抗トロンビン薬**：ヘパリン起因性血小板減少症の場合は, 代替としてbivalirudinをストレプトキナーゼと一緒に投与する. 0.25 mg/kgを静注, その後12時間0.5 mg/kg/時, その後0.25 mg/kg/時で36時間投与する. 最初の12時間でPT時間が75秒を超えた場合は, 減量する.
- 血行動態が安定しているが, 責任血管以外のPCIを同時に行う.
- **血栓溶解療法**：後述の血栓溶解療法の推奨度を参照. もし, 頭蓋内出血が起こった場合は, 血圧と血糖値をコントロールし, マンニトールで頭蓋内圧低下させ, 挿管/過換気療法を検討し, 手術適応について検討する. 後壁梗塞の場合やaVRでST上昇を伴う場合を除き, ST低下に対して血栓溶解療法を行わない.
- その他の合併症のリスクがベネフィットを上回ると判断した場合は, **冠動脈造影検査**を行わない.
- 75歳以上にAbciximabと半分量のreteplase(またはtenecteplase)の混合投与をしない.
- **Ca拮抗薬**：左室収縮能低下, 慢性心不全患者のSTEMIにジルチアゼム, ベラパミルは禁忌. ニフェジピン(短時間作用型)は反応性頻脈, 交感神経活性化, 低血圧のリスクがあり, 禁忌である.
- **プラスグレル**：脳梗塞(TIAを含む)の既往がある患者には投与しない.

注1)：レスキューPCI, 血栓溶解療法後のPCI, CABGの適応に関しての詳細は血栓溶解療法の絶対的禁忌, 相対的禁忌の出典を参照.

血栓溶解療法の絶対的禁忌	
• 頭蓋内出血の既往 • 頭蓋内器質的疾患または腫瘍 • 3か月以内の脳梗塞 • 活動性の内臓出血(月経を除く)	• 3か月以内の頭部外傷 • 2か月以内の頭蓋内または脊髄手術 • 薬物治療抵抗性の重度高血圧

血栓溶解療法の相対的禁忌および注意点	
• 慢性的な重度のコントロール不良な高血圧 • 来院時の収縮期血圧 180 mmHg 以上または拡張期血圧 110 以上 • (3か月以上経過した)脳卒中,認知症,その他の頭蓋内疾患 • 外傷性心肺停止または10分以上遷延した心肺停止 • 3週間以内の大手術	• 2-4週間以内の内臓出血 • 圧迫できない部位の血管穿刺 • 妊娠または活動性消化管潰瘍 • 現時点の抗凝固薬使用(特に INR が延長している場合) • ストレプトキナーゼに関して:以前に使用歴あり,またはアレルギーあり

J Am Coll Cardiol 2004 ; 44 : e1 ; *Circulation* 2013 ; 127(4) : e362-425

■急性心筋梗塞に対する血栓溶解療法の推奨度

クラス	推奨(まずは STEMI に対する PCI 適応を参照)
I	発症 12 時間以内
IIa	発症 12-24 時間経過した STEMI で,胸部症状や心電図変化が持続している場合,広範囲心筋虚血のリスク,血行同定が不安定である場合
III	aVR の ST 上昇または ST 低下(後壁梗塞の場合を除く)

Cardiol Clin 2006 ; 24 : 37 ; 2013 ACCF/AHA Guidelines for Mgt of STEMI

■ STEMI に対する血栓溶解薬

薬名	用量
reteplase (r-PA, Retavase)	2分かけて10単位静注,30分後に繰り返す.
Tenecteplase (TNK-ase)	5秒かけて静注:60 kg 未満 30 mg, 60-69 kg 35 mg, 70-79 kg 40 mg, 80-89 kg 45 mg, 90 kg 以上 50 mg
アルテプラーゼ (t-PA, rt-PA, Activase)	15 mg 静注+30分かけて0.75 mg/kg(最大50 mg)+60分かけて0.50 mg/kg(最大35 mg)+ヘパリン60単位/kg 静注+12単位/kg/時で持続投与.PTTの目標は基準値の1.5-2.0倍にコントロール.
ストレプトキナーゼ (Streptase)	1時間かけて150万単位静注

Cardiol Clin 2006;24:37;2013 ACCF/AHA Guidelines for Mgt of STEMI

■ 急性心筋梗塞に対する経皮ペーシングおよび一時的ペーシングの適応

- 血行動態不安定な徐脈(心拍数<50/分)で薬剤抵抗性
- MobitzⅡ型のⅡ度房室ブロックおよびⅢ度房室ブロック
- 2脚ブロック,交代性脚ブロックまたは右脚ブロック,交代性左脚ブロック
- 左脚前枝ブロック,または新規もしくは年齢で説明できない左脚ブロック
- 右脚ブロックまたは左脚ブロックに伴うⅠ度房室ブロック
- 救急外来においては,胸にパッドを貼り,必要な時にすぐペーシングできるようにする.

2013 ACCF/AHA Guidelines [*J Am Coll Cardiol* 2013;61(4):e78-e140.]

静注循環器治療薬と AHA ガイドライン

Circulation 2008；117：296；2002；106：1896；*JACC* 2004；44：e1

(ABC 順，米国の商品名は省略)

Abciximab	冠動脈インターベンション後の血栓症イベントを抑制する(抗血小板作用)． ● 使用前後で血小板数を確認する(血小板減少症に注意する) ● 単独の静注ラインで使用する ● 妊婦に対しては 0.25 mg/kg を 1 分かけて静注 ● PCI に失敗した時には，中止する． ● PCI 前に 0.25 mg/kg 静注し，PCI 後に 0.125 µg/kg/分で 12 時間投与． **Class I**―不安定狭心症/NSTEMI―24 時間以内に PCI が予定されている時は 12-24 時間投与 **Class IIa**―STEMI―PCI 前にできるだけ早く投与する **Class IIb**―STEMI―再梗塞や他病変の STEMI を防ぐために，半量の reteplase もしくは半量の tenecteplase と一緒に投与することを考慮(循環器医の判断による) **Class III**―不安定狭心症/NSTEMI―PCI が予定されていない患者
ACE 阻害薬 ACE inhibitors (例：ベナゼプリル，カプトプリル，エナラプリル，fosinopril，リシノプリル，キナプリル，ramipril，トランドラプリル)	● 個々の腎機能に合わせた用量調節 ● 高齢者において適切な使用量に注意 ● 不安定狭心症/STEMI 後 24 時間以内に投与する **Class I**―(1) 前胸部誘導で ST が 2 mm 以上上昇している心筋梗塞後 24 時間，もしくは血圧低下や禁忌のない慢性心不全 (2) 不安定狭心症/NSTEMI―左室収縮力低下もしくは慢性心不全で硝酸薬や β 遮断薬投与にもかかわらず高血圧を認める時．糖尿病合併の慢性心不全の高血圧． **Class IIa**―発症 24 時間以内の心筋梗塞を疑う患者すべて．ACS の患者すべて． **Class IIb**―左室収縮力が正常もしくは軽度低下の心筋梗塞後の患者．
アデノシン Adenosine	● PSVT の停止/房室ブロック作用 ● 使用時には救急カートを準備する ● 喘息患者には呼吸不全に注意 ● カフェイン/テオフィリン使用中の患者には増量する ● カルバマゼピン/ジピリダモール使用中の患者には減量する ● 注意：この薬剤はアデノシンリン酸塩 (蛇行静脈瘤に使用する薬) ではない！！！ ● 上室性頻拍―6 mg 静注．無効なら 12 mg 静注を 2 分あけて 2 回まで．II 度もしくは III 度房室ブロック，洞不全症候群，ジピリダモール併用の際は，使用しない．

アルテプラーゼ Alteplase (t-PA)	・67 kg 以上の患者には，ボーラス後持続投与を調節する. ・用量については抗血栓薬の項を参照. ・適応：(1) 急性心筋梗塞 (2) 発症 3 時間未満の脳梗塞 (3) 急性肺塞栓症 (4) 中心静脈ラインの閉塞
アミオダロン Amiodarone	**ラインにフィルター使用** ・催不整脈性 (心筋再分極時間の延長) **以下の場合は使用しない** 　・洞不全症候群 　・高度房室ブロック 　・徐脈 　・ヨウ素アレルギー 初期治療：安定するまでは心電図モニターを続ける．以下をチェック ・肝機能 (肝毒性のため) ・腎機能 ・甲状腺機能 ・QT 延長 　・フルオロキノロン/マクロライド/ロラタジン/アズール/Ia 群，III 群抗不整脈薬 **フェニトイン濃度上昇** 　・肺毒性 　・SIADH 　・視覚障害，光過敏症 　・血算変化 (顆粒球) ・VF/脈なし VT の時―300 mg 静注 ・VF/脈なし VT に再度投与する時―150 mg ・心室性不整脈―150 mg を 10 分かけて静注の後，1 mg/分で 6 時間 (360 mg)，その後 0.5 mg/分に減量して 18 時間 (540 mg) (**訳注 3**：本邦での使用方法は☞p.285 参照) **Class I 心停止時**―心停止で波形が VF/VT の時と VF/VT から蘇生後に抗不整脈薬として使用する． **Class I 多源性 VT**―QT 延長症候群による再分極異常がない場合に使用． **Class I STEMI**―(1) 狭心症，肺水腫，低血圧によらない持続性単源性 VT．前述の投与方法の他に，150 mg (または 5 mg/kg) を 10 分かけて静注し，同用量を 10-15 分ごとに繰り返す方法もある．最大量 24 時間で 2.2 g まで．(2) カルディオバージョンでも反応しない，血行動態不安定な心房細動． **Class IIa**―(1) 単源性 VT で，血行動態が不安定，除細動の効果がない，他の薬剤で再燃する時．(2) 心機能正常な心房細動/心房粗動．(3) 除細動に反応しない VF/脈なし VT．(4) 冠動脈疾患があり単源性 VT を繰り返す時，(5) VT が止まらない時． **Class IIb**―(1) 心機能障害がある場合の単源性 VT (2) 多源性 VT (3) VT ストーム (4) 心機能障害に伴うまたは WPW 症候群に伴う心房細動/心房粗動

アルガトロバン Argatroban ヘパリン起因性 血小板減少症に 使用	• ヘパリン起因性血小板減少症の治療, 予防に使用する直接トロンビン阻害薬 • PT 時間は使用前, 使用 2 時間後に測定 • PT 時間はベースラインの 1.5-3 倍を目標 • **ワルファリンによる INR 延長を助長する** • **低血圧, 出血, 発熱, 下痢を起こす可能性がある** • 不安定狭心症/NSTEMI/PCI 前—350 μg/kg を 3-5 分かけて静注し 25 μg/kg/分で開始. ボーラス終了 5-10 分後 ACT を測る. 目標 ACT は 300-450 秒. ACT<300 秒の場合は, 150 μg/kg を追加ボーラスし, 持続投与を 30 μg/kg/分に増量し, 5-10 分後に再度 ACT をチェックする. ACT>450 秒の場合は, 持続投与を 15 μg/kg/分に減量し, 5-10 分後に再度 ACT をチェックする. アスピリンとの併用可.
アスピリン Aspirin	• STEMI, NSTEMI 後 • PCI/brachytherapy 後 • 心筋梗塞時の初回投与は噛み砕いて服用. 腸溶剤も含む. • 急性心筋梗塞—162-325 mg 内服 Class I—STEMI/不安定狭心症/NSTEMI—ただちに投与. アレルギーがある場合は, チクロピジン, ジピリダモールよりクロピドグレルを選択する.
アテノロール Atenolol (テノーミン®)	• STEMI に伴うリエントリー性発作性上室性頻拍に適応あり. • **急速に中断してはならない.** • **DM 患者では血糖を測定する(低血糖のリスクがあるため).** • 気管支収縮作用がある. • 勃起不全を生じる可能性がある. • 急性心筋梗塞において, 50 mg/日から開始し 50 mg を 1 日 2 回内服ずつ増量していく. 静注注射の場合 5 mg を 5 分間ごとに投与し 10 分ごとに使用していく. Class I—STEMI/不安定狭心症/NSTEMI—12 時間以内に経口投与を行う. また, 疼痛が持続する, 再燃する場合も経口投与を行う. Class IIa—STEMI—禁忌事項がなければ IV 投与. Class IIb—STEMI—中等度の心不全(心機能低下を伴わない, 両側肺底部にラ音が聞こえる程度の心不全)やβ遮断薬の慎重投与が必要な状況であればモニター管理下で投与する. Class III—STEMI/UA/NSTEMI—高度の心機能低下, 徐脈, その他 禁忌事項がある場合は**使用しない**.
アトロピン Atropine	• 抗コリン作用がある(ムスカリン様作用). • 以下の中毒に対して使用可能 　・ 殺虫剤 　・ 神経作用薬

アトロピン Atropine	- 心静止—1 mg 静注する．3-5 分ごとに投与し最大 0.04 mg/kg まで（訳注：現行のガイドラインでは推奨されていない）．
- 徐脈—3-5 分ごとに 0.5-1.0 mg 静注（最大投与量 0.04 mg/kg）する．2-3 mg を 10 mL の生食に希釈して使用する．

Class I—急性心筋梗塞に伴う下記に使用
  1) 心拍出量低下を伴う洞性徐脈や，急性心筋梗塞が始まった際の多発する期外収縮
  2) 血圧低下を伴い II 度もしくは III 度房室ブロックを伴う下壁梗塞，虚血性の痛み，心室性不整脈
  3) ニトロ投与後の徐脈低血圧．
  4) モルヒネ投与に伴う嘔気・嘔吐．

Class IIa—急性心筋梗塞に伴う下記に使用する．
  有症状の下壁梗塞，II 度，もしくは III 度房室ブロック（狭い QRS 波形，もしくは既知の脚ブロックが存在している）

Class IIb—急性心筋梗塞に伴う下記に使用する．
  1) モルヒネを投与する際の徐脈．
  2) 無症候性の下壁梗塞に II 度房室ブロック，III 度房室ブロック．
  3) ペーシングができない状況での II 度，III 度房室ブロック

Class III—急性心筋梗塞に伴う下記の場合は**使用しない**．
  1) 低血圧や頻回の上室性期外収縮を伴わない洞性徐脈（HR>40）
  2) 心筋梗塞に伴うと推定される幅広い QRS 波形を伴う，II 度房室ブロックもしくは III 度房室ブロック |
| Bivalirudin | - 可逆性の抗トロンビン薬．
- PCI の際の抗凝固薬に使用する．
- **心筋梗塞には適応はない**．
- 適応：不安定狭心症，PCI 施行中（ヘパリンアレルギーや血小板減少がある場合）に抗トロンビン薬として使用する．また，ヘパリン起因性血小板減少症がある患者の STEMI や不安定狭心症/NSTEMI でヘパリン代用薬として使用される．
- STEMI—HERO-2 dosing（AHA/ACC が推奨）より：2 dosing が推奨される 0.25 mg/kg を急速投与し，0.5 mg/kg/時を 12 時間投与した後，0.25 mg/kg/時を 36 時間投与する．最初の 12 時間で APTT>75 秒となった場合投与量を減量する．
- **不安定狭心症/NSTEMI/PCI 投与法**
1) 手技前に 0.75 mg/kg を急速投与する．
2) PCI 前に 1 mg/kg を急速投与し，手技中は 1.75 mg/kg/時で投与し手技終了後，最長で 4 時間まで投与する． |

ブメタニド
Bumetanide
(ルネトロン®)
	・浮腫に使用する.
	・副作用：電解質異常
	  ・Na$^+$, K$^+$, アルカローシス, 低 Ca 血症, 低 Mg 血症
	  ・聴毒性
	  ・筋痙攣
	・*Bumex* 0.5-1.0 mg IV/IM　1 mg Bumex と 40 mg Lasix が同効.

クロピドグレル Clopidogrel (プラビックス®)	・UA, NSTEMI, ステントを使用しない STEMI の治療に使用する. ・冠動脈内放射線療法後に使用する. 下記の場合効果が減少する ・PPI, H$_2$ ブロッカー, 抗真菌薬使用. **消化管潰瘍を合併する場合は使用を避ける.** ・副作用：肝不全, Stevens-Johnson 症候群, 貧血, 膵炎, 瘙痒感, 下痢/皮疹. ・緊急で PCI を行う場合は 600 mg を経口投与. 12-24 時間以内に PCI を行う場合は 300 mg を経口投与, 1 日 75 mg 経口投与する. **Class I—不安定狭心症/NSTEMI/STEMI** 　1) アスピリンが内服できない患者. 　2) アスピリンに追加する (CABG を施行する場合は中止してから 5-7 日間はあける). **Class IIa STEMI** 　75 歳未満であれば 300 mg を経口投与する.
ダルテパリン Dalteparin	・DVT 予防. ・ADL が低下した患者に使用しやすい. ・担癌患者の術前の予防投与に使用できる. ・不安定狭心症. ・肝機能障害が生じることがある. ・UA/NSTEMI：120 units/kg SC q 12. 最大投与量は 1 万 units.
ジゴキシン Digoxin	・心房細動のレートコントロールに使用する. ・収縮機能不全の心不全に使用する. ・頻脈性心房細動：0.25 mg IV 2 時間ごと, 最大投与量は 1.5 mg. **Class Ib—心房細動—うっ血性心不全に使用する.** **Class IIb—心房細動—うっ血性心不全がない場合のレートコントロール目的に使用する.**

ジルチアゼム
Diltiazem
	・狭心症症状に適応がある.
	・副作用
	  ・クロニジンと併用することで徐脈が生じることがある.
	  ・ブスピロン, ロバスタチン, シンバスタチン, キニジンの血中濃度を上昇させる.
	  ・浮腫
	  ・頭痛

ジルチアゼム Diltiazem	・肝不全患者には減量して投与する. ・20 mg (0.25 mg/kg) を 2 分かけて IV する. 初回投与後 15 分してから 25 mg (0.35 mg/kg) を投与する. 持続投与は 5-15 mg/時で投与する. **Class I—不安定狭心症/NSTEMI**—β 遮断薬が禁忌で, 虚血症状が持続する場合. **Class I—心房細動/心房粗動/SVT**—レートコントロールに使用. 肝機能障害があれば減量して使用する. **Class IIa—不安定狭心症/NSTEMI**—β 遮断薬やニトロを使用しても虚血症状が続く場合, 経口投与を行う. **Class IIb—心房細動/心房粗動**—慢性心不全がある場合. **Class IIb—UA/NSTEMI**—β 遮断薬を使用していない場合は, 徐放型の非ジヒドロピリジン系 Ca 拮抗薬 (ジルチアゼム, ベラパミル), β 遮断薬を使用している場合は即効型ジヒドロピリジン系 Ca 拮抗薬 (ニフェジピン) を使用する. **Class III—心房細動/心房粗動**—WPW 症候群が存在する場合は**使用しない**.
ドブタミン Dobutamine	・陽性変力作用薬. ・動悸, 頭痛, 呼吸困難感, 嘔気, 嘔吐を誘発する. ・2-20 μg/kg/分で血管収縮作用, 40 μg/kg/分以上投与する場合はノルアドレナリン投与を検討する.
ドパミン Dopamin	・2-50 μg/kg/分で IV する. 5% ブドウ糖液 250 mL に 400 mg 混注する (1.6 mg/mL). ・1-5 μg/kg/分〔腎臓に作用 (現在は否定されている.)〕, 5-10 μg/kg/分 (心臓に作用), 10 μg/kg/分以上 (血管収縮作用), 40 μg/kg/分以上でノルアドレナリンに変更を検討する.
Dofetilide	・心房細動/心房粗動の薬物的カルディオバージョンに使用する. ・綿密なモニタリングと入院が必要. ・CrCl<20 mL/分の場合, モニタリングが必要. ・QT が延長している患者には**使用しない**. ・電解質をモニタリングする. ・QT が延長する. **Class I—心房細動**が 7 日間以上続く場合はカルディオバージョンを検討する. 心房細動より心房粗動のほうがカルディオバージョンの効果が出やすい可能性がある.
エノキサパリン Enoxaparin (クレキサン®)	・適応 　・外傷後の DVT 予防に使用する. 　・妊婦の静脈血栓症. ・肝機能が増悪する.

エノキサパリン Enoxaparin (クレキサン®)	• STEMI—男性でクレアチニンが 2.5 mg/dL 未満，女性で 2.5 mg/dL 未満，75 歳未満の患者には 30 mg IV し 12 時間ごとに 1 mg/kg を皮下注する．75 歳以上であれば IV は行わず 0.75 mg/kg を 12 時間ごとに皮下注する．クレアチニンクリアランスが 30 mL/分であれば 1 mg/kg を 24 時間ごとに皮下注する（一部のエキスパートは PCI の前に 0.5-0.75 mg/kg を静注する）． • 不安定狭心症/NSTEMI/PCI—1 mg/kg を 12 時間ごとに皮下注する（アスピリンを併用）．状態が落ち着くまで 2 日以上は継続する．最大投与量は 150 mg．過剰投与で出血を伴った場合，プロタミン塩酸塩で拮抗できる．
アドレナリン Epinephrine	• 喘息発作 • アナフィラキシー • 0.1-0.3 mg（1,000 倍希釈）を皮下/筋注か，0.01 mg/kg を皮下注する． • 心肺停止時—1 mg IV 3-5 分ごとに静脈注する．気管内投与は 2-2.5 mg を投与する（現在は推奨されない）． • ショック時—2-10 µg/分で静脈投与する．希釈方法は 500 mL の生理食塩水に 1 mg 溶解し 1-5 mL/分で投与開始する．
Eptifibatide	• CABG の前に中止する． • 不安定狭心症/STEMI—180 µg/kg を静脈投与で開始し 2 µg/kg/分の投与速度で 72-96 時間投与する．血清クレアチニンが 2 mg/dL より多いか，クレアチニンクリアランスが 50 mL/分未満の場合は，初回投与量は同量で持続投与は 1 µg/kg/分で投与する． • PCI—PCI を行う場合は上記もしくは 135 µg/kg を静脈投与し，0.5 µg/kg/分で 20-24 時間持続投与する． **Class Ia—不安定狭心症/NSTEMI**—PCI 前にトロポニンが陽性でハイリスクの患者の場合． **Class Ia—不安定狭心症/NSTEMI/STEMI**—PCI の前に投与開始． **Class IIb—不安定狭心症/NSTEMI**—PCI をしないのであればあまり使用されない．
エスモロール Esmolol (ブレビブロック®)	• SVT や高血圧性緊急症に適応あり． • 副作用として気管支攣縮を生じることがある． • SVT/心房細動/心房粗動（QT 延長を伴わない Torsades de pointes）—500 µg/kg を 1 分間かけて静注する，そして 50 µg/kg/分を 4 分間かけて投与する．反応がない場合再度 500 µg/kg を 1 分間かけて投与し 4 分間かけて 100 µg/kg/分を投与する．反応が悪い場合 500 µg/kg を 1 分間かけて投与するのは変更せずに，4 分間かけて投与するのを 50 µg/kg/分ずつ増量し最大量 300 µg/kg/分まで増量する．反応があった場合，25 µg/kg/分以上大きく減量せずに，また急速投与は行わない． **Class I—心房細動：レートコントロールに使用**

フレカイニド Flecainide (タンボコール®)	・特発性の心房細動/心房粗動，PSVTの予防目的に使用． ・心室性不整脈で，心臓に器質的疾患を認めない場合に使用． ・心原性ショックには使用しない． ・ジゴキシンの血中濃度を上げる可能性がある． ・ジソピラミドやベラパミルに相互作用がある． ・肝不全に注意が必要． ・使用する場合は入院を検討する． ・心房細動：200-300 mgをPO，もしくは1.5-3 mg/kgをIV． **Class I ―心房細動**―持続7日間以内の心房細動のカルディオバージョンに使用． **Class IIb ―心房細動**―7日間以上持続する心房細動のカルディオバージョンに使用．経口投与後8時間の時点でのカルディオバージョン成功率は91％．頻回に副作用が出る．頻脈性の心房粗動，徐脈，低血圧，中等度の自律神経症状に注意する．心機能に異常がある場合は使用を避ける．
フォンダパリヌクス Fondaparinux (アリクストラ®)	・術後（大腿骨，膝，腹部）のDVT予防． ・HITの血栓予防に使用できる． ・STEMI/NSTEMI―2.5 mgを皮下投与する．期間は退院するまでか8日間まで．PCIを施行するための抗凝固薬としては使用しない． ・DVT/PE―5 mgを皮下投与する（50 kg未満）．50-100 kgの場合7.5 mgを皮下投与する．100 kg以上で7.5 mgを皮下投与する． **Class I ―STEMI**―クレアチニンが3.0 mg/dLであれば2.5 mgを静脈投与し以降は2.5 mgを24時間ごとに皮下投与する． **Class I ―不安定狭心症/NSTEMI**―抗凝薬として使用される．
フロセミド Furosemide (ラシックス®)	・0.5-2.0 mg/kg IV ・適応 　・浮腫 　・高血圧 　・腹水 ・副作用 　・電解質異常 　・耳毒性 　・めまい 　・勃起不全
Group IIa/IIIb inhibitor	Abciximab, Eptifibatide, Tirofibanを参照．

未分画ヘパリン Heparin Unfractionated 低分子ヘパリン low molecular heparin の選択はエノキサパリン Enoxaparin とダルテパリン Dalteparin を参照	• 適応 　• 肺塞栓 　• 静脈血栓症 　• 妊婦の血栓症 　• カテーテルのフラッシュには使用しない. • 不安定狭心症/NSTEMI/PCI/PE/DVT—80 U/kg を静脈投与しその後 18 U/kg/時で開始する. 投与速度は APTT を参考に調節する. • 心筋梗塞でアルテプラーゼを使用する場合—60 U/kg(最大 4,000 U) を投与し 12 U/kg/時 [最大 1,000 U/時] (APTT を 50-70 もしくは基準値から 1.5-2.0 倍で調節する). • HIT のリスクがあるようであればフォンダパリヌクス, bivalirudin, アルガトロバンを使用する. 循環器内科医へコンサルトする. • **Class I**—**STEMI**—PCI や外科的血行再建術を施行する場合に使用する. アルテプラーゼや reteplase, tenecteplase を使用している場合, 未分画ヘパリンを使用する. 非選択性の血栓溶解薬を使用している場合, 患者が全身性の塞栓症のリスクがある場合(広範囲前壁梗塞, 心房細動, 血栓症の既往, 左心室の血栓)未分画ヘパリンを投与する. • **Class I**—**不安定狭心症/NSTEMI**—アスピリンとクロピドグレルを追加する. • **Class IIa**—**STEMI**—再灌流が得られない場合は未分画ヘパリンか低分子ヘパリンを最低 48 時間以上, 患者が歩行可能になるまで継続する. • **Class IIa**—**不安定狭心症/STEMI**—24 時間以内に CABG を予定せず, 腎機能障害を認めない患者にはエノキサパリン(クレキサン®)が好まれる. • **Class IIb**—**STEMI**—ストレプトキナーゼを投与されている患者に未分画ヘパリンを投与してもよい. 代用として低分子ヘパリンも検討される. • **Class IIb**—**不安定狭心症/STEMI**—非選択性の血栓溶解薬を投与されている血栓リスクが低い人には, 歩行可能になるまで皮下投与をする.
Ibutilide	• 催不整脈性の薬物 　• 循環器内科医にコンサルトする 　• モニタリング 　• Torsades de pointes (TdP) を生じる可能性がある • 心房細動—60 kg 以上であれば, 1 mg を 10 分かけて静脈投与する. 60 kg 未満であれば, 0.01 mg/kg を 10 分かけてゆっくり投与する. 再投与は同様の投与量を 10 分かけて投与できる. • **Class I**—発症から 7 日間までの心房細動のカルディオバージョンに使用できる.

Ibutilide	**Class IIb**—発症から7日間経過した心房細動に使用できる. 初回投与4時間以内に約7%のTdPが生じるといわれている. 心機能低下症例, QT延長している, Class Ia, IIIの抗不整脈薬を使用の場合は避ける. K, Mgの値を投与の前にチェックしておく.
イソプレナリン Isoproterenol (プロタノール®)	・適応 　・治療抵抗性の徐脈. 　・完全房室ブロック. ・徐脈: 2-10 µg/分を静脈投与(アトロピンやドパミンが効果ない場合に使用). **Class 未確定**—多形性心室頻拍の姑息的治療に使用する.
リドカイン Lidocaine	・気管チューブからの投与が可能: 通常投与量より2-2.5倍使用. ・VF/脈なしVT—1.0-1.5 mg/kg (2-4 mg/kg気管チューブから)を投与する. 反応がない場合は0.5-0.75 mg/kg (最大3 mg/kg)を3-5分かけて静脈投与する. ・心室頻拍—単形性で, 脈あり, 心機能が正常の場合使用可能: 1.0-1.5 mg 5-10分ごとに静脈投与する. 心機能が低下している場合は0.5-0.75 mg/kg(最大3 mg/kg)を5-10分ごとに投与する. ・カルディオバージョンを行う場合は1-4 mg/分で静脈投与する. **Class IIa**—VF/VT停止後24-48時間投与する. **Class IIb**—虚血や心不全を伴わない脈あり単形性VTに使用する. **Class III**—血栓溶解の予防, 単発もしくは2連発のPVC, 促進性心室固有調律, 脈なしVT. **Class 未確定**—(1)脈なしVT/VF; (2)心機能異常を伴う単形性心室頻拍.
マグネシウム Magnesium	・低Mg血症. 　≻多源性心房頻拍 　≻不整脈を伴う慢性アルコール中毒 ・TdP/多種多様な不整脈に使用できる: 2 gを15分以上かけて静脈投与する. **Class I**—なし. **Class IIa**—低Mg血症を伴う低K血症, TdP.
メトプロロール Metoprolol	・高血圧治療. ・心房粗動のレートコントロール. ・周術期の心臓疾患のある患者の予防. ・WPW症候群を伴わない心房頻拍. ・急激な中断はしない. ・反跳性高血圧—利尿薬やACE阻害薬で安定化を図る. ・急性心筋梗塞—25-50 mgを6時間ごとに経口投与, もしくは5分ごとに5 mgを静脈投与する. 続いて50 mgを12時間ごとに経口投与, その後12時間ごとに100 mg経口投与か50 mgを6時間ごとに投与する.

メトプロロール Metoprolol	● 心房細動—2.5-5.0 mg を 2 分以上かけて 5 分ごとに静脈投与する(3 回まで). Class I—STEMI/不安定狭心症/NSTEMI—発症して 12 時間未満の心筋梗塞か,症状が続いているもしくは再燃した場合に使用する. Class I—STEMI—経口投与を行う. **Class I—心房細動**—心不全が伴っていない場合. **Class IIa—STEMI**—禁忌がなければ静脈投与する. **Class IIb—心房細動**—心不全を伴っている場合. **Class III**—心不全,徐脈,その他の禁忌事項を伴う場合.
ニトログリセリン Nitroglycerin	● 無毛の皮膚に投与する. ● ニトロスプレーで 1-2 噴霧を舌下に行う.3 回まで. ● 狭心症状の場合は 0.4 mg を舌下投与. ● 0.1-0.8 mg/パッチ:最低投与量から開始. ● **メトヘモグロビン血症**がまれだが生じる. ● MI/心不全/不安定狭心症/NSTEMI:10-20 µg/分静脈投与で開始する.効果がでるまで 3-5 分ごとに 5-20 µg/分ずつ増量する.収縮期血圧が 160 mmHg 以上もしくは平均血圧が 120 mmHg 以上の場合は高用量(200-400 µg/分)投与することが有用といわれる(*Ann Emerg Med* 2007;144). Class I—(1) 心不全を伴う急性心筋梗塞,広範囲前壁梗塞の発症 24-48 時間に適応がある.(2) 48 時間以降も症状が続くか,狭心症状が再燃する,肺水腫が残存する場合は再開する. Class IIb—(1) 血圧低下,頻脈もしくは徐脈を伴わない心筋梗塞の 24-48 時間で使用可.(2) 広範囲梗塞,もしくは合併症を伴う場合は 48 時間以降も使用を継続する. Class III—**使用しない**—収縮期血圧が 90 mmHg 未満か,普段の血圧より 30 mmHg 以上低い場合.HR 50 未満の徐脈,24 時間以内にシルデナフィル,バルデナフィル,48 時間以内にタダラフィルを使用している場合.
ノルアドレナリン Norepinephrine	● 血管外漏出を避ける ● ショック—0.5-1 µg/分で開始する.反応があるまで 3-5 分ごとに 1-2 µg/分増量する.一般的な治療投与量は 2-4 µg/分:時に 8-30 µg/分が必要になることもある.中心静脈カテーテルを挿入する.
プラスグレル Prasugrel (エフィエント®)	● PCI 施行後の血栓形成を抑制する. ● 初回投与量として 60 mg 投与する,その後アスピリンと併用しながら 10 mg/日投与する. ● 75 歳以上,TIA や脳血管障害,緊急や準緊急で CABG が必要,出血を伴っている場合は使用しない.
プロカインアミド Procainamide	● 副伝導路を伴う心房細動のカルディオバージョンに使用する. ● 心房細動/心房粗動,幅広い QRS 波形の頻脈—30 mg/分

プロカインアミド Procainamide	の投与速度で静脈投与を開始する. 中止基準：①血圧が低下する，②QRS 幅が 50% 以上増大する，③不整脈が止まる，④総投与量 17 mg/kg を超える. ・VF/脈なし VT—50 mg/分を静脈投与する (総投与量が 17 mg/kg まで). **Class IIa**—安定した SVT/心房細動/心房粗動/心室頻拍. **Class IIb**—VT/VF 蘇生後のショック, 多源性心室頻拍, WPW 症候群に伴う上室性頻拍.
プロパフェノン Propafenone	・急性発症の心房細動に使用する. ・使用前に電解質を検査する. ・市販薬を含め, 同種の薬剤を使用していないか確認する. ・QT 延長していないかをチェックする. **Class I**—7 日間以上続く心房細動のカルディオバージョンに使用する.
プロタミン Protamine sulfate	・**適応：ヘパリンの過量投与** ・プロタミン 1 mg に対し未分画ヘパリン 100 単位, 100 抗 Xa 単位のダルテパリンと tinzaparin を拮抗できる. また 1 mg のエノキサパリンも拮抗できる. 投与後 2-4 時間しても ATPP が上昇している場合は 100 抗 Xa 単位のダルテパリンと tinzaparin, 1 mg のエノキサパリンに対し 0.5 mg 追加投与する. 10 分以上かけて投与. 最大投与量は 50 mg まで. ・急速に投与した場合はアナフィラキシーや低血圧が生じないか注意する. すでに曝露されている (インスリンなど), 魚類へのアレルギー, 精管切除術を受けた場合リスクが上がる. ・プロタミンは抗トロンビン作用をリバースするが, 作用は限られている.
Reteplase	・(r-PA, Retavase) ☞ p.36 を参照.
ニトロプルシド Sodium nitroprusside	光に強い. 適応 ・高血圧緊急症 副作用 ・シアン/チオシアン中毒 ・異常高血圧 ・メトヘモグロビン血症 ・紅潮 投与方法 ・0.1 μg/kg/分で開始し 3-5 分ごとに増減する. 最大投与量は 10 μg/kg/分.
ソタロール Sotalol (ソタコール®)	・心室伝導障害 投与する場合は蘇生カートを準備しておく. 心房細動患者の予防：80-320 mg を 1 日 2 回経口投与. **Class Ia**—心房細動/心房粗動/Af/心房粗動の再発予防目的に電気的カルディオバージョンの前に投与する.

ソタロール Sotalol (ソタコール®)	**Class Ⅲ**—心房細動/心房粗動の薬物的除細動に使用しない. 注意:320 mg/日以上投与する場合,女性,心不全を合併している場合 TdP を発症することがある.
ストレプトキナーゼ Streptokinase	• ☞p.36 を参照
Tenecteplase	• ☞p.36 を参照.
Thrombolytic	• ☞p.36 を参照.
Tirofiban	• 血小板凝集を阻害する. 合併症 • 血小板減少症 • クレアチニンクリアランスが 30 mL/分の場合は希釈して使う. • シナジー効果を狙いヘパリンとアスピリンを併用する. • ヘパリンは APTT を 2 倍程度に保つ. • 不安定狭心症/NSTEMI/PCI:0.4 μg/kg/分を 30 分投与する.次いで 0.1 μg/kg/分で 48-108 時間もしくは処置後 24 時間まで投与する. **Class I**—**不安定狭心症/NSTEMI**—高リスクやトロポニン陽性の PCI 施行前に投与する. **Class Ⅱa**—**不安定狭心症/NSTEMI/STEMI**—PCI の前に投与する. **Class Ⅱb**—PCI 施行しない場合は控える.
バソプレシン Vasopressin	• 血管収縮作用があり,水の再吸収を促す(血中の Na をチェックする). • 心静止に使用する. • 敗血症性ショックに使用する. • 尿崩症に使用する. • 食道静脈瘤に使用する. • **皮膚の壊死を引き起こすので漏れてはならない.** • VF/脈なし VT—40 単位を静脈投与する.繰り返さない(訳注:現行のガイドラインでの記載はなくなった). • 心静止—アドレナリンを投与しない,40 単位を 2 分にかけて静脈投与する.2 回まで(訳注:現行のガイドラインでの記載はなくなった).
ベラパミル Verapamil	• Ca 依存性の心筋/平滑筋収縮をブロックする • グレープフルーツジュースは避ける. • 上室性頻拍—2.5-5.0 mg を 2 分かけて静脈投与する.初回投与から 15-30 分たって 5-10 mg を 2 分かけて静脈投与できる. • 心房細動—0.075-0.15 mg/kg を 2 分かけて静脈投与する. **Class Ⅰa**—心房細動—心不全を伴わない場合. **Class Ⅱb**—心房細動—心不全を伴う場合.

Circulation 2008;117:296;2002;106:1896;*JACC* 2004;44:e1

肺水腫, 低血圧, 心原性ショックのマネジメント

> 臨床的な徴候：ショック, 低灌流, 肺水腫
> 呼吸困難があり, 血圧が保たれていて, 気管挿管の必要がないようであれば,
> CPAP (推奨度 Level B) または BiPAP (推奨度 Level C) を検討する.

```
┌──────────┬──────────────┬──────────┬──────────────┐
│ 肺水腫   │ 頻脈または徐脈│ ポンプ低下│ ボリューム減少│
└──────────┴──────────────┴──────────┴──────────────┘
```

- **肺水腫**
  - BNP 測定
  - ラシックス®, 酸素, ニトログリセリン[1], モルヒネ
    - SBP>100 mmHg ニトログリセリン/Nipride
    - SBP 70-100 かつショック徴候あり ドパミン
    - SBP>100 mmHg かつショック徴候なし ドブタミン

- **頻脈または徐脈**
  - 徐脈または頻脈のアルゴリズムを見る

- **ポンプ低下**
  - 血圧は？

- **ボリューム減少**
  - マネジメント
    - 輸液
    - 輸血
    - 原因を治療する
    - 昇圧薬を検討する

SBP<70 ショック徴候あり	SBP 70-100 ショック徴候あり	SBP 70-100 ショック徴候なし	SBP>100
ノルアドレナリン 0.5-30 μg/分	ドパミン 5-20 μg/kg/分	ドブタミン 2-20 μg/kg/分	ニトログリセリン 10-20 μg/分 または Nipride 0.1-5.0 μg/kg/分

> さらに診断・治療介入を検討する：
> 肺動脈カテーテル, 大動脈内バルーンパンピング, 経皮的冠動脈形成術, 他, left ventricular assist device (LVAD：左室補助人工心臓) を検討する.

注1)：推奨度 Level B：もし中等度～重症の慢性心不全では硝酸薬 (静脈投与) と一緒にフロセミドを使う. 高用量ニトログリセリンは☞ p.47 を参照.

注2)：推奨度 Level C：ACE 阻害薬は血圧を正確に測定できるようであれば, 最初から使用してもいかもしれない. 利尿薬は腎機能障害, 死亡率の上昇につながるため, 慎重に使用する.

Ann Emerg Med 2007; 49: 627 (www.acep.org). Data from Silvers, SM and Howell, JM et al. Clinical Policy: Critical Issues in the Evaluation and Management of Adult Patients Presenting to the Emergency Department with Acute Heart Failure Syndromes. Annals of Emergency Medicine, May 2007, Volume 49, Issue 5, Pages 627-669.

肺水腫, 低血圧, 心原性ショックのマネジメント 51

心臓のパラメーターと計算式	正常値
CO：心拍出量=脈拍×1回拍出量	4-8 L/分
CI（心係数）=CO/体表面積	2.8-4.2 L/分/m²
MAP（平均動脈圧）=(SBP-DBP)/3+DBP	80-100 mmHg
SVR（全身血管抵抗）=(MAP-CVP)×80/CO	800-1,200 dynes/秒/cm²
CVP（中心静脈圧）	5-12 mmHg
肺動脈圧/拡張期圧	20-30/10-15 mmHg
肺動脈平均圧	15-20 mmHg
PCWP（肺毛細血管楔入圧）	8-12 mmHg

SBP：収縮期血圧
DBP：拡張期血圧

■LVAD（左心補助装置）の緊急事態
1）患者を評価する（拍動流がない）．
 • ポンプのHUM音（低いブーンという音）を確認する．
2）脈が触れない，血圧が測定できない，パルスオキシメーターが測定できない．
3）血圧計による血圧測定．
4）患者のバッグを調べる：
 • 情報を調べる（LVADのコーディネーター/循環器科医）
 • LVADのID/マニュアル
 • 予備のバッテリー
  • コントローラーへのアクセル/交流電源
  • ベッドサイドで長期間電源が容易に利用できる時のみ，バッテリーを交換する．
  • 容易に利用できる使用法のマニュアルを持つ．またはコーディネーターが来るのを待つ．家族への指導．
  • ワイヤの色を合わせる：黒と黒，白と白．
5）連続しているすべてのコネクションを調べる/漏れがないか調べる．
 • 圧がかかる所に置かない，またはリード・配管のねじれがないようにする．
6）アラームを軽減する（可能であるならば）．
7）全身状態を安定させる．
8）入院する．LVADのコーディネーターに相談する．
9）CPRは患者が治療に反応せず血流もHUM音も確認できない場合の最後の手段である．

■肺水腫/ショック

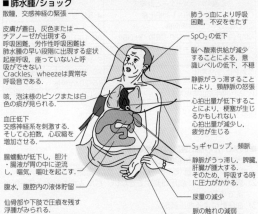

- 散瞳, 交感神経の緊張
- 皮膚が蒼白, 灰色またはチアノーゼが出現する
- 呼吸困難, 労作性呼吸困難は肺水腫の早い段階で出現する症状
  起座呼吸, 座っていないと呼吸ができない
  Crackles, wheezeは異常な呼吸音である.
- 咳, 泡沫様のピンクまたは白色の痰が見られる.
- 血圧低下
  交感神経系を刺激する.
  そして心拍数, 心収縮を増加させる.
- 腸蠕動が低下し, 胆汁・腸液が胃の中に逆流し, 嘔気, 嘔吐を起こす.
- 腹水, 腹腔内の液体貯留
- 仙骨部や下肢で圧痕を残す浮腫がみられる.
- 肺うっ血により呼吸困難, 不安をきたす
- SpO₂の低下
- 脳へ酸素供給が減少することによる, 意識レベルの低下, 不穏
- 静脈がうっ滞することにより, 頸静脈の怒張
- 心拍出量が低下することにより, 梗塞が生じるかもしれない
  心拍出量が減少し, 疲労が生じる
- S₃ギャロップ, 頻脈
- 静脈がうっ滞し, 脾臓, 肝臓が腫大する. そのため, 呼吸する時に圧力がかかる.
- 尿量の減少
- 脈の触れの減弱
  皮膚の冷感, 湿潤

Silvers SM, Howell JM, et al. Clinical policy: Critical issues in the evaluation and management of adult patients presenting to the emergency department with acute heart failure syndromes. *Ann Emerg Med* 2007; 49(5): 627.

腹部大動脈瘤(AAA)

■ **AAA**—直径が正常径の 1.5 倍以上もしくは ≧ 3 cm
- **危険因子**:男性,家族歴(25% のリスク:兄弟や親が AAA 罹患で) 年齢,喫煙,血圧,末梢血管疾患,膠原病
- **画像評価**:単純 X 線写真での大動脈の石灰化 −60%
  血管造影は壁在血栓を見落とす可能性がある.超音波はすべての AAA を描出する.見逃しは 4% のみ.CT は 100% の AAA,>95% の破裂を描出するが,大動脈腸管瘻や動静脈瘻,炎症性腹部大動脈瘤を描出しないため,MRI を使用.
- **マネジメント**:(1)破裂し不安定な場合 必要に応じて蘇生し,修復術のため手術に行く.遅れてはならない.
  (2)破裂しているが安定している場合 モニター,酸素投与,太い血管を 2 ルート確保し生食,心電図,胸部 X 線,血算,電解質,腎機能,血液型,クロスマッチと血液型,4-6 単位以上の輸血を用意,外科医にすぐにコンサルトする.CT もしくは MRI を撮影.

AAA 破裂の臨床像			
腹痛	77%	触知可能な腫瘤	40-70%
側腹部,背部痛	60%	腹部圧痛	41%
嘔吐	25%	痛み,腫瘤,血圧低値	30-40%
失神	18%	下肢脈拍触知欠落	6%
吐血	5%	無尿,腹部血管雑音	<1%
AAA 既往	5%		

胸部大動脈解離（TAD）

分類	DeBakey 分類
	Type I —上行 + 下行大動脈 Type II —上行大動脈のみ Type III —鎖骨下動脈より遠位（IIIa 横隔膜上, IIIb 横隔膜下）

	Stanford 分類	
	A—上行大動脈を含む　B—下行大動脈のみ	
臨床像	胸痛 or 背部痛	88-95%
	大動脈弁逆流±うっ血性心不全	50%
	一過性の脈拍欠如	50%
	神経脱落症状，血圧低値（それぞれ 20%）	20%
	失神，タンポナーデ，腹痛，消化出出血，血便，呼吸困難，ホルネル徴候，上大静脈症候群，喀血	さまざま

■ 診断

胸部 X 線		診断的検査	感度	特異度
何らかの異常	85%	D-dimer 上昇	97-100%	34%
縦隔拡大	75%	経胸壁エコー	75%	85-90%
大動脈隆起	—	血管造影	85%	90-95%
大動脈弓部（左第二弓）（大動脈外縁から石灰化までの距離が 5 mm 以上，左第二弓の膨隆，第二弓が不鮮明化）	66%	ノンヘリカル CT	65-85%	95-100%
大動脈輪郭の不整	38%	ヘリカル CT	95-100%	95-100%
気管や NG チューブの位置異常	26%	経食道エコー	95-100%	90-97%
左胸水貯留	27%	MRI	95-100%	95-100%

Data from *J Vasc Surg* 2003；1106；*J Emerg Med* 1997；859；*Ach Intern Med* 2000；2977；*Ent Care Med* 2006；1358.

■ マネジメント

不安定なら蘇生，手術の準備
安定なら，外科医にコンサルト，疼痛管理，血圧 & 心拍の管理（目標；心拍数 60-80 & 収縮期血圧 90-100 mmHg）

- ラベタロールまたはエスモロール + ニトロプルシド（詳細な投与量は☞ p.281 参照）
- 外科手術はほとんどの上行大動脈解離（Stanford A）で適応．Type B 解離の多くは薬剤で保存的に治療されるが，場合により手術が必

要となる.

失神

- 失神:突然の筋緊張の消失に伴う意識消失で自然に回復するもの. 比較的良性の原因として,迷走神経の緊張による血管迷走神経反射や,排尿や排便による失神,脱水や出血や薬剤による起立性低血圧が含まれる.
- 生命を脅かす失神としては,不整脈,大動脈弁狭窄症,心筋梗塞,肺血栓塞栓症,椎骨脳底動脈の一過性脳虚血発作や心臓伝導系障害がある.

■診断

- 起立時のバイタルサイン測定や,妊娠可能な女性は妊娠反応検査を行う.心電図,SpO$_2$を測定する.さらなる評価は病歴,身体所見によって考慮される.

失神の原因			
心原性:9-25%		非心原性:34-46%	
心室頻拍	11%	起立性	10-21%
洞不全	3%	迷走神経反射	8-9%
完全房室ブロック,MobitzⅡ度ブロック	2%	状況性	8%
		薬剤	2-7%
上室性頻拍	2%	TIA	2-4%
大動脈弁狭窄症	2%	痙攣	2-5%
心筋梗塞,徐脈	―	原因不明:37-41%	
頸動脈洞過敏症候群	―	*NEJM* 2002;347:878;*Medicine* 1990;69:160	
大動脈解離	1%		
肺動脈塞栓症	1%		

失神の原因を同定できる検査			
病歴+身体所見	49%	心臓カテーテル	7%
心電図モニター	27%	電気生理学的検査	3%
心電図	11%	脳血管造影,脳波	1-2%

■失神・心停止を起こす原因の心電図の特徴[1]

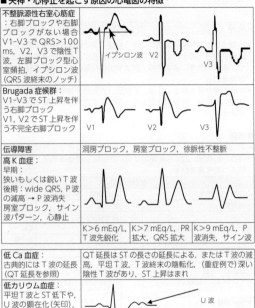

不整脈源性右室心筋症 ：右脚ブロックや右脚ブロックがない場合 V1-V3 で QRS>100 ms, V2, V3 で陰性 T 波, 左脚ブロック型心室頻拍, イプシロン波(QRS 波終末のノッチ)	イプシロン波　V2　V3
Brugada 症候群： V1-V3 で ST 上昇を伴う右脚ブロック V1, V2 で ST 上昇を伴う不完全右脚ブロック	V1　V2　V3
伝導障害	洞房ブロック,房室ブロック,徐脈性不整脈
高 K 血症： 早期： 狭いもしくは鋭い T 波 後期：wide QRS, P 波の減高 → P 波消失 房室ブロック,サイン波パターン,心静止	
	K>6 mEq/L, T 波先鋭化	K>7 mEq/L, PR 拡大, QRS 拡大	K>9 mEq/L, P 波消失, サイン波
低 Ca 血症： 古典的には T 波の延長(QT 延長を参照)	QT 延長は ST の長さの延長による.または T 波の減高,平坦 T 波,T 波終末の陰転化,(重症例で)深い陰性 T 波があり,ST 上昇はまれ
低カリウム血症： 平坦 T 波と ST 低下や,U 波の顕在化(矢印),QT 延長	U 波

(続く)

注 1)：このリストは共通認識の心電図変化を示すもののみで,すべてを含んでいるわけではない

失神　57

■ (続き) 失神・心停止を起こす原因の心電図の特徴[1]

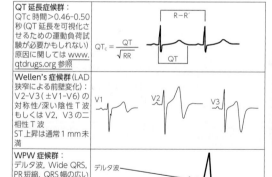

肥大型心筋症 (特発性肥厚性大動脈弁下狭窄): 非特異的ST-T異常, 左室肥大, QRS拡大 (中前胸部誘導) II, III, aVFでのQ波やV2-V6でのQ波, その両方でのQ波	V1 V2 V3 V4 V5 V6
頭蓋内出血: 幅広いT波, 徐脈, QT延長, STの軽度上昇 (3 mm未満), U波が認められることがある	V1 V2 V3
虚血 (動脈炎や冠動脈奇形を含む)	冠動脈奇形では安静時心電図はしばしば正常. 局所的なST上昇や低下, Q波, 陰性T波. 鏡像変化
QT延長症候群: QTc時間>0.46-0.50秒 (QT延長を可視化させるための運動負荷試験が必要かもしれない) 原因に関してはwww.qtdrugs.org参照	$QT_c = \dfrac{QT}{\sqrt{RR}}$
Wellen's症候群 (LAD狭窄による前壁変化): V2-V3 (±V1-V6) の対称性/深い陰性T波もしくはV2, V3の二相性T波 ST上昇は通常1 mm未満	V1 V2 V3
WPW症候群: デルタ波, Wide QRS, PR短縮, QRS幅の広い心房細動/上室性頻拍	デルタ波

注1): このリストは共通認識の心電図変化を示すもののみで, すべてを含んでいるわけではない

- **マネジメント**: 心原性もしくは致死的原因の可能性があるなら, 救急室で除外するか, 持続的心電図モニター管理下で入院させるべき.
- ボストン失神クライテリアは, 2つの研究において, 30日以内の重

大なイベントのために介入が必要となった患者に対する感度は 97-100% であった.
- ボストン失神クライテリアが陰性の場合,重大なイベント発生率は 0-1%(陰性的中率 99-100%)

■ Boston syncope Criteria(ボストン失神クライテリア)

急性心筋梗塞のサインや徴候	・虚血を疑わす胸痛 ・虚血の心電図所見(ST 上昇 or 1 mm 以上の ST 上昇) ・他の心電図所見(VT, VF, SVT, 新規の ST 変化) ・心原性が疑われる呼吸困難
心疾患の懸念 (HOCM など)	・冠動脈疾患,深い Q 波,閉塞性肥大型心筋症や心筋症 ・慢性心不全の既往や左室機能障害 ・過去の VT, VF, ペースメーカー, ICD ・病院前での抗不整脈薬の使用(β遮断薬や Ca 拮抗薬ではない)
家族歴	・突然死,閉塞性肥大型心筋症,Brugada 症候群,QT 延長症候群
弁膜症	・弁膜症既往か,救急外来の診察で心雑音の聴取
心臓の伝導異常	・過去 6 か月の複数の失神のエピソード,病歴上の頻拍,運動中の失神,QT>500 msec,Ⅱ度またはⅢ度の房室ブロックか,心室内ブロック
体液量減少	・消化管出血(病歴や便潜血陽性) ・ヘマトクリット<30% か救急外来で改善されない脱水
バイタルサインの異常の持続	・バイタルサインの異常(例:呼吸数>24 回/分,酸素飽和度<90%,心拍数<50 or >100,血圧<90 mmHg)が救急外来で 15 分以上持続(酸素投与,昇圧薬,一時的ペースメーカーは必要としないもの)
一次性の中枢神経疾患	・クモ膜下出血,脳卒中

Reproduced from Grossman SA, Fischer C, et al. Predicting adverse outcomes in syncope. *J Emerg Med* 2007 ; 33(3) : 233-239. Copyright 2007, with permission from Elsevier.

■ACEP（米国救急医学会）失神ガイドライン

レベル	推奨度
病歴&身体所見	• **レベルA**：有害な転帰のリスクのある患者を同定するために、心不全の徴候の病歴および身体所見を用いる。 • **レベルB**：高齢、器質的心疾患、冠動脈疾患は有害な転帰のリスクが高い。若年者は、労作性失神・突然死家族歴・併存疾患がない場合は低リスク • **レベルC**：推奨なし
検査	• **レベルA**：12誘導心電図 • **レベルB**：推薦なし • **レベルC**：血液検査、詳細な検査（CTやエコー）は病歴や身体所見から疑わしくなければルーチンには行わない
入院	• **レベルA**：推奨なし • **レベルB**：心不全、冠動脈疾患、器質的心疾患、高齢者（45-60歳以上、心血管の健康状態により異なる）、心電図異常（虚血、不整脈、重大な伝導障害）、Ht＜30％、致死的疾患が疑われる場合）

Data from American College of Emergency Physicians Syncope Guidelines. Critical issues in the evaluation and management of adult patients presenting to the emergency department with syncope. 2007. https://www.acep.org/MobileArticle.aspx?id=48429&parentid=.

5章 | 高血圧（無症候性，切迫症，緊急症）

無症候性高血圧：ACEP 診療指針 (*Ann Emerg Med 2013*；62：59-68)
- 推奨レベルC：フォローアップできる患者の高血圧に対するスクリーニング検査や治療を救急外来で開始する**必要はない**．救急外来で高血圧の降圧を行うことは**不要**で，特に急激な降圧は有害かもしれない．しかし，フォローアップが不十分な患者に関しては無症候性高血圧の治療やスクリーニングを救急外来で行うことは推奨される．

高血圧切迫症：このような病態が存在するか否か議論がある．専門家は高血圧切迫症を，末梢臓器障害はないが血圧上昇（通常，拡張期血圧＞115 mmHg）が持続するならば潜在的に有害でありうる病態と表現してきた．治療の目標は数日から数週間以内に正常血圧まで徐々に降圧すること．第8回米国高血圧合同委員会の推奨：

1) 18歳以上の成人の高血圧は，生活習慣への介入を行い，年齢，糖尿病（DM）や慢性腎疾患（CKD）の状態に応じた目標血圧を設定する．
2) すべての患者の目標血圧は140/90で，**例外的に**60歳以上でDMやCKDのない患者は150/90〔**訳注1**：高血圧ガイドライン2014による本邦での降圧目標（**表5-1**）．さらに，SPRINT試験 (*N Engl J Med* 2015 Nov. 26；373 (22)：2103-2016) によって冠動脈リスクのある60歳以上の患者では目標収縮期血圧＜120 mmHgの厳密管理が優れている可能性が示された．結果の解釈は議論の対象であり，国内でも目標血圧を厳密に下げるべきか否かは結論が出ていない〕．
3) 黒人以外でCKDのない患者（DMの有無にかかわらず）の治療はサイアザイド，ACE阻害薬，ARB，Ca拮抗薬の単独投与か併用〔**訳注2**：高血圧ガイドライン2014による本邦での降圧薬の選択（**表5-2，3，図5-1**）．積極的適応がない場合の高血圧に対して，最初に投与すべき降圧薬（第一選択薬）はCa拮抗薬，ARB，ACE阻害薬，利尿薬の中から選択する．（グレードA，エビデンスレベルI）．2剤の併用としてRA系阻害薬（ACE阻害薬あるいはARB）＋Ca拮抗薬，RA系阻害薬＋利尿薬，Ca拮抗薬＋利尿薬が推奨される．（グレードB，エビデンスレベルII）〕．
4) 黒人のCKDのない患者（DMの有無にかかわらず）の治療はサイアザイド，Ca拮抗薬の単独投与か併用〔**訳注2**：前掲参照〕．
5) CKDのあるすべての人種の患者の治療は，ACE阻害薬，ARBの単独投与か他のクラスの降圧薬との併用〔**訳注2**：前掲参照〕．
6) 他の薬剤を追加する前に最初に導入した薬剤の投与量を最大にする．
7) もしすでに最大の併用をしているにもかかわらず目標血圧を達成できない場合は，β遮断薬，アルドステロン拮抗薬などの薬剤を加える．

■参考:訳注1)2)の関連図表

表5-1 降圧目標

	診察室血圧	家庭血圧
若年, 中年, 前期高齢者患者	140/90 mmHg 未満	135/85 mmHg 未満
後期高齢者患者	150/90 mmHg 未満 (忍容性があれば140/90 mmHg 未満)	145/85 mmHg 未満(目安) (忍容性があれば135/85 mmHg 未満)
糖尿病患者	130/80 mmHg 未満	125/75 mmHg 未満
CKD 患者 (蛋白尿陽性)	130/80 mmHg 未満	125/75 mmHg 未満(目安)
脳血管障害患者 冠動脈疾患患者	140/90 mmHg 未満	135/85 mmHg 未満

注1):目安で示す診察室血圧と家庭血圧の目標値の差は,診察室血圧 140/90 mmHg,家庭血圧 135/85 mmHg が,高血圧の診断基準であることから,この二者の差をあてはめたものである
〔日本高血圧学会高血圧治療ガイドライン作成委員会編:高血圧治療ガイドライン 2014. p.35,ライフサイエンス出版,2014 より引用〕

表5-2 主要降圧薬の積極的適応

	Ca 拮抗薬	ARB/ACE 阻害薬	サイアザイド系利尿薬	β遮断薬
左室肥大		●		
心不全		●[1]	●	●[1]
頻脈	● (非ジヒドロピリジン系)			
狭心症	●			●[2]
心筋梗塞後		●		●
CDK-(蛋白尿-)	●	●		
-(蛋白尿+)		●		
脳血管障害慢性期	●	●	●	
糖尿病/MetS[3]		●		
骨粗鬆症			●	
誤嚥性肺炎		● (ACE 阻害薬)		

注1):少量から開始し,注意深く漸増する
注2):冠攣縮性狭心症には注意
注3):メタボリックシンドローム
〔日本高血圧学会高血圧治療ガイドライン作成委員会編:高血圧治療ガイドライン 2014. p.46,ライフサイエンス出版,2014 より引用〕

表5-3 主要降圧薬の禁忌や慎重投与となる病態

	禁忌	慎重使用例
Ca拮抗薬	徐脈 (非ジヒドロピリジン系)	心不全
ARB	妊娠 高K血症	腎動脈狭窄症[1]
ACE阻害薬	妊娠 血管神経性浮腫 高K血症 特定の膜を用いるアフェレーシス/血液透析	腎動脈狭窄症[1]
利尿薬 (サイアザイド系)	低K血症	痛風 妊娠 耐糖能異常
β遮断薬	喘息 高度徐脈	耐糖能異常 閉塞性肺疾患 末梢動脈疾患

注1):両側性腎動脈狭窄の場合は原則禁忌
〔日本高血圧学会高血圧治療ガイドライン作成委員会編:高血圧治療ガイドライン2014, p.46, ライフサイエンス出版, 2014より引用〕

図5-1 積極的適応がない場合の高血圧治療の進め方

	積極的適応がない高血圧
STEP 1	A, C, Dのいずれか[1]
STEP 2	A+C, A+D, C+Dのいずれか
STEP 3	A+C+D
STEP 4	治療抵抗性高血圧 A+C+D+βもしくはα遮断薬,アルドステロン拮抗薬,さらに他の種類の降圧薬

第一選択薬	A:ARB, ACE阻害薬 C:Ca拮抗薬 D:サイアザイド系利尿薬, サイアザイド類似薬

注1):高齢者では常用量の1/2から開始, 1-3か月の間隔で増量
〔日本高血圧学会高血圧治療ガイドライン作成委員会編:高血圧治療ガイドライン2014, p.47, ライフサイエンス出版, 2014より引用〕

高血圧緊急症

- ■ **高血圧緊急症**（個々の治療薬は☞ p.64 参照）
- **定義**―末梢臓器障害や臓器不全を伴う血圧上昇
- **治療の目標**は**平均動脈圧**［MAP＝拡張期血圧＋1/3 脈圧（収縮期血圧−拡張期血圧）］を病態に応じて低下させる．
- **カテコラミン誘発性高血圧**―急激な交感神経刺激の亢進によるカテコラミンの上昇や，褐色細胞腫，モノアミン酸化酵素阻害薬，交感神経刺激薬，クロニジン，α遮断薬の離脱などによる高血圧．治療はラベタロールやα遮断薬（フェントラミンなど）．
- **左心不全と冠不全**―後負荷の増大は肺水腫と心筋虚血を起こしうる．ニトログリセリン静脈注射を選択する．急性肺水腫の治療に関する推奨は☞ p.50 参照．
- **高血圧性脳症**―脳血流の自動能が失われることによる頭痛，嘔吐，錯乱．ニカルジピン，ニトロプルシド，ラベタロールで治療する．MAP＜120 mmHg には降圧しないこと．
- **妊娠高血圧症，子癇前症**―☞ p.214 参照
- **腎不全**―血圧上昇による腎機能低下は高血圧緊急症である．蛋白尿，尿中赤血球，赤血球円柱，BUN/クレアチニン上昇が生じる．
- **大動脈解離**―ラベタロールか（ニトロプルシド＋エスモロール）を使用―☞ p.281 参照

■高血圧緊急症に対する薬剤

診断	治療	目標	推奨
急性大動脈解離	**第一選択**：ラベタロール，エスモロール **追加**：ニカルジピン，ニトロプルシド	心拍数<60 収縮期血圧 100-120	・第一選択はβ遮断薬でCOPD，喘息があればエスモロール ・忍容性が悪い場合はジルチアゼム
急性肺水腫	ニトログリセリン，エナラプリル，フロセミド，ニトロプルシド	MAP 20-30% 低下	・低用量ニトロは前負荷を下げる ・高用量ニトロは後負荷を下げる
急性冠症候群	ニトログリセリン，メトプロロール，ラベタロール	収縮期血圧>160 であればMAP 20-30% 低下	左心室機能不全の徴候があればβ遮断薬を避ける
高血圧性脳症	ラベタロール，ニカルジピン，fenoldopam	MAP 15-20% 低下	救急外来で治療を開始するが，血圧を適正にするには数時間を要してよい
クモ膜下出血	ラベタロール，ニカルジピン，エスモロール	MAP=130	血管攣縮にはnimodipineを加える
脳内出血	ラベタロール，ニカルジピン，エスモロール	・頭蓋内圧上昇の徴候があればMAP=130 ・頭蓋内圧正常ならばMAP=110	急な降圧を避けて6時間以内に血圧コントロールする
脳梗塞	ラベタロール，ニカルジピン	・血栓溶解療法を行うならBP<184/110 が目標 ・血栓溶解療法を行わないならBP>220/120 で治療	脳梗塞による血圧上昇に対しての初回治療目標

6章 | 呼吸器科

上気道感染

■ A群β溶連菌性咽頭炎 McIsaac Centor スコア

臨床所見	得点
発熱>38℃	1
咳嗽なし	1
前頸部リンパ節腫脹	1
扁桃腫大, 白苔	1
15歳未満	1
45歳以上	-1

点数 (溶連菌性扁桃炎の可能性)
-1 or 0点 (1%)
1点 (10%)
2点 (17%)
3点 (35%)
4点 (>50%)
5点 (>50%)

0点以下であれば治療は行わない
1-3点であれば迅速検査を行う
4点以上であれば治療をエンピリックに行う

JAMA 2000;284:2912; *Ann Emerg Med* 2005;87.

■ 肺胞気・動脈血酸素分圧較差 (A-aDO$_2$)

公式 (大気圧-47) ×FiO$_2$ - (PaO$_2$+PaCO$_2$/0.8)
(大気圧-47) ×室内気であれば海抜0では150となる.

大気圧(mmHg)	高度(m)	大気圧(mmHg)	高度(m)
760	0	609	1,830
707	610	564	2,440
656	1,220	523	3,050

正常の A-aDO$_2$ は (患者の年齢) /4+4 FiO$_2$ は海抜0では21%

■ 死腔

- VT (1回換気量), VDS$_{aw}$ (死腔換気量), pETCO$_2$ (呼気中二酸化炭素分圧)
- 生理学的死腔 VD$_{phys}$/VT = (PaCO$_2$-pETCO$_2$)/PaCO$_2$ [pETCO$_2$-mean ETCO$_2$]
- 肺胞死腔量 = V$_{ADS}$/VT = (VD$_{phys}$/VT-VDS$_{aw}$/VT) ×100%
- 修正肺死腔量 = (PaCO$_2$-pETCO$_2$)/PaCO$_2$ ×100
- 肺胞死腔量<20%が正常値

気管支喘息と COPD

■ 成人女性の予測ピークフロー値 (L/分)

身長(m)	1.47	1.52	1.57	1.63	1.68	1.71	1.78
年齢 20	453	459	465	471	476	481	485
25	464	471	477	482	488	493	498
30	468	474	481	486	492	497	502
35	468	474	480	485	491	496	501
40	463	469	475	481	486	491	496
50	446	452	458	463	469	474	478
60	424	430	435	440	445	450	454

Br Med J 1989 ; 298 : 1068-1070.

■ 成人男性の予測ピークフロー値 (L/分)

身長(m)	1.60	1.65	1.70	1.75	1.80	1.85	1.90
年齢 20	567	575	583	591	598	605	611
25	594	603	611	619	626	633	640
30	608	617	625	633	641	648	655
35	613	622	631	639	646	654	661
40	612	620	629	637	645	652	660
50	594	602	610	618	626	633	640
60	564	572	580	587	594	601	607

Br Med J 1989 ; 298 : 1068-1070.

■ 救急外来における気管支喘息重症度の分類

	症状	ピークフロー or 1 秒率	治療
軽症	労作時のみ呼吸苦	PEFR 70% 以上	外来治療, SABA, ステロイド(必要時)
中等症	呼吸苦で活動制限あり	PEFR 40-69%	SABA 頻回吸入, 経口ステロイド, 症状は 1-2 日以上持続する
高度	安静時呼吸苦, 会話に制限	PEFR 40% 未満	入院が必要, SABA 頻回吸入, 経口ステロイド 補助治療
重篤	会話不能, 冷汗	PEFR 25% 未満	ICU 管理が必要, SABA のみでは改善しない, ステロイド静脈注射, 補助治療

SABA 短時間作用型 β 刺激薬

Modified from National Heart, Lung, and Blood Institute, National Asthma Education and Prevention Program. Expert panel report 3 : guidelines for the diagnosis and management of asthma. NIH Publication No. 07-4051. Washington, DC : US Department of Health and Human Services ; 2007.

■ 喘息死のリスク

喘息歴	・以前の重篤な発作（ICU 入院歴　気管挿管歴） ・1 年以内に 2 回以上喘息で入院歴がある ・1 年以内に 3 回以上喘息で救急外来受診歴がある ・1 か月以内の喘息による入院，救急外来受診歴がある ・SABA を月に 3 回以上使用する ・喘息の症状，重要な喘息の発作を認知できない ・その他のリスク（喘息治療のアクションプラン(**訳注 1**：発作時の行動計画）を遵守しない，ススカビ（アルテルナリア）のようなカビへの過敏性）がある．
社会歴	・社会経済的地位が低い，スラムに住んでいる ・非合法な薬物使用，精神科疾患
合併症	・心血管系疾患 ・他の慢性肺疾患 ・精神科疾患

Modified from National Heart, Lung, and Blood Institute, National Asthma Education and Prevention Program. Expert panel report 3：guidelines for the diagnosis and management of asthma. NIH Publication No. 07-4051. Washington, DC：US Department of Health and Human Services；2007.

■ 救急外来における喘息に対するマネジメント

全身管理	
パルスオキシメーターの装着　重症であったり，$SpO_2<91\%$ であれば酸素投与とモニター装着を行う．胸部 X 線は必須ではない	
SABA 吸入（SABA の全身投与より望ましい）	
アルプテノール　ネブライザー (0.63 mg, 1.25 mg, 2.5 mg/ 3 mL 1.25 mg/0.5 mL）（**訳注 2**：日本ではサルブタモールとして利用されている．吸入液は 0.5% であり，1 回 1.5-2.5 mg を吸入する）	2.5-5 mg を 20 分おきに 3 回行う　その後（必要に応じて）2.5-10 mg を 1-4 時間おきに行う．あるいは 10-15 mg/時で持続吸入する
アルプテノール MDI（90 μg/puff）（**訳注 3**：日本では小児であれば 100 μg/puff　成人では 200 μg/puff が使用量である）	4-8 puff を 20 分おきに 4 時間行う，その後必要に応じて 1-4 時間おきに継続する
Levalbuterol（**訳注 4**：日本では未承認）(0.63, 1.25, 2.5 mg/3 mL　1.25 mg/0.5 mL）	1.25-2.5 mg を 20 分おきに 3 回行う　その後必要に応じて 1.25-5 mg を 1-4 時間おきに行う
Levalbuterol MDI 45 μg/puff	4-8 puff を 20 分おきに 4 時間行う　その後必要に応じて 1-4 時間継続する

（続く）

■ (続き) 救急外来における喘息に対するマネジメント

ピルブテロール(マクサイア) MDI 200 μg/puff(訳注5：日本では採用なし)	4-8 puff を 20 分おきに 4 時間行う　その後必要に応じて 1-4 時間継続する
β刺激薬全身投与	
アドレナリン 1 mg/mL	0.3-0.5 mg を皮下注射．20 分おきに 3 回まで
テルブタリン 1 mg/mL (訳注6：日本では 0.2 mg/mL の剤型である．使用方法は 1 回 0.2 mg 皮下注射)	0.25 mg を皮下注射．20 分おきに 3 回まで
抗コリン薬	
イプラトロピウム　アトロベント　ネブライザー(0.25 mg/mL) (訳注7：日本ではネブライザーの採用なくエアゾルのみ)	0.5 mg を 20 分おきに 3 回使用．必要に応じて追加
イプラトロピウム MDI (18 μg/puff) (訳注8：日本では 20 μg/puff の剤型である．1 日 3-4 回使用する)	8 puff　20 分おきに行う．必要に応じて 3 時間継続する
合剤 (訳注9：日本での合剤はグリコピロニウム＋インダカテロール(ウルティブロ®ブリーズヘラー®)ウメクリジニウム＋ビランテロール(アノーロ®エリプタ®)チオトロピウム＋オロダテロール(スピオルト®レスピマット®)の剤型がある]	
イプラトロピウム/アルブテロール (0.5 mg・2.5 mg/3 mL)	3 mL を 20 分おきに使用．必要に応じて追加
イプラトロピウム 18 μg/アルブテロール 90 μg/puff　MDI 製剤	8 puff を 20 分おきに行う．必要に応じて 3 時間継続する
ステロイド	
全身投与　プレドニゾロン，メチルプレドニゾロン	適応：重度の喘息，SABA の反応が乏しい喘息，慢性的にステロイドを使用している患者に適応 用量：40-80 mg/日(分 1 かそれ以上) PEF が予測値の 70% 以上になるまで使用を行う．外来患者では 40-60 mg/日(分 1 かそれ以上)を 5-10 日間投与する
吸入ステロイド (Aerobid, Azmacort, Beclovent, Flovent, Vanceril) (訳注10：日本ではベクロメタゾン(キュバール®)，フルチカゾン(フルタイド®)，ブデソニド(パルミコート®)，シクレソニド(オルベスコ®)，モメタゾン(アズマネックス®)が採用されている]	・経口ステロイド終了後か救急外来から帰宅後にすべての患者に導入する ・経口のステロイドが頻回に必要になる患者であれば特に導入する

(続く)

■ (続き)救急外来における喘息に対するマネジメント

その他	
Heliox(ヘリウムと酸素の混合ガス)(訳注11:日本では採用なし)	重篤,致死的な喘息発作で初期治療を1時間行った患者で,Helioxとアルブテロールのネブライザーを考慮する
硫酸Mg	腎障害がなければ重症喘息に対して2gを15分かけて経静脈投与する
モンテルカスト 静脈投与(米国では入手不可)(訳注12:日本では錠剤のみ 5 mg,10 mgの剤型がある)	7 mgを投与すると5分で効果が出現する(1つの研究のみ).
NPPV	☞ p.7 参照
有用性が示されていない治療	
抗菌薬,β刺激薬の静脈投与,補液,メチルキサンチン(訳注13:メチルキサンチン誘導体は日本ではテオフィリンが代表的),去痰薬	・肺炎,副鼻腔炎がなければ抗菌薬の使用は推奨されていない ・膿性痰があれば考慮してもよい ・β刺激薬の静脈投与,メチルキサンチン,去痰薬の使用は推奨されない

Data from from National Heart, Lung, and Blood Institute, National Asthma Education and Prevention Program. Expert panel report 3 : guidelines for the diagnosis and management of asthma. NIH Publication No. 07-4051. Washington, DC : US Department of Health and Human Services ; 2007.

■救急外来での喘息のマネジメントのガイドライン

病歴、身体所見、SpO₂、PEFR（訳注14：PEFR：peak expiratory flow rate：最大呼気流速）か FEV1.0（訳注15：FEV1.0：1秒量）を測定する

FEV1 PEFR≧40%
- 最初の1時間でβ刺激薬のMDI or ネブライザーを3回行う
- SpO₂を90%以上に保つ
- 速やかに改善しなければ経口ステロイドを投与する

FEV1 PEFR<40%
- 高用量β遮断薬とイプラトロピウムのネブライザーを20分おきに1時間継続して行う
- SpO₂を90%以上に保つ
- 経口ステロイドを投与する

呼吸停止が切迫している
- 気管挿管、酸素100%で換気
- β₂刺激薬、イプラトロピウムのネブライザー（訳注16：日本ではネブライザーの剤型なし）
- ステロイドIV

身体所見を繰り返しとる。PEFR SpO₂を測定する

ICU入院（下記参照）

中等度の発作
- PEFR or FEV1 が予測値の40-69%
- 中等度の症状
- β₂刺激薬の吸入を1時間おきに吸入
- 経口、吸入ステロイドの増量
- 改善傾向があれば1-3時間治療を継続する
- 4時間以内に方針を決定する

重症の発作
- 予測PEFR<40%
- 安静時の症状、ハイリスク
- 初期治療で改善なし
- 吸入β₂刺激薬を1時間おきか持続で行い、吸入の抗コリン薬も使用
- ステロイドの全身投与、補助的治療

治療反応がいい場合
- 1時間でPEFR 70%以上、身体所見が正常

帰宅可能
- 吸入β₂刺激薬、経口ステロイド投与
- 吸入ステロイドの導入、教育、フォロー

治療反応が不十分な場合
- PEFRが40-69% 中等度の症状が残存

または　個別に判断

入院
- β₂刺激薬吸入、抗コリン薬、酸素投与
- ステロイド内服、静脈投与
- SpO₂ 90%以上 PEFR、HR、SpO₂をフォロー

重症で反応が乏しい場合
- PEFR<40%
- PaCO₂≧42 mmHg

ICU入院
- 吸入β₂刺激薬を1時間おきか持続投与
- ステロイド静脈投与
- 酸素投与
- 追加治療
- 気管挿管の可能性あり

Modified from National Asthma Education and Prevention Program Expert Panel Report 3. Guidelines for the Diagnosis and Management of Asthma. NIH Publication Number 08-5846, October 2007. Found at http://www.nhlbi.nih.gov/files docs/guidelines/asthsumm.pdf, Figure 21, p. 55.

■ COPD の国際ガイドライン GOLD

*GOLD：Global Initiative for Chronic Obstructive Lung Disease

重症もしくは致死的な COPD 増悪のマネジメント
・血液ガス分析，胸部 X 線で重症度を評価する
・SpO_2＞90％　PaO_2＞60 mmHg を維持
・気管支拡張薬 1) 用量を増量させるか，頻回に行う　2) スペーサー，ネブライザーを使用する　3) メチルキサンチンを考慮する[1]
・ステロイドの経口，静脈投与
・細菌感染の徴候があれば抗菌薬投与
・非侵襲的換気療法を考慮する
・体液量をモニター
・ヘパリン皮下注射（入院の場合）
・合併症の治療（心不全　不整脈など）

注 1)：米国胸部学会はメチルキサンチンは有用ではないと声明を出している（2004 年）
Data from GOLD 2007.

NIV（非侵襲的換気療法）

*NIV：noninvasive ventilation

COPD の入院基準	COPD の ICU 入院基準
・重度の症状が悪化傾向	・救急外来の治療に反応せず，重度の呼吸苦がある場合
・ベースが重度の COPD（FEV1＜50％ もしくは在宅酸素の使用）	・意識障害
・チアノーゼ，浮腫の出現	・治療を行っても低酸素血症 PaO_2＜40 mmHg
・初期治療の失敗	・高二酸化炭素血症 $PaCO_2$＞60 mmHg，アシドーシス pH＜7.25 が持続もしくは増悪する
・合併症の存在，不整脈の存在	
・頻回の発作	
・診断が不確かな場合	・人工呼吸器が必要な場合
・自宅でのサポートが不十分	・血行動態が不安定な場合（昇圧薬を使用している）

Data from Global Initiative for Chronic Obstructive Lung Disease, 2007.

■ COPD における NIV の適応と禁忌

適応	中等度から重度の呼吸苦，呼吸補助筋の使用，腹式呼吸，pH≦7.35，$PaCO_2$≧45 mmHg，呼吸数＞25/分
禁忌	呼吸停止，循環動態不安定，意識障害，非協力的，誤嚥のリスクが高い，粘稠で多量な分泌物，最近の顔面，上部消化管の手術，顔面の外傷，顔面の熱傷，高度の肥満，鼻咽頭の形態的異常によりマスクの装着が困難

Data from Global Initiative for Chronic Obstructive Lung Disease, 2007.

市中肺炎

■ CURB & CURB-65 スコア：成人全年齢層に適応可能

項目	CURB-65 のスコア	CURB のスコア
・意識障害〔AMT（簡易メンタルテスト）≦8 点　見当識障害〕	1	1
・脱水（BUN＞19 mg/dL あるいは 7 mmol/L）	1	1
・呼吸数≧30	1	1
・血圧　収縮期＜90 mmHg　拡張期≦60 mmHg	1	1
・年齢≧65 歳	1	-

■ 死亡率と入院，外来治療の推奨

	点	30 日死亡率	入院/外来治療
CURB-65	0	0.6-0.7%	外来治療
	1	2.1-3%	外来治療
	2	6.1-9.2%	入院[1)]
	3	13-14.5%	入院
	4	17-40%	入院
	5	43-57%	入院
CURB	0	0.3%	外来治療
	1	2.5%	入院[1)]
	2	5.1%	入院
	3	12%	入院
	4	16%	入院

注 1）：CURB-65 2 点/CURB 1 点であれば入院加療もしくは密な外来通院加療を考慮する．低酸素や低血圧があれば CURB-65，CURB 関係なしに入院適応がある．☞ pp.155-158 参照で抗菌薬の推奨がある．

Data from *Am J Med* 2005；118：384；*Clin Infect Dis* 2007；44：S27.

市中肺炎

■ PORT 肺炎重症度分類
※ PORT : pneumonia outcomes research team

STEP 1

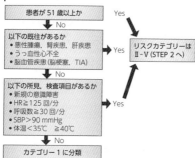

STEP 2

因子	得点	因子	得点
男性	年齢分	収縮期血圧 90 mmHg	+20
女性	年齢 −10	体温<35℃ ≧40℃	+15
施設入所中	+10	心拍数≧125 回/分	+10
悪性腫瘍[1]	+30	動脈血<7.35	+30
肝疾患[2]	+20	BUN>30 mg/dL	+20
うっ血性心不全[3]	+10	Na<130 mEq/L	+20
脳血管疾患[4]	+10	血糖≧250 mg/dL	+10
腎疾患[5]	+10	ヘマトクリット<30 g/dL	+10
意識障害	+20	PaO_2<60 mmHg	+10
呼吸回数≧30 回/分	+20	胸水	+10

- **STEP 2** の合計でリスクカテゴリーが決まり,合計点で 30 日間死亡率が決定する[6]

リスクカテゴリー	総得点	30 日間の死亡率
class Ⅰ	−	0.1−0.4%
class Ⅱ	≦70	0.6−0.9%
class Ⅲ	71−90	0.9−2.8%
class Ⅳ	91−130	8.5−9.3%
class Ⅴ	>130	27.0−31.1%

注1): 皮膚癌, 基底細胞癌以外の悪性腫瘍 1年以内に診断されているか, 活動性のあるもの
注2): 生検, 臨床像, 血液検査で慢性肝炎, 肝硬変があるもの
注3): 身体所見, 病歴, 検査, X線, エコー, 血管造影で診断
注4): 脳卒中, TIA既往
注5): BUN/Creの異常
注6): class I – IIIは外来で治療可能, class IV → 入院加療, class V → ICUで管理

このスコアリングは臨床判断とともに使用する. 低血圧, 嘔吐, 免疫不全, $SpO_2 < 91\%$, ホームサポートが不十分などの因子があればPORTスコアが低値でも入院を考慮する.
Step One From *N Engl J Med*, Michael J. Fine, M. D., Thomas E. Auble, Ph. D., et al. A Prediction Rule to Identify Low-Risk Patients with Community-Acquired Pneumonia, 336(4): 243-250, Figure 1. Copyright(c)1997 Massachusetts Medical Society.
Reprinted with permission from Massachusetts Medical Society: Step Two From Bartlett, Dowell et al. Guidelines from the Infectious Diseases Society of America.
Practice Guidelines for the Management of Community-Acquired Pneumonia in Adults. *Clin Infect Dis*. (2000) 31 (2): 347-382, by permission of Oxford University Press.

肺塞栓(PE)と深部静脈血栓症(DVT)

肺塞栓のリスク因子
• 不動, 静脈の損傷
• 過凝固状態(悪性腫瘍, 先天性凝固異常, ネフローゼ症候群, 炎症性疾患, 3か月以内の妊娠), エストロゲン使用, 敗血症, SLE
• PE患者の15%はどのリスク因子もない
• 40歳未満のPE患者の28%はどのリスク因子もない

臨床所見	
胸痛(胸膜痛が75%)	80-90%
呼吸苦	73-84%
咳嗽(wheezeは9%)	37-53%
血痰	13-30%
頻呼吸16回以上(20回以上)	92%(70%)
38℃以上の発熱(頻脈)	43%(40%)
下腿浮腫	30%

検査所見	
胸部X線	異常なのは60-84%
動脈血液ガス分析	A-aDO$_2$の開大[1] 92%
VQ scan(肺換気血流シンチ)	☞ p.79を参照
D-dimer	感度は85-95%
血管造影	感度, 特異度98%以上
超音波	血圧低下している場合は90%で検出可能
造影CT	感度95-99%以上
MRI	感度90-95%以上

心電図	
非特異的ST-T変化	50%
陰性T波	42%
新規の右脚ブロック	15%
SIQⅢTⅢ	12%
右軸偏位	7%
移行帯がV5になる	7%
右室肥大所見	6%
肺性P	6%

注1): A-aDO$_2$ = 150 - (PaO$_2$ + PaCO$_2$/0.8) 正常値が年齢/4+4

■ PE 除外のための PERC クライテリア
*PERC：Pulmonary embolism rule out criteria

適応	・PERC クライテリアの BREATHS の該当がなければ D-dimer は不要 ・PE の可能性があるが，D-dimer が陰性であれば PE を除外できる患者（低リスク群，PE のリスク 8％以下） ・呼吸苦のある患者で PE の可能性がある患者（超低リスク群，PE のリスク 2％以下）
除外	・D-dimer が正常でも PE の可能性が高い群では使用しない

Kline の PERC（BREATHS）クライテリア	
B	Blood in sputum 血痰
R	SPO₂ 95％ 未満
E	Estrogen or hormone use　エストロゲンやホルモン製剤の使用
A	Age 50 歳以上
T	Thrombosis in past DVT or PE or possible DVT/swollen calf DVT/PE の既往　DVT の可能性，下腿腫脹
H	Heart rate≧100 回　心拍数 100 回以上
S	Surgery in past 4 weeks　4 週間以内の手術歴

感度・特異度[1]			
	感度	特異度	偽陰性
低リスク群	96％	27％	1.4％
超低リスク群	100％	15％	0％

注 1)：PERC クライテリアを 1 つも満たさなければ，感度，特異度，偽陰性率は ROC 曲線に従う．
注 2)：近年 7,527 人で妥当性の検証が行われ，感度 96％ であった．低リスク患者は 1,519 人で 0.9％ が PERC 陰性であった．その中で PE 死亡は 0-0.2％ であった．

Data from *Acad Emerg Med* 2007；14：S7；*J Thromb Haemost* 2004；2：1247；*Am J Emerg Med* 2008；181．

■ PE の Wicki (Geneva) 臨床予測スコア

PE の可能性[1]	総得点	PE の感度[2]	予測因子	点
低い(10%)	0	-4%	60-79 歳	+1
	1	-8%	80 歳以上	+2
	2	-7%	以前の PE DVT	+2
	3	-10%	最近の手術歴(整形外科, 股関節, 膝, 骨盤, 腹部手術)[3]	+3
	4	-17%	HR>100	+1
中等度(38%)	5	-22%	$PaCO_2$<36 mmHg	+1
	6	-42%	$PaCO_2$ 36-38.9 mmHg	+1
	7	-43%	PaO_2<48.7 mmHg	+4
	8	-55%	PaO_2 48.7-59.9 mmHg	+3
高い(81%)	9	-77%	PaO_2 60-71.1 mmHg	+2
	10	-77%	PaO_2 71.1-82.3 mmHg	+1
	11	-85%	無気肺	+1
	12	100%	片方の横隔膜の挙上	+1

注 1) 2): 合計得点でリスクが分けられる.
注 3): 1 か月以内の整形外科手術. 股関節・膝関節・骨盤・腹部の手術.

■ DVT 臨床的予測スコア (総得点)[1,2]

活動性の悪性腫瘍(6 か月以内に治療が行われている)	1 点
麻痺, 不全麻痺, 最近の下肢のギプスによる不動	1 点
下肢全体の腫脹	1 点
深部静脈に沿った圧痛	1 点
3 日を超える臥床, 12 週間以内の大手術	1 点
健側と比較して 3 cm を超える下腿の腫脹[3]	1 点
患側の Pitting edema	1 点
浅在静脈の静脈瘤ではない側副血行路	1 点
他の疾患が DVT と同程度かそれ以上に考えられる場合	-2 点

注 1): 3 点以上であれば高確率 75%, 1-2 点であれば中等度の可能性 17%, 0 点以下であれば低確率 3%
注 2): 過去の血栓塞栓症の既往, PE がすでに疑わしい場合, 妊娠, ワルファリン内服中の患者にはこのスコアは使用できない.
注 3): 脛骨粗面の 10 cm 下

JAMA 1998 ; 279 : 1094.

■ 検査前確率に基づく DVT の評価

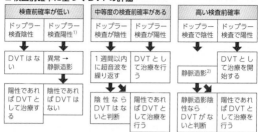

注1）：専門家の多くは静脈造影の結果によらず治療を行う
注2）：専門家の多くは静脈造影の代わりにドップラーを反復する．*JAMA* 1998；279：1094．

Data from Anand and Wells, et al. Does This Patient Have Deep Vein Thrombosis? *JAMA* 279, A, April 8, 1998, p.1094.

6 章 | 呼吸器科

■ PE 疑い例の ACEP (米国救急医学会)の臨床指針
*ACEP : American college of emergency physicians

レベル A	・D-dimer 測定や胸部 CT のみでの診断は推奨されない. ・低~中等度の検査前確率のある肺塞栓患者に対して VQ スキャンは臨床的に重要な PE を除外できる.
レベル B	・PE の検査前確率が低い患者は (1) D-dimer 定量 (ELISA 法, 免疫比濁法) が基準値内であること, あるいは (2) D-dimer 定性が陰性かつ Well's スコア<2 点であれば PE は除外できる. ・低~中等度の検査前確率の患者, もしくは換気血流シンチで異常がなかった場合は以下のうち 1 つ合致していれば否定可能である. (1) D-dimer 定量が基準値内 (ELISA 法, ラテックス免疫比濁法) (2) D-dimer 定性が陰性かつ Well's スコア≦4 (3) 低リスク患者において超音波検査単回で下肢の DVT がない. (4) 中等度リスク患者において複数回超音波検査で DVT がない. ・1-2 mm 幅での再構成を行う, 薄層スパイラル胸部 CT は PE 疑いにおいて VQ スキャンの代用として使用可能である.
レベル C	・PE の検査前確率が低い場合は, 血清 D-dimer 単独や免疫法で陰性であれば PE を除外できる. ・PE を低~中等度の検査前確率である場合や VQ スキャンが陰性である場合, 血清 D-dimer が陰性であれば除外できる. ・胸部造影 CT で症候性の PE を検出できる.

レベル A : 広く受け入れられているマネジメントの原則
レベル B : 医学的正確性が中等度の一連の指針
レベル C : 限定的もしくは結論が出ていない, 議論の余地があるエビデンスに基づく指針

Data from American College of Emergency Physicians. www.acep.org.

■ PE 疑いに対する画像診断
・造影 CT でスライス幅を 1 mm に設定して肺塞栓を検出する (陰性適中率>99%).
・造影剤にアレルギーがある, クレアチニンが上昇している, 静脈路の確保が困難である場合は VQ スキャンを使用する.
・CT, 換気血流シンチができない場合は下肢の超音波ドップラー検査, 心エコーで三尖弁逆流がある (>90%) 肺高血圧, 右室拡張 (それぞれ 2/3) 左室の拡張障害と過収縮 (1/2) がある場合に疑う.
・上記の画像検査ができない状態であればリスク, ベネフィットを考慮し治療を行っていく.

■ 肺塞栓における VQ スキャン

臨床的に	VQ スキャンの結果		
	低確率[1]	中等度確率	高確率
低確率	4%	16%	56%
高確率	40%	66%	96%

注1）: 高確の結果可能性が低いが、併存疾患がある場合は死亡率 8%．併存疾患がない場合は死亡率は 0.15% である．

■ PE の初期対応

- massive PE でなければ最低 5 日の短期間の低分子ヘパリンの皮下注射か、未分画ヘパリンの静脈投与が行われる．急性期の治療は低分子ヘパリンのほうが好ましい．PE が臨床的に疑わしければ検査の前に治療を開始する
- 腎障害があれば未分画ヘパリンの静脈投与のほうが、低分子ヘパリンより好ましい
- 凝固因子の Xa をルーチンで検査を行う必要はないが、APTT が治療域に達していなかった場合や、1 日に高用量の未分画ヘパリンが必要な場合は検査を行う．腎障害、妊娠の人に低分子ヘパリンを投与する場合は凝固因子 Xa を測定しておく．皮下注射をした 4 時間後に血液を採取する
- 未分画ヘパリンを使用した場合は APTT を維持するために用量を調整する．血中のヘパリン濃度を 0.3-0.7 IU/mL の抗 Xa 活性と同等に維持するようにする（訳注 17：ヘパリンの血中濃度測定は日本では不可能である）
- ビタミン K 拮抗薬（ワルファリン）は妊娠などの禁忌がなければ初日から導入する

体重換算の未分画ヘパリンの投与量：APTT	
<35 秒 (基準値×1.2 倍)	80 U/kg をボーラスして 4 U/kg/時を増量
35-45 秒 (基準値の 1.2-1.5 倍)	40 U/kg ボーラスして 2 U/kg/時を増量
46-70 秒 (基準値の 1.5-2.3 倍)	変更しない
71-90 秒 (基準値 2.3-3 倍)	2 U/kg/時減量する
>90 秒 (基準値の 3 倍)	1 時間投与を中止して 3 U/kg/時下げる

低分子ヘパリンもしくはフォンダパリヌクスの場合	
エノキサパリン(訳注18:日本では予防投与で使用されており、治療としては保険適用外である)	1 mg/kg皮下注射 12時間おき 1.5 mg/kg皮下注射 24時間おき
ダルテパリン(訳注18:前掲参照)	100-120 U/kg皮下注射 12時間おき 200 U/kg皮下注射 24時間おき
Tinzaparin(訳注19:日本に採用薬なし)	175 U/kg皮下注射 24時間おき
フォンダパリヌクス	5 mg(<50 kg) 7.5 mg(50-100 kg) 10 mg(>100 kg) 24時間おき

禁忌:出血リスクが高い 慎重投与 腎機能障害

Data from Hirsch J, Raschke R. Heparin and low-molecular-weight heparin in: *The Seventh ACCP Conference on Antithrombotic and Thrombolytic Therapy*. Chest 2004;126(3_suppl):188S-203S. doi:10.1378/chest.126.3_suppl.188S ; Crit Care Med 2006;2773.

血栓溶解薬 FDAが推奨している投与方法

- 適応:ショック(BP<90 mmHg)重症呼吸不全,低酸素,右心不全
- 用量:rt-PA アルテプラーゼ100 mgを2時間かけて投与か0.6 mg/kg(最大50 mg)を15分で投与する(**訳注20**:アルテプラーゼ58万単位/mgの組成).
- ストレプトキナーゼ25万単位を30分ごとに静脈注射する.その後10万単位/時を24時間持続投与する.DVTがある場合には72時間持続投与を行う(**訳注21**:日本では未承認).
- r-PA/レテプラーゼ10単位を投与し30分ごとに10単位を繰り返し投与する(**訳注21**:日本では未承認).
- TNKase/テネクテプラーゼを投与する(**訳注22**:日本では保険適用なし).

IVCフィルター

- 適応:1)抗凝固薬の禁忌,もしくは2)適切な抗凝固療法を行っていても血栓が増加していく場合

血栓除去

- 抗凝固薬が使用できず,状態が急激に不安定になっている場合

- 副作用のリスクとしては以下.
  1) ベッドサイドリスクパネル:トロポニンT>0.1 ng/mL,心電図上肺高血圧の所見(Danielスコア>8)
  2) エコー 中等度から重度の右室の運動低下,右室拡大,右室圧>40 mmHg
  3) 造影CT>49%の閉塞
  4) BNP>90 pg/mL(右心不全に伴う上昇),D-dimer高値
  5) 特異的な基準は存在しない.
- 肺塞栓重症度指数(PESI)を使用して治療方針を決定する.

Data from Hirsch J, Raschke R. Heparin and low-molecular-weight heparin：
The Seventh ACCP Conference on Antithrombotic and Thrombolytic Therapy.
Chest 2004；126(3_suppl)：188S-203S. doi：10.1378/chest.126.3_suppl.
188S；*Crit Care Med* 2006；2773.

■肺塞栓重症度指数(PESI)
*PESI：Pulmonary Embolism Severity Index

項目	得点	項目	得点
年齢	年齢分	収縮期血圧＜100 mmHg	30点
男性	10点	呼吸数 30回以上	20点
悪性腫瘍	30点	体温＜36℃	20点
心不全	10点	意識障害(見当識障害, 嗜眠, 昏迷, 昏睡)	60点
慢性肺疾患	10点	SpO$_2$＜90%	20点
心拍数 110回以上	20点		

・30日の致死率

class I	65点以下	超低リスク	致死率 0-1.6%
class II	66-85点	低リスク	致死率 1.7-3.5%
class III	86-105点	中等度リスク	致死率 3.2-6.5%
class IV	106-125点	高リスク	致死率 4-11.4%
class V	＞125点	超高リスク	致死率 10-24.5%

Am J Resp Med 2005；172：1041.
more recent study
Data from *Chest* 2007；132：24.

■DVTの初期対応

- 急性期 DVT に対しては低分子ヘパリンが未分画ヘパリンより推奨されている
- 低分子ヘパリンを使用している場合は抗 Xa 因子をルーチンで測定する必要はない
- 腎不全がある場合は未分画ヘパリンの静脈投与が低分子ヘパリンより推奨される
- 血栓溶解療法は，腸骨静脈から大腿静脈にかけての大量の血栓がある場合や動脈閉塞による四肢の壊疽の危険性がある場合のみ適応となる
- 低分子ヘパリン，未分画ヘパリンの量は☞ p.79, 80参照

Data from American College Chest Physicians, *Chest* 2004；401S.

■肺塞栓が疑われた妊婦に対するマネジメント

- VQ スキャン，胸部 CT は胎児のリスクにはほとんどならない
- 尿道カテーテルを留置して膀胱を空にしておくことで画像検査中（CT や VQ スキャン）の胎児の被曝を最小限にできる

下肢超音波	・異常があれば治療開始とする．妊娠 20 週以降は IVC の圧迫により偽陽性になることがある．
D-dimer	・D-dimer が陰性であれば妊婦でも除外可能だが，D-dimer が上昇していた場合，妊娠初期，妊娠中のカットオフ値は明らかではない
CT	・CT は母体のほうがより被曝し，換気血流シンチは胎児により被曝がある．肺塞栓が疑わしいのであれば，両者とも許容可能な被曝量である．患者と意思決定を共有するべきである
VQ スキャン	・超音波ドップラー検査が正常であれば，用量を減らして血流シンチを行う．生理食塩水を投与し，尿道カテーテルを留置して膀胱を空にする．この検査で異常がなければ肺塞栓はない．血流シンチで陽性であれば換気シンチも追加する
治療	・米国胸部疾患学会の声明では，妊娠中の抗凝固は未分画ヘパリンと低分子ヘパリンが選択肢となる．用量は☞ p.79，80 参照．ワルファリンは禁忌となる．

Data from *Radiology* 2002；487.；*Acad Emerg Med* 2004；269.；*AJR* 2003；1495.；*Chest* 2004；627S

7章 | 消化管出血

■ 胃吸引物/便の血液を調べる

- Gastroccult® を用いて胃内の血液を潜血として検出することは低いpHにおいて不正確である.
  上部消化管出血の最大20%は胃管吸引で血液が陰性である.
- 潜血検査の偽陽性：臭化物, 次亜塩素酸, ヨウ素, 鉄, 一部の果物/野菜(アーティチョーク, バナナ, もやし, ブロッコリー, マスクメロン, カリフラワー, ブドウ, セイヨウワサビ, オレンジ, ダイコン, カブ), 生肉
- 潜血検査の偽陰性：制酸薬, バリウム, 胆汁, 木炭, 唐辛子粉, jello®(デザート用ゼラチン), 赤ワイン, リファンピン, シメチコン, スクラルファート, ビタミンC(果物など).

Blatchford 上部消化管出血リスクスコア[1,2]			
BUN(mg/dL)	点数	収縮期血圧(mmHg)	点数
18.2-22.4 未満	2	100-109 未満	1
22.4-28 未満	3	90-99 未満	2
28-70 未満	4	90 未満	3
70 以上	6	その他のリスク因子	
Hb [g/dL] (男性)		心拍数 100 回/分以上	1
12-13 未満	1	黒色便	1
10-12 未満	3	失神	2
10 未満	6	肝疾患	2
Hb [g/dL] (女性)		心不全	2
10-12 未満	1		
10 未満	6		

注1)：Blatchford score>0 はハイリスク. 354人の非静脈瘤性上部消化管出血の患者の研究において, 感度100%で死亡, 再出血, 輸血の必要性を識別した(すなわち, 0点の患者には再出血, 死亡, 輸血がなかった).
注2)：すべての患者はPPIで治療された(オメプラゾール, pantoprazole)
注3)：救急外来からの帰宅がスコア0では考慮できる；併存疾患がなく, かつ密なフォローアップができることが条件

Am J Emerg Med 2007；25：774；*Lancet* 2000；356：1318

上部,下部の消化管出血の臨床的鑑別点

上部消化管由来の出血の特徴	下部消化管由来の出血の特徴
・目に見える上からの出血(吐血) ・胃管排液に血液/コーヒー残渣様排液(上部消化管出血の 20% は血性排液が認められない) ・黒色便は 70% の上部消化管出血で認められる(下部消化管出血でも 30% に認められる) ・BUN/Cre 30 以上は特異度>70%(感度 70%)で上部消化管出血を示唆 ・消化性潰瘍(アスピリン,NSAID,タバコ) ・Mallory-Weiss 症候群(悪心・嘔吐)	・鮮血は下部か大量上部消化管出血 ・年齢 60 歳以上-無痛性出血(憩室) ・体重減少(大腸癌>胃癌) ・大動脈弁狭窄症(動静脈奇形) ・直腸の痛み/腫瘤(痔) ・大動脈瘤の治療後(大動脈腸管瘻) ・炎症性腸疾患

中等度-重症消化管出血のマネジメント

初期蘇生	・心電図モニター,酸素投与[訳注1],2 本以上の太い静脈路確保 [訳注1]:酸素毒性への危惧が近年注目されており,ルーチンでの酸素投与は推奨されない.単施設の ICU セッティングの RCT ではあるが,FiO₂ を増減する群で SpO₂ 150 mmHg 以下,SpO₂ 97-100% とする群よりも ICU 死亡率が低いことが示された.[*JAMA*. 2016 ; 316(15) : 1583-1589)] ・20 mL/kg の生理食塩水 IV を低血圧やショックが是正されるまで 1-2 回追加.それでも血圧が低ければ濃厚赤血球輸血.目標:バイタルの安定,高齢者は Hb 10 g/dL 以上(若年者はより低い値を目標に[訳注2] [訳注2]:急性出血では出血があっても血液が希釈されるまで Hb の低下が遅れるということに注意が必要だが,盲目的に高齢者で Hb>10 g/dL を目指す根拠は乏しい.ICU セッティングの研究である TRICC 試験(*N Engl J Med* 1999 ; 340 : 409-417)で liberal 群 (Hb<10 g/dL を輸血開始基準にして 10-12 g/dL を維持する群)と restrictive 群 (Hb<7 g/dL を輸血開始基準にして 7-9 g/dL を維持する群)の比較で院内死亡率が restrictive 群で優位に低い結果が出て以来,盲目的に高い Hb の目標は懸念される傾向にある.高齢者や虚血性心疾患のある患者などには個別化した目標が議論されているものの,盲目的に Hb 10 g/dL を目指すことには根拠が乏しい) ・血算,電解質,肝/腎機能,凝固,血液型,クロスマッチを検査し,明らかな出血があれば濃厚赤血球輸血を 2-6 単位オーダー ・心電図を検査し心筋逸脱酵素の測定を考慮-上部消化管出血で ICU に入院した患者の 10-25% で心筋梗塞を合併している(しばしば無症候性).無症候性心筋梗塞のリスク因子:年齢>75 歳,重症冠動脈疾患,収縮期血圧<110 mmHg,拡張期血圧<85 mmHg,ヘマトクリット<30%,BUN/Cre>30.(*Am J Emerg Med* 2007 ; 25 : 406)

(次頁に続く)

	・出血源が上部か下部か明らかでなければ胃管を考慮．上部消化管出血の最大 20% は胃管で血性排液が認められない．胃洗浄や通常の胃管は上部消化管出血の治療にはならない
内科的治療の補助	・凝固障害＆血小板減少—ワルファリンガイドライン参照（☞ p.179），血小板（<50,000/mm³ の場合）—投与（☞ p.181）原因不明の凝固障害には新鮮凍結血漿 10-15 mL/kg がおそらく必要
	・消化性潰瘍—PPI は再出血や手術率を下げる（例：エソメプラゾールや pantoprazole 80 mg PO/IV に次いで 8 mg/時）
	・腎機能障害—(1) デスモプレシン—0.3 mg/kg を生理食塩水 50 mL に希釈し IV か同量を皮下，鼻腔内投与；(2) エストロゲン-0.6 mg/kg IV 24 時間ごと 5 日間か，25 mg PO × 3-5 日間か，経皮的投与 50-100 µg/日 × 3 日間［多彩な副作用に注意］(3) クリオ製剤（☞ p.180）**(訳注 3：製造中止)**
	・静脈瘤性出血—(1) オクトレオチド—門脈圧を低下；投与量：50 µg ボーラス +50 µg/時 IV；もしくは (2) バソプレシン；投与量：0.4 単位/分，徐々に↑最大 0.9 単位/分 IV．副作用：↑血圧，腸管虚血，心筋梗塞，皮膚壊死．これらの副作用制限のためニトログリセリン IV (20-200 µg/分) を追加投与する．
外科コンサルトの適応	・外科的な障害が予想される：大動脈腸管瘻，腸管穿孔，閉塞，虚血，食道破裂 (Boerhaave 症候群)
	・静脈瘤性出血
	・不安定なまま，もしくは 24 時間で 4-5 単位以上の輸血を必要とするような上部/下部の出血
	・大量の下部出血，再発性の憩室出血
	・内視鏡所見からの適応：活動性出血や 2 回の内視鏡後にコントロールできない再発性上部消化管出血，上部消化管内視鏡で 2 cm 以上の潰瘍もしくは再出血リスクの高い所見（露出血管，凝血塊の付着）

上部消化管出血の評価

- ハイリスクの患者やごく少量の出血でない患者-準緊急, 緊急内視鏡. 緊急上部消化管内視鏡:吐血+循環動態が不安定, 大量の上部からの出血, 静脈瘤疑い. (1) 潰瘍-活動性出血, 露出血管 (±凝血塊の付着)-内視鏡治療+PPI を IV. 再出血したら内視鏡を繰り返すか手術. (2) 食道静脈瘤-上記治療+硬化療法か結紮術. 再出血したら上部消化管内視鏡か TIPS (経頸静脈的肝内門脈大循環短絡術).
- ごく少量の出血の低リスク患者-選択的な上部消化管内視鏡, 上部消化管撮影, 経験的な外来治療. Blatchford スコア参照 (☞ p.83)

下部消化管出血の評価

- 大量出血-(1) 外科コンサルト, (2) 出血源が同定されれば血管造影で塞栓術. もし成功しなければ手術が必要.
- 中等量の出血や出血源が定かではない場合-(1) 胃管排液が血性か, 上部消化管出血のリスクがあればまず上部消化管内視鏡. (2) 上部に出血源がないか, 疑われない場合は大腸内視鏡を実施. (3) もし憩室出血か動静脈奇形が見つかれば, 止血していたら経過観察. 活動性出血には内視鏡的治療を試みる. 成功しなければ血管造影 (0.5-1 mL/分の出血を同定できる) で塞栓術. 持続性の出血なら手術が必要かもしれない. (4) もし出血のために結腸を観察することができなければ, 上記の大量出血を参照. (5) もし大腸内視鏡で出血源がなければ, 消化管出血シンチグラフィ (標識赤血球) であれば>0.1 mL/分の出血を検出できる. もしそれも陰性であれば胃や小腸を上部消化管内視鏡で評価+大腸内視鏡を繰り返す.
- ごく少量の鮮血-救急外来で肛門鏡±S 状結腸鏡を考慮.

8章 | 神経内科

めまい(Dizziness と Vertigo)

■ **めまい(Dizziness)**：以下の4つの表現をとる曖昧な症状．1)回転する感覚，2)意識を失いそうな感覚(前失神)，3)平衡障害(dysequilibrium)，4)上記以外のふらつき感(lightheadedness)

救急外来でのめまい(Dizziness)の最終的な原因[1]					
末梢性前庭神経障害	43%	その他	6%	痙攣	2%
		精神性	6%	貧血	2%
心血管系[訳注1)]	21%	過換気	5%	メニエール病	1%
薬剤性	7%	内分泌性	4%	複合感覚障害	1%
外傷後	6%	感染症	4%	不明	10%

訳注1)：心血管系は血管迷走神経反射，高血圧，中枢神経疾患を含む
注1)：70歳以上かつ，局所神経所見あり，かつvertigoなし → 重大な原因のめまい (dizziness)患者を86%同定することができる．

Ann Emerg Med 1989；18；664 より

■ **めまい(Vertigo)**：動いているような錯覚

中枢性(脳幹/小脳)と末梢性の違い	
中枢性めまい	末梢性めまい
・緩徐発症，比較的軽度 ・軽度の末梢性症状 ・慣れの現象がなく，多方向性の眼振 ・固視で抑制されない眼振 ・垂直性眼振(常に中枢性) ・小脳や脳幹の局所症状あり	・急性発症，強い回転性や動揺性 ・嘔気，嘔吐，発汗 ・姿勢の変化で増悪 ・慣れの現象があり，一方向性眼振 ・固視で眼振は抑制される ・蝸牛症状(疼痛，耳鳴り，聴力低下) ・中枢神経の局所異常所見なし

■ **Nylen Barany(Hallpike-Dix)法**
- 手技：患者は座位で術者が頭部保持．患者を素早く仰臥位にさせ，頭はベッドを越えて45°まで倒す．首位は真っすぐ，左45°，右45°の順に変える．

■ **HINTS exam(Head-Impulse—Nystagmus—Test-of-Skew)**
- 中枢性か末梢性かの判断に用いる．持続性のめまいを訴える患者のみに施行すること(**訳注2**：発作性頭位変換性めまいには用いない)

	末梢性	中枢性
Head-Impulse Test	異常(陽性)	正常(陰性)
Nystagmus(眼振)	水平性 一方向性	回旋性または垂直性 方向交代性水平性
Test-of-Skew(eye cover testで代用可能)	正常	斜偏位(眼位異常)

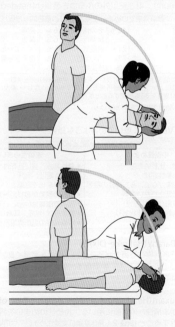

- 末梢性めまい：上記手技で数秒の潜時のあと，1分以内のめまいを誘発．眼振は一方向性で慣れと減衰がある．
- 中枢性めまい：上記手技で潜時のない，慣れの現象がない，多方性眼振を誘発し，通常は1分以上持続する．

めまい (Dizziness と Vertigo) 89

■BPPV(良性発作性頭位めまい症)：耳石再置換法

BPPV は救急外来で多くみるめまいの 1 つ(特に 50 歳以上)．半規管内に浮遊した耳石が原因となる．下記の耳石再置換法による症状緩和は，後半規管には有効だが，水平半規管には無効とされる．

手技	方法(図は下)
Epley 法	・患者は座位．頭位は 45° 患側(術者が頭位保持)． ・頭位を保ち，仰臥位にする．ベッドの端から頭を垂らす． ・眼振消失まで頭位を維持する(4 分間を推奨)． ・頭位を 90° 健側に回す． ・頭位を保ち，体位を 90° 健側に回す(患者は床側を見る) ・誘発される眼振の消失まで維持する(3-4 分)． ・患者を座位にする ・頭位を 30° 胸側に倒す(下を見るように)維持する(3-4 分) ・直立姿勢を保つように心がける．1-2 日は前かがみや自動車の運転は避ける．

Epley 法

Semont法	・患者は座位.頭位は45°健側. ・患者を患側へ肩がストレッチャーに接するまで横向きに倒す(患者は上側を向く) ・姿勢を保つ(3分間). ・頭位を保ち,素早く座位から,逆側に横向きに倒し(患者は床側を見る),維持(3分間). ・ゆっくりと座位にする ・直立姿勢を保つように心がける.1-2日は前かがみになったり自動車の運転は避ける.

Semont法

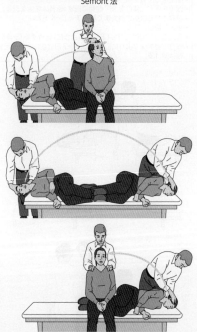

頭痛（くも膜下出血や脳卒中は☞ pp.96-101）

頭痛の原因			
一次性頭痛		二次性頭痛	
片頭痛	30%	全身感染症	5%
緊張型頭痛	15%	脳出血	2%
群発頭痛	2%	脳梗塞	2%
その他	32%	髄膜炎	1%
		その他	8%
		原因不明	2%

■頭痛の鑑別/治療のアプローチ

- 国際頭痛分類第3版 beta 版（ICDH-3）では，頭痛のタイプは250種類以上ある．救急外来では，まず一次性（緊張型頭痛，片頭痛など）か二次性（腫瘍，脳卒中，出血など）に分ける．救急外来の頭痛患者の80%は一次性頭痛が原因．二次性頭痛の特徴は65歳以上，神経学的異常所見，バイタル異常．一次性頭痛に必要なものは病歴，身体診察，適切な治療のみ．二次性頭痛は血液検査や画像検査が診断に必要．〔Cephalalgia 2013；33(9)：629-808；Emerg Med J 2004；21：327-332〕

- **一次性頭痛**：緊張型頭痛，前兆のない片頭痛，2つの併存，が最も多い．ICDH-3 の診断基準を示す．

- **稀発性緊張型頭痛**：頻発しない頭痛のエピソード，典型的には両側，圧迫性または絞扼性，軽度から中等度，数分-数日持続．痛みは日常生活動作で増悪しない．嘔気と関連しない．光過敏や音過敏はあり得る．

  診断基準：
  A．月間1日未満（年間12日未満）の頭痛のエピソードが10回以上で，B-D を満たす．
  B．30分-7日間持続する．
  C．以下のうち少なくとも2項目を満たす．(1)両側性，(2)圧迫性または絞扼性，(3)頭痛は軽度から中等度，(4)歩行や階段昇降などの日常生活動作で増悪しない
  D．以下2つを満たす；(1)嘔気嘔吐なし，(2)光過敏か音過敏はあっても1つ．
  E．ICDH-3 でその他の疾患に該当しない

- **前兆のない片頭痛**：
  A．B-D を満たす頭痛が5回以上ある．
  B．頭痛は 4-72 時間持続する（未治療もしくは治療無効時）．

C. 以下のうち少なくとも2項目を満たす．(1)片側性，(2)拍動性，(3)頭痛は中等度から高度，(4)歩行や階段昇降などの日常生活動作で増悪する．または頭痛のために日常生活動作を避ける

D. 頭痛発作中に少なくとも以下の1項目を満たす．(1)嘔気または嘔吐，(2)光過敏および音過敏

E. ICDH-3のその他の疾患に該当しない．Aに該当しない時は，前兆のない片頭痛の疑いになる．

- **片頭痛の治療**：選択肢が多い．救急外来での推奨
  - Level A：(1)トリプタン(内服，経鼻，皮下注)，(2)ジヒドロエルゴタミン(経鼻)(**訳注2**：ジヒドロエルゴタミンは，日本の添付文書では内服のみ)，(3)イブプロフェン(内服)，(4)ナプロキセン(内服)
  - Level B：(1)プロクロルペラジン(静注，筋注，経直腸)(**訳注3**：プロクロルペラジンは，日本の添付文書では筋注，内服のみ)，(2)メトクロプラミド(静注，筋注，経直腸)(**訳注4**：メトクロプラミドは，日本の添付文書では静注，筋注，内服のみ)
- 麻薬は限定的な使用で有効(Level A)．トリプタンとナプロキセン内服の組み合わせが救急外来で有効．プロルクロルペラジンやメトクロプラミドは点滴治療の希望がある時に有用(副作用を起こし得る)．頭痛の診断や治療には複数の専門意見がある．(*Neurology* 2000；54：1553)

脱力

■ 急性脱力（上位 vs 下位運動ニューロン）

- 上位運動ニューロン病変は，皮質（例：脳卒中），脳幹，脊髄の損傷を指す．下位運動ニューロンは脊髄前角，末梢神経，神経筋接合部の損傷を指す．

上位運動ニューロンと下位運動ニューロンの鑑別		
分類	上位運動ニューロン病変	下位運動ニューロン病変
筋力低下	筋群	個々の筋
反射	↑（±急性で↓）	低下/消失
筋緊張	↑（±急性で↓）	低下
線維束性収縮	なし	あり
筋萎縮	なし/わずか	あり（晩期）

■ 急性筋力低下の評価

換気機能を評価：努力肺活量≥15 mL/kg，最大呼気圧>15 cmH$_2$O

脊髄	末梢神経	神経筋接合部	筋疾患
下肢脱力 下肢の深部腱反射消失 感覚障害の境界が明瞭 膀胱直腸障害あり	遠位>近位の脱力 全身の反射消失 手袋靴下型感覚低下 膀胱直腸障害あり	脳神経系領域の障害あり 全身の筋力低下 線維性攣縮あり 感覚消失なし 膀胱直腸障害なし	全身脱力 近位筋の筋力低下 筋痛 感覚消失なし 膀胱直腸障害なし
↓[1]	↓[1]	↓[1]	↓[1]
横断性脊髄炎 脊髄腫瘍/出血 膿瘍 椎間板ヘルニア	Guillain-Barré症候群 ポルフィリン症 ヒ素毒性神経症 ダニ麻痺症	重症筋無力症 有機リン中毒 ボツリヌス中毒	多発筋炎 アルコール性/内分泌性筋症 電解質異常（K, Na, Ca）

注1）：リストは全疾患を網羅していない

■ベル麻痺

- 第7脳神経の末梢神経麻痺．通常はウイルス性(例：ヘルペス)だが，ライム病，中耳の感染や病変，中枢神経腫瘤，前庭疾患なども疑うべき．前額部が片側性麻痺でない時や，乳様突起炎を疑う時は，画像検査を行う．

臨床徴候		マネジメント
片側性麻痺	100%	・中枢神経系や耳疾患を除外
最大麻痺時間 96 時間以内	>95%	・角膜損傷予防(点眼潤滑薬[訳注5]を使用，必要時アイパッチの使用)
最大麻痺時間 48 時間以内	>50%	・プレドニゾン内服 60 mg/日 5日間，その後 40 mg 5日間
流涙増加	68%	・抗ウイルス薬：(1) バラシクロビル内服 1 g/日 5日間(発症 7日以内に内服)；または (2) アシクロビル無効を示唆する報告もあるが，使用するなら 400 mg 1日5回 10日間内服(特に発症3日以内に)
乳様突起痛	61%	
異常味覚	57%	
聴覚過敏	29%	
流涙低下	16%	
しびれ(第5脳神経障害の合併を示唆)	<50%	・フォローアップ：神経内科医またはプライマリケア医

訳注5)：原書の記載は Lacrilube (鉱物油 + 白色ワセリン)

Data from *N Engl J Med* 2007；357：1598；*Otol Neurotol* 2007；28：408 & *Otol Neurotol* 2003；24：948.

■ Guillain-Barré 症候群

- 感染後に起こる末梢神経に対する自己免疫障害．85-95% は完治する(脱力の進行が止まってから数週-数か月を要する)

臨床徴候	診断
・50-67% で先行ウイルス感染あり	・髄液蛋白は通常>400 mg/L
・対称性の脱力．下肢から上肢，体幹へと進行．反射は消失または低下．	・髄液白血球は正常か単核球のみ
・四肢末梢の感覚異常	・神経伝達速度 低下
・初期症状は腱反射の急速な低下や消失	・MRI：神経根の造影効果
・25-50% で顔面を含む	**マネジメント**
・33% で振動覚，固有感覚，遠位の触覚消失などの感覚過敏や異常感覚あり．	・換気機能の評価：努力肺活量≧15-20，最大呼気圧>15-30 cmH$_2$O
・自律神経症状：不整脈，低血圧，尿閉，排便障害	・血漿交換
	・免疫グロブリン静注 0.4 g/kg 静注 5日間
・Miller-Fischer 型で顔面から始まり下行，眼筋麻痺，運動失調を呈する	・血漿交換，免疫グロブリン静注ともに，回復期間を短縮する
	・ステロイドは議論の余地がある

■ 重症筋無力症

- 自己免疫疾患,抗体が神経筋接合部のアセチルコリン受容体を破壊する.胸腺異常(10-25%で胸腺腫)をしばしば認める.

臨床徴候	
・眼瞼下垂,複視,霧視(高頻度) ・構音障害,嚥下障害,咬合筋力低下,首垂れ ・非対称性の脱力	・体幹や四肢の筋力低下 ・反復運動で筋力低下は増悪 ・温めると増悪,冷やすと軽快する筋力低下(冷やすと眼瞼下垂が改善)

重症筋無力症クリーゼ	クリーゼのマネジメント
・脱力の進行により,嚥下困難,呼吸不全になる ・誘発因子:感染,抗菌薬(アミノグリコシド,テトラサイクリン,クリンダマイシン),中枢神経抑制薬,β遮断薬,キニジン,プロカインアミド,リドカイン,代謝障害(高K,高Mg,低K,低Ca)	・テンシロンテスト:エドロホニウム(テンシロン®)1-2 mg静注,心電図モニターをつけて.増悪反応がなければ,8 mg静注.改善=重症筋無力症,増悪=コリン性クリーゼ. ・換気機能を評価:努力肺活量≧15 mL/kg,最大呼気圧 >15 cmH$_2$O ・誘発因子の検索と治療 ・入院 重症筋無力症でも,コリン性クリーゼでも全例.
コリン性クリーゼ	
・抗コリンエステラーゼ作用を持つ薬剤の過量内服 ・脱力とともに起こるSLUDGE (Salivation 唾液分泌亢進, Lacrimation 流涙, Urination 排尿, Defecation 便失禁, GI upset 消化管運動亢進, Emesis 嘔吐)	

一過性脳虚血発作(TIA)

■ ABCD2 スコア:TIA 後の脳梗塞発症予測スコア[1]

リスクファクター(点数)
Age 年齢>60 歳(1)
BP 収縮期血圧≧140 または拡張期血圧≧90(1)
Clinical features(臨床症状)
片麻痺(2)
構音障害,片麻痺なし(1)
Duration of symptoms(持続時間)≧60 分(2)
10-59 分(1)
Diabetes(糖尿病)(1)

合計点	7 日以内の脳梗塞発症リスク
0	0%
1	0%
2	0-1%
3	1-4%
4	3-11%
5	6-13%
6	7-25%
7	8-50%

注 1):一部の専門家は ABCD2 スコアの中等リスク(3, 4, 5 点),高リスク(6, 7 点)のすべての患者は強制入院・評価を推奨.ABCD スコアは ABCD2 スコアでの糖尿病を評価に含まない

注 2):CT で大脳白質病変(血管濃度低下もしくは散在性の深部白質の減少)または虚血性変化(新旧)もまたリスク.ABCDI(ABCD と画像)スコアではこれらの所見で 1 点追加.MRI の DWI の所見も早期脳梗塞予測の高リスク(特に 90 日以内)

Data from *Lancet* 2007;36:283;*Stroke* 2008;39:297;*Lancet Neurol* 2006;6:323.

クモ膜下出血(SAH)

- 嚢状動脈瘤が最多原因(>動静脈奇形,抗凝固,血管炎).リスク:既往症と家族歴,子癇前症,多発性嚢胞腎,動脈硬化,高血圧,アルコール,喫煙,アスピリン,コカイン.破裂平均年齢は 40-60 歳.56% は安静時,25% は運動時,10% は就寝時

臨床症状	
頭痛	70%
警告頭痛(warning headache),前兆頭痛(sentinel headache)	55%
頸部痛,項部硬直	78%
意識障害	53%
第 III 脳神経(動眼神経)麻痺	9%
痙攣	3-25%
神経巣症状	19%
頭痛,神経脱落,項部硬直すべてなし	11%

Data from Cooperative Aneurysm Study, *Neurology* 1983;33:981.

グレード	Hunt and Hess SAH 分類	CT 正常
I	無症状,最小限の頭痛および軽度の項部硬直	15%
II	中等度から強度の頭痛,項部硬直,脳神経所見のみ	7%
III	傾眠状態,錯乱状態,軽度の巣症状	4%
IV	昏迷状態,中等度から重度片麻痺,早期除脳硬直および自律神経障害を伴うこともある	1%
V	深昏睡状態,除脳硬直,瀕死の様相	0%

SAH の診断	SAH の治療
• CT 異常所見 >95% 発症 12 時間以内 <95% 発症 24 時間 57-85% 発症 6 日目 • CSF>100,000 RBCs/mm³（平均）血中の赤血球数がいくつであっても • キサントクロミー〔トラウマタップ（穿刺による血管損傷）は急性キサントクロミーの原因にならない〕 • 心電図 - 先鋭化・深い・陰転化 T 波,QT 延長,巨大 U 波	• 収縮期血圧≤160 mmHg または平均動脈圧≤110 mmHg に降圧 • 脳血管攣縮予防に Nimodipine(nimotop)60 mg 6 時間ごと内服 • 痙攣予防薬の検討 • 脳外科コンサルト • 脳外科医による早期血管造影と外科的処置

- CSF (脳脊髄液：Cerebrospinal fluid), RBCs (赤血球：Red Blood Cells)
- CT 血管造影法で 3 mm 以上の動脈瘤の 99% 検出可能,従来 CT での SAH 診断より優れる
- MRI は CT と比較して出血の検出率は同等だが,亜急性や慢性出血 (>4 日) では優れる
- 第 5 世代の MDCT では従来 CT と比較してより高感度

Data from *Am J Neuroradiol* 2008；29：134；*Acad Emerg Med* 2006；486；*JAMA* 2004；292：1823；*Stroke* 2009；40：994-1025.

脳卒中 (Stroke)

虚血性脳卒中 (85%) は (1) 血栓性,(2) 塞栓性,(3) 低灌流.
出血性脳卒中 (15%) は脳実質もしくは SAH（訳注 6：日本では脳出血が欧米より多い）.

■ 脳卒中の主要症状

- **前大脳動脈**：反対側の片麻痺 (下肢>上肢),脱力と知覚低下,意識変容,歩行失行,尿失禁
- **中大脳動脈**：反対側の片麻痺 (上肢,顔面>下肢),麻痺と知覚低下,半盲,構音障害,失認
- **後大脳動脈** (後頭葉・頭頂葉)：半盲,第 III 脳神経麻痺,視覚失認,意識変容,皮質盲
- **椎骨脳底動脈**：めまい,眼振,嚥下障害,顔面の痺れ,構音障害,反対側の温痛覚脱失,複視,失神

8章 | 神経内科

- **管理**：☞ pp.96-101 参照

■ 虚血性脳卒中が疑われた際 AHA が推奨する検査
*AHA（アメリカ心臓協会）

すべての患者		臨床上の他の疾患が疑われる場合	
CT（または MRI）	腎機能	肝機能	酸素飽和度
心電図	血算/血小板	中毒スクリーニング	胸部 X 線
血糖値	PT-INR	血中アルコール濃度	腰椎穿刺
電解質	PTT	妊娠検査	脳波

■ AHA 脳卒中診断アルゴリズム

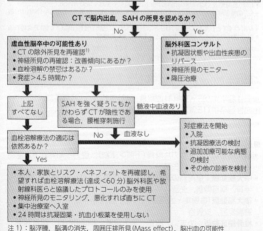

注1）：脳浮腫, 脳溝の消失, 周囲圧排所見（Mass effect）, 脳出血の可能性

急性虚血性脳卒中への血栓溶解療法 (rt-PA)

急性虚血性脳卒中への rt-PA[1]の適応[2,3]	発症から 4.5 時間 (**訳注7**：原書では 3 時間だが，現在では世界的に 4.5 時間になっているので，ここではその表記とした) 以内の治療開始 CT で脳出血もしくは早期虚血所見なし 急性局所神経脱落所見と禁忌の確認

注 1)：rt-PA-tissue plasminogen activator (ストレプトキナーゼは急性脳卒中には使用しない)
注 2)：rt-PA を投与する施設は脳出血の管理が可能であるべきである (院内脳外科医もしくは迅速な搬送プロトコールを要する)
注 3)：いくつかの文献では地域病院での血栓溶解療法は従来治療と比較して予後不良であることが示されている．脳卒中に対する血栓溶解療法は確立した院内プロトコールを有する場合にのみ施行するべきである．

Data from *Stroke* 2005；36：916；2003；1056．*JAMA* 2000；283：1151 *Neurology* 1996；47：835．*Stroke* 2003；34：1056, 1106．(www.strokeaha.org)；*Stroke* 2007；28：1655-1711．

■ 急性虚血性脳卒中の rt-PA (アルテプラーゼ) **訳注8)**の禁忌

● 発症 4.5 時間 (**訳注7**：前掲参照) 以降 ● 脳出血の診断ないしは疑い (現時点のもしくは先行する病歴) ● 7 日以内の動脈穿刺，腰椎穿刺 ● 3 か月以内の心筋梗塞 ● 血糖値＜50，もしくは＞400 mg/dL ● コントロール不能な高血圧 (BP≧185/110) ● 発作後の神経脱落が残存するけいれん発作 ● 脳腫瘍，脳動脈瘤 ● 21 日以内の消化管・泌尿器系出血 ● 14 日以内の頭蓋外の大手術 ● 活動性出血ないしは外傷 (骨折など) ● CT で主要な早期虚血サイン[1]	● 症状が軽度ないしは急速に改善している場合は慎重な投与 (NIHSS≦5 など) ● 妊婦ないしは授乳婦 **下記を含む出血素因の存在** ● INR＞1.7 ● 血小板＜100,000/mm³ ● 48 時間以内のヘパリン使用，APTT 延長 **下記の単独軽度神経脱落** ● 単独の運動失調か構音障害 ● 単独の感覚障害 ● 軽度の脱力

訳注8)：本邦のガイドラインとして，日本脳卒中学会 脳卒中医療向上・社会保険委員会 rt-PA (アルテプラーゼ) 静注療法指針改訂部会「rt-PA (アルテプラーゼ) 静注療法 適正治療指針 第二版」(2016 年 9 月一部改訂) がある．上記表に加え，例えば以下が挙げられている．
・非外傷性頭蓋内出血
・1 か月以内の脳梗塞 (一過性脳虚血発作を含まない)
・3 か月以内の重篤な頭部脊髄の外傷あるいは手術
・治療薬の過敏症
・急性大動脈解離の合併
・出血の合併 (頭蓋内，消化管，尿路，後腹膜，喀血)
・収縮期血圧 (降圧療法後も 185 mmHg 以上)
・拡張期血圧 (降圧療法後も 110 mmHg 以上)
・重篤な肝障害
・急性膵炎

注 1)：脳浮腫，脳溝の消失，周囲圧排所見 (Mass effect)，脳出血，広範囲梗塞 (大脳半球の 1/3 を超える)

Data from *Neurology* 1996；47：835；*Stroke* 2005；36：916；*Stroke* 2003：1056.(www.strokeaha.org)

■ 発症 3-4.5 時間における rt-PA 使用
- 下記除外基準以外は 3 時間以内と同様
  1) 年齢＞80 歳
  2) INR≦1.7 の抗凝固療法中
  3) NIHSS＞25
  4) 心血管疾患と DM

■ rt-PA 投与プロトコール
- rt-PA 0.9 mg/kg（国内は 0.6）（最大投与量 90 mg）のうち 10% を点滴静注し，残りを 1 時間かけて投与
- 24 時間は動脈血圧をモニタリング
  1) 初めの 2 時間は 15 分ごとに測定
  2) 次の 6 時間は 30 分ごとに測定
  3) その後の 16 時間は 60 分ごとに測定
  4) 下記のごとく血圧管理
- rt-PA 投与 24 時間以内は，アスピリン，ヘパリン，ワルファリン，チクロピジンその他の抗凝固薬，抗血小板薬は投与しない
- 投与 24 時間は中心静脈ラインおよび動脈穿刺を施行しない
- 投与 30 分は尿道カテーテルを，24 時間は NG チューブを挿入しない

虚血性脳卒中（脳梗塞）

■ 急性虚血性脳卒中における血圧管理

血栓溶解療法適応なし	
血圧[1]（mmHg）	管理
収縮期血圧≦220 もしくは 拡張期血圧≦120	・臓器障害あれば治療（大動脈解離，心筋梗塞，肺水腫，高血圧性脳症） ・必要に応じて対症療法（頭痛，嘔気，嘔吐，疼痛，興奮） ・必要に応じて合併症治療（低酸素，頭蓋内圧亢進，痙攣）

（次頁に続く）

■（続き）急性虚血性脳卒中における血圧管理

収縮期血圧＞220 もしくは 拡張期血圧 121-140	・ラベタロール 10-20 mg を 1-2 分かけて静注 300 mg を最大投与量として 10 分ごとに反復投与か倍量投与もしくは ・ニカルジピン 5 mg/時初期投与，その後 5 分ごとにチェックし最大投与量 15 mg/時として目標血圧に向けて 2.5 mg/時ずつ増減調整 ・目標：10-15％の血圧降下
拡張期血圧＞140	・ニトロプルシド 0.5 µg/kg/分を初期投与量として血圧モニタリング ・目標：10-15％の血圧降下

血栓溶解療法適応あり—投与前治療

収縮期血圧＞185 もしくは 拡張期血圧＞110	・ラベタロール 10-20 mg を 1-2 分かけて投与，ないしはニトロ軟膏を 1 インチ分塗布 ・収縮期血圧＞185 もしくは拡張期血圧＞110 に血圧降下，維持できなければ血栓溶解薬は使用しない

血栓溶解療法—投与後

血圧測定 15 分ごと 2 時間，30 分ごと 6 時間，1 時間ごと 16 時間	
拡張期血圧＞140	・ニトロプルシド 0.5 µg/kg/分を初期投与量として目標値に向け投与量調整
収縮期血圧＞230 もしくは 拡張期血圧＞121-140	・ラベタロール 10 mg を 1-2 分かけて静注 300 mg を最大投与量として 10 分ごとに反復投与か倍量投与，もしくは初期投与後に 2-8 mg/分で持続投与もしくは ・ニカルジピン 5 mg/時初期投与，その後 5 分ごとにチェックし最大投与量 15 mg/時として目標血圧に向けて 2.5 mg/時ずつ増減調整 ・上記で管理困難であればニトロプルシド使用考慮
収縮期血圧 180-230 もしくは 拡張期血圧 105-120	・ラベタロール 10 mg を 1-2 分かけて静注 300 mg を最大投与量として 10 分ごとに反復投与か倍量投与，もしくは初期投与後に 2-8 mg/分で持続投与

Data from Adams HP et al. Guidelines for the early management of adults with ischemic stroke. *Stroke* 2007；38：1655-1711. doi：10.1161/STROKEAHA.107.181486.

注 1）：the Control of Hypertension/Hypotension Immediately Post Stroke (CHHIPS) 試験では，発症＞1 h，＜36 h，収縮期血圧＞160 の場合リシノプリル 5 mg かラベタロール 50 mg の経口内服で収縮期血圧 145-155 mmHg に降圧すると 3 か月後の死亡率を改善．4 時間，8 時間の時点で収縮期血圧 145-155 mmHg で 15％の低下を達成できていなければ同量の内服追加．嚥下障害があればリシノプリル舌下（FDA 未承認）かラベタロール静注を使用．除外：血栓溶解療法中，意識障害，高血圧性脳症，脳梗塞後遺症（modified Rankin score＞3），心血管緊急疾患の併存，薬剤禁忌，収縮期血圧＞200 mmHg か拡張期血圧＞120 mmHg の初発出血．最終的な研究結果が発表され，さまざまな適応下で正当性を立証されるまではこの治療法は推奨されない（推奨療法は将来変わる場合があるので，www.strokeaha.org を参照）．
www.le.ac.uk/cv/research/CHHIPS/HomePage.html

頭蓋内出血

■急性脳実質内/脳室内出血(ICH/IVH)における推奨

クラス I	画像検査—CT もしくは MRI が第 1 選択
	ICU において心肺機能,神経所見をモニタリング

	・痙攣に対して抗てんかん薬投与(クラスⅡb) ・発熱時は解熱薬を使用し,感染症を除外 ・ヘパリンが誘因の脳出血にはプロタミンで中和 ・ワルファリン関連脳出血ではビタミン K 静注と凝固因子補充(FFPなど,クラスⅡb 参照) ・神経所見の悪化,脳幹圧迫,水頭症を伴う 3 cm 以上の小脳出血では速やかに脳外科医へコンサルトし早期の血腫除去術を考慮 ・片麻痺患者では下肢の間欠的空気圧迫法を適用
クラス Ⅱa	・頭位を 30°挙上し,頭位の回旋を避ける/制限する ・必要な症例では ICP (頭蓋内圧)低下のため浸透圧利尿薬(マンニトールや高張食塩水など)や髄液ドレナージ,神経筋弛緩薬,過換気療法により ICP と BP をモニタリングしながら CPP (脳灌流圧:Cerebral Perfusion Pressure)を 70 mmHg 以上に維持 [CPP＝MAP(平均動脈圧)−ICP] ・インスリンを使用して血糖値≦185 mmHg(可能なら≦140 mmHg)に維持
クラス Ⅱb	・降圧管理の方法に明確なエビデンスはなく,降圧薬としてラベタロール,ニカルジピン,エスモロール,エナラプリル,ヒドラジン,ニトロプルシド,ニトログリセリンなどが考慮される 　・収縮期血圧＞200 mmHg もしくは平均動脈圧＞150 mmHg:5 分ごとの血圧測定と持続投与を検討 　・収縮期血圧＞180 mmHg もしくは平均動脈圧＞130 mmHg:ICP 上昇が確度ないしは疑われる場合,ICP モニタリングし CPP 60–80 mmHg を保つよう降圧薬の静脈投与 　・収縮期血圧＞180 mmHg もしくは平均動脈圧＞130 mmHg:ICP 上昇を疑わない場合,中等度の降圧を検討 　　(平均動脈圧＝110 mmHg ないしは目標血圧 160/90 mmHg) ・脳表 1 cm 以内の脳内出血では 12 時間以内の開頭血腫除去を検討 ・遺伝子組み換え第Ⅶ因子製剤は臨床研究以外での使用は推奨されない ・脳内出血では発症早期の予防的抗てんかん薬投与は早期の痙攣のリスクを低下させるかもしれない ・プロトロンビン複合体製剤,第Ⅸ因子製剤,遺伝子組み換え第Ⅶ因子製剤は FFP より速やかに少ない輸液量で INR を正常化できるが塞栓症合併が多い.FFP は輸液投与量が多く投与時間が延長する ・血栓溶解剤による脳出血の治療に凝固因子と血小板の経験的投与も検討される ・近位の急性静脈塞栓(特に肺塞栓)の場合には下大静脈フィルター留置を検討

(次頁に続く)

■ (続き)急性脳実質内/脳室内出血(ICH/IVH)における推奨

	• 出血の原因，動脈塞栓リスク，患者の全身状態を考慮して長期の抗血栓薬の投与を決定する
クラスⅢ	• 脳表から1cm以内の脳内出血以外では，発症96時間以内のテント上脳出血にルーチンの血腫除去術は推奨されない

注1): より詳細な推奨は本文内に記述

Data from *Stroke* 2007；38：2001.

NIHSS(脳卒中スケール)

■ National Institute of Health Stroke Scale

1a. 意識水準		4. 顔面麻痺	
完全覚醒	0	正常	0
刺激で覚醒，従命，反応，受け答え	1	笑顔でわずかな不対称	1
疼痛刺激に反応	2	部分的麻痺(顔面下部のほぼ完全麻痺)	2
自律的反応ないしは無反応	3	完全麻痺	3
1b. 意識障害-質問(年齢と今月の月名)		5. 最良の上肢運動[1]	
両方正解	0	5秒間下垂なし	0
1つのみ正解	1	ベッドに打たないが5秒以内に下垂	1
両方不正解	2	5秒以内に完全に下垂	2
1c. 意識障害-従命(離握手と開閉眼)		即座にベッドに下垂	3
両方可	0	動きを認めない	4
片方のみ可	1	6. 最良の下肢運動[2]	
両方不可	2	5秒間下垂なし	0
2. 最良の注視		ベッドに打たないが5秒以内に下垂	1
正常	0	5秒以内に完全に下垂	2
部分的注視麻痺	1	即座にベッドに下垂	3
「人形の目」手技で反応のない固定した偏視か完全注視麻痺	2	動きを認めない(6a. 左下肢, 6b. 右下肢)	4
3. 最良の視野		7. 運動失調[3]	
視野欠損なし	0	なし	0
部分的半盲	1	1肢に存在	1
完全半盲	2	2肢に存在	2
両側性半盲	3	理解不能ないしは麻痺の場合	0

(次頁に続く)

■ (続き) National Institute of Health Stroke Scale

8. 感覚	
正常	0
部分的感覚障害, pinprick に鈍化	1
完全感覚脱失	2

9. 最良の言語[4]	
失語なし	0
軽度から中等度失語, 流暢さと理解の障害はあるが, モノや絵の構成成分は同定可能	1
重度失語, 断片的表現のみで患者の反応からはモノを同定困難	2
無言, 全失語, 理解不能	3

10. 構音障害[5]	
正常	0
軽度から中等度, 言語不明瞭	1
重度, 理解不能	2

11. 消去現象と注意障害(無視)	
異常なし	0
視覚, 触覚, 聴覚, 視空間, 自己身体に対する不注意, 1つの感覚様式で二点同時刺激に対する消去現象	1
重度の半側不注意もしくは消去現象(一方の手を認識しない, または空間の一側にしか注意を向けない)	2

注1): 上肢下垂-座位で90°ないしは仰臥位で45°の位置から1肢が回内(10秒テスト)
注2): 下肢下垂-仰臥位で30°の位置から1肢がベッドに下垂
注3): 指鼻試験と踵膝試験を両側実施し, 麻痺と程度が合わない場合は運動失調
注4): 失語: 言語構築の障害, 患者はしばしば不適切な単語使用や非流暢な文を話す.
　　　感覚性失語は簡単な命令に従うか確認, 運動性失語はモノの呼称によって確認する
注5): 構音障害: 発声筋の麻痺もしくは協調障害による言語の不明瞭化

デルマトームと運動神経分節

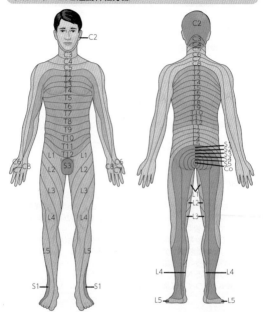

運動神経分節	運動機能[1]	運動神経分節	運動機能
C1-2	頸部屈曲	T1-T12	肋間筋, 腹筋群
C3	頸部側屈	T7-L1	腹筋群
C4	自発呼吸	T12	精巣挙筋反射
C5	肩外転, 三角筋	L1/2	股関節屈曲, 腸腰筋
C6	二頭筋(肘関節屈筋) 手関節伸展	L2/3/4	股関節外転, 四頭筋
C7	三頭筋, 手関節屈曲	L4	下腿背屈, 内転
C8	母指伸展, 尺側偏位	L5	母趾背屈
C8/T1	手指屈曲	S1	足底屈曲
		S2-4	肛門括約筋緊張

注 1):外傷を疑う場合は頸部屈曲(C1)頸部側屈(C3)の検査はしない

9章 | 痙攣と痙攣重積

- 痙攣重積：30分以上の痙攣の持続もしくは痙攣の間に意識の完全な回復がなく2回以上の痙攣が立て続けに起こること

■ 成人の痙攣重積の原因

- てんかん
- 抗痙攣薬内服のコンプライアンス不良
- 中枢神経の感染，腫瘍，先天性疾患
- 脳血管性（脳卒中，低酸素，出血）
- 代謝性（低血糖や感染による脳症）
- 外傷
- 薬物中毒，アルコール離脱（痙攣を起こす薬剤に関しては☞ p.244 参照）
- 特発性

Data from *Neurol Clin North Am* 1998；16：257.

■ 痙攣の管理

1) 気道確保，酸素投与，点滴，心電図モニター・SpO₂モニター装着，血糖値・電解質・薬剤血中濃度のチェック，挿管の準備
2) 低血糖があれば 50% ブドウ糖 1 A IV，低栄養があるならチアミン 100 mg 投与
3) 次頁の表を参考に薬剤 IV 投与．第一選択の薬剤(A)が著効しなければ，他の薬剤(B，次に C，または D)を用いる．効果なければ全身麻酔薬の投与を考慮する．
4) 発熱の管理と Na，Ca，Mg 異常を補正する．
5) 抗菌薬と抗ウイルス薬の投与を考慮する．

■痙攣重積の経静脈投与薬剤[1]

	薬剤	投与量・経路	投与最大量	特徴
A	ロラゼパム	2-4 mg IV	2 mg/分	5分ごとに反復
	ジアゼパム	5-10 mg IV	5 mg/分	10-15分ごとに2回
	ジアゼパム	20 mg 直腸投与	—	1回反復
B	ホスフェニトイン[2]	20 mg/kg IV	<150 mg/分	モニタリングが必要
	フェニトイン	20 mg/kg IV	<50 mg/分	
C	フェノバルビタール	20 mg/kg IV	<50-100 mg/分	モニタリングが必要
C	ミダゾラム	0.2 mg/kg IV (10 mg IM 0.1-2 mg/kg/時)	<1-2 mg/分	自発呼吸低下 低血圧
D	バルプロ酸	30-40 mg/kg 20 mg/kg 反復	3 mg/kg/分	外傷性痙攣には不可
D	フェノバルビタール	5 mg/kg 0.5-10 mg/kg/時	緩徐 IV ボーラス投与反復可	自発呼吸低下 低血圧
D	プロポフォール	1-2 mg/kg(急速投与) 1-15 mg/kg/時	25-50 mg/ボーラス	自発呼吸低下 低血圧

注1):中毒による痙攣重積であれば過量摂取した薬物に対する特異的な管理が必要となる
注2):痙攣重積に対するホスフェニトイン初回投与速度 150 mg/分以下
Data from *Crit Care Clin* 2007;22:637;*Lancet Neurol* 2006;5:246.

10章 | 内分泌科

内分泌疾患

副腎不全		
臨床症状		副腎クリーゼの治療
脱力	99%	• 1-2 L の生食,必要あれば追加
色素沈着	92%	• 電解質補正
体重減少	97%	• ヒドロコルチゾン(ソル・コーテフ®) 200 mg IV+100
嘔吐	70%	mg 8 時間ごとまたはデキサメタゾン 4 mg(ACTH 分
食思不振	98%	泌試験には影響しない)
BP<110/70	85%	• 可能であればベースラインの血清コルチゾールと
腹痛	34%	ACTH 解析のため血液検体を採取しておく
塩分渇望	22%	• 敗血症が疑われれば広域抗菌薬(例:セフトリアキソ
下痢	20%	ン 1-2 g IV)投与
K^+ 上昇		• ベッドサイドでの迅速血糖測定
Na^+ 低下		• 併存する緊急疾患の治療(例:敗血症, 低体温, 心筋
好酸球増加		梗塞, 低血糖, 出血, 外傷, コルチゾンを低下させる
		薬剤(モルヒネ, クロルプロマジン, バルビツレート)
		の中止]

糖尿病

■インスリンのレジメン—ガイドライン

- **重症患者**:通常,レギュラーインスリン IV により,血糖を 140-180 mg/dL (7.8-10 mmol/L) に保つべきである. (N Engl J Med 2009; 360: 283-297)
- **非重症患者**:食前血糖を<140 mg/dL (7.8 mmol/L),随時血糖を<180 mg/dL (10 mmol/L) にすべきである. インスリンは必要に応じて使用する.
- 毎食前(経口摂取している場合は食前 30 分前)および眠前に血糖測定
- 基礎インスリンに加え,食前の高血糖を是正するための追加インスリンを随時使用する.
  - **基礎インスリン**:
    - グラルギン(ランタス®):(1) 過去のインスリン使用がなければ 10 単位/日の皮下注から開始し,必要に応じて追加する. (2) 中間型インスリンからグラルギン+中間型インスリンへの変更は中間型インスリンの総量と同量で開始する. (3) もし自宅での中間型インスリンの用法が 1 日 2 回であれば,グラルギンの 1 日量を中間型インスリンの 1 日量の 80% に減らす. (4)

もし混合型インスリン(例:70:30)から変更する場合には混合型のうち中間型成分の 80% 相当から開始する
- **代替:中間型インスリン**(ノボリン®N,ヒューマリン®N)—0.5-1 U/kg/日の量を午前中に 2/3 量,午後に 1/3 量の 1 日 2 回投与
- **スライディングスケール**(レギュラーまたは速効型/アスパルト)のみの使用はアメリカ糖尿病学会で推奨されていない.スライディングスケールは基礎インスリンや経口血糖降下薬と組み合わせれば使用してもよいかもしれない(表を参照).

■**スライディングスケールレジメン**(単独での使用は避ける)[1]

血糖 (mg/dL)	低用量インスリン (高齢者や低体重患者)	中用量インスリン (平均体重患者)	高用量インスリン (肥満患者)	超高用量 (ステロイドや感染症)
<70	低血糖の治療			
70-130	0	0	0	0
131-150	0	0	2 単位	3 単位
151-200	2 単位	4 単位	6 単位	8 単位
201-250	4 単位	6 単位	8 単位	10 単位
251-300	6 単位	8 単位	10 単位	12 単位
301-350	8 単位	10 単位	12 単位	14 単位
351-400	10 単位	12 単位	14 単位	16 単位
>400	12 単位[2]	14 単位[2]	16 単位[2]	18 単位[2]

24 時間のうち,2 回以上高糖>200 mg/dL であり,かつ同 24 時間の血糖が常に>100 mg/dL である場合,1 段階用量を上げる.24 時間のうち,2 回以上血糖<80 mg/dL となった場合,1 段階用量を下げる.

注 1):レギュラーインスリン(食前 30 分)または速効型(食時の直前)
注 2):緊急性/合併症の評価を行う(感染,アシドーシス,脳卒中,その他)

インスリン	製剤	効果発現(時)	ピーク(時)	持続(時)
速効型	アスパルト(ノボラピッド®)	≤0.3	1-3	3-5
	グルリシン(アピドラ®)	≤0.25	1-1.5	3-5
	リスプロ[3] (ヒューマログ®)	0.25-0.5	0.5-2.5	3-6.5
	レギュラー (ノボリン®R/ヒューマリン®R)	0.5-1	1-5	6-10
中間型	イソフェン中間型インスリン (ノボリン®N/ヒューマリン®N)	1-2	4-8	10-20
持効型	デテミル(レベミル®)	1-2	6-8	12-20
	グラルギン(ランタス®)	1-2	延長[4]	24

- ヒューマリン®＋ノボリン®70/30, 50/50 p=％中間型インスリン/％レギュラーインスリン；ヒューマログ®ミックス75/25, 50/50=％リスプロプロタミン製剤/％リスプロ；ノボラピッド®ミックス70/30=％アスパルトプロタミン製剤/アスパルト

注3)：インスリンポンプでの使用可能
注4)：血中濃度は明らかなピークなく，24時間程度持続する

■ 糖尿病性ケトアシドーシス(DKA)—診断

	軽症 DKA	中等症 DKA	重症 DKA	HHS[5]
血糖	>250 mg/dL	>250	>250	>600
動脈血 pH	7.25-7.35	7.0-7.24	<7.0	>7.3
HCO_3^-	15-18 mEq/L	10〜<15	<10	>15
尿ケトン	+	+	+	少量
血清ケトン	+	+	+	少量
血清浸透圧[6]	様々	様々	様々	>320 mOsm/kg
アニオンギャップ[7]	>10	>12	>12	様々
意識	清明	清明〜傾眠	昏睡	昏睡

注5)：HHS：Hyperosmolar, hyperglycemic, nonketotic state もしくは hyperosmolar hyperglycemic syndrome 高浸透圧高血糖症候群
注6)：血清浸透圧=2×(Na)+glucose/18+BUN/1.8
注7)：アニオンギャップ=(Na)−(Cl+HCO_3)

糖尿病 111

■ DKA の初期治療

初期治療	・意識障害/ショックでは心電図モニター装着，酸素投与開始 ・血液検査（pH，電解質，BUN，クレアチニン，血清ケトン，CBC，UA），心電図（高K血症所見の有無，☞ p.56 参照）；DKAの合併症と原因精査 ・初期は血糖を1時間ごと，電解質と腎機能を2-4時間ごとにモニター
輸液	・低血圧や起立性低血圧がある間は生食を投与する．もし心機能が保たれていれば最初1時間1-1.5 L で開始する． ・もし補正Na が正常か高値であれば，1/2 生食を循環動態に合わせて4-14 mL/kg/時で開始する． ・もし補正Na が低値であれば生食を4-14 mL/kg/時で投与する． ・補正Na＝血漿Na＋[(1.6)×(血糖-100 mg/dL)/100] ・腎機能が保たれていたらKを追加する．下記を参照．循環血液量の不足に対する輸液は最初の24時間で補正完了すべきである．血漿浸透圧は3 mOsm/kg/時以下の変化にとどめる．
インスリン	・ボーラス：0.15 U/kg のレギュラーインスリンIV（ボーラスは必要ないとする意見もある） ・持続投与：0.1 U/kg/時 IV で開始する．もし血糖が最初の1時間で50-70 mg/dL 低下しなければ，血糖が1時間に50-70 mg/dL 低下するまでは流速を倍量に変更する．血糖が250 mg/dL まで低下したら，適切な量のインスリン（0.05-0.1 U/kg/時）とともにブドウ糖加1/2 生食150-250 mL/時に変更し，血糖150-200 mg/dL に保つよう，代謝異常が改善するまで継続する．アニオンギャップが閉じ，HCO_3^-＞15 mEq/L を達成したところでレギュラーインスリン皮下注に変更する． ・軽症DKA の治療オプション：筋注または皮下注も考慮：0.4単位/kg（1/2 を IV し 1/2 を筋注，または皮下注）を投与し，その後 0.1 U/kg/時で筋注または皮下注する．もし血糖が最初の1時間で50-70 mg/dL 低下しなければ，血糖が1時間に50-70 mg/dL 低下するまでインスリン10 U を1時間ごとにIV する．
カリウム	・投与開始前に腎機能，尿量を確認する ・K＜3.3 mEq/L の時，輸液1L ごとに 40 mEq（KCl/K_3PO_4 2：1）投与．K≧3.3 mEq ではインスリンは中止するという意見もある． ・3.3≦K＜5.0 の時，血漿K を 4-5 mEq/L に保つよう輸液1L ごとに20-30 mEq（KCl/K_3PO_4 2：1）投与． ・K≧5.0 の時，K投与はせず，血漿K を2時間ごとに確認．
重炭酸	・使用するかの結論はついていない．ただし，高K血症に対して使用する．ガイドラインでは pH＞7.0 では使用を推奨していない． ・使うとすれば：pH＜6.9：400 mL の H_2O に 100 mmol の $NaHCO_3$ を入れ，200 mL/時で投与．pH 6.9-7.0：400 mL の H_2O に 100 mmol の $NaHCO_3$ を入れ，200 mL/時で投与．血清K をモニターしながら，pH＞7 となるまで2時間ごとに繰り返す．

Data from *Diabetes Care* 2004, 27 Suppl 1：S94-102

■ 高浸透圧高血糖症候群 (HHS)

HHS の診断	HHS の原因/増悪因子	
・血清浸透圧>320-350 mOsm/L ・血糖>600 mg/dL (しばしば>1,000) ・ケトーシスなし (±乳酸アシドーシス) ・50-65% は糖尿病既往なし ・BUN↑, BUN/Cr 比>30 ・横紋筋融解による CK↑	・腎不全 ・肺炎, 敗血症 ・消化管出血 ・心筋梗塞 ・脳卒中 ・肺塞栓	・膵炎 ・熱傷 ・熱中症 ・透析 ・外科手術 ・違法薬物, 薬剤[1]

注 1): Ca 拮抗薬, β遮断薬, カルバマゼピン, クロルタリドン, シメチジン, コカイン/アルコール, 利尿薬, 免疫抑制薬, 神経遮断薬, オランザピン, フェニトイン, ステロイド

病歴		身体所見	
・発熱 ・口渇 ・多尿または ・乏尿	・多飲 ・昏迷 ・痙攣 (焦点発作) ・幻覚	・意識障害 ・頻脈, 血圧低下 ・発熱 ・焦点発作	・片側不全麻痺 ・ミオクローヌス ・四肢麻痺 ・眼振

マネジメント—ガイドラインから

- ほとんどの患者は ICU に入室し, 腎臓や心臓の合併症がある場合, 中心静脈確保を考慮
- 電解質, CBC, CK, UA, 胸部単純 X 線, 心電図, 培養を採取し, 頭蓋内疾患を疑えば頭部 CT 検査を施行
- 輸液:平均水分欠乏量は 9 L. 血圧や尿量が改善するまで生食輸液を行う. その後, 1/2 生食に変更し, 水分欠乏量の 50% を 12 時間で, 残り 50% を次の 12-24 時間で補正する. アメリカ糖尿病学会 (The American Diabetic Association) のガイドラインでは, 補正 Na が正常〜高値の脱水状態では 1/2 生食を 4-14 mL/kg/時で投与開始し, 補正 Na が低値であれば生食を 4-14 mL/kg/時で開始することを推奨している.
- 補正 Na=血清 Na+[(1.6) × (血糖-100 mg/dL)/100]
- 血糖が≦300 mg/dL になったら糖 (5% ブドウ糖加 1/2 生食) を補充する
- K の値が確認でき, 尿量が保たれる時, K 補充 (5-10 mEq/時) を行う. K<3.3 mEq/L の場合, 40 mEq/L/h 補充. 尿量が保たれ K<5 mEq/L の時, 輸液 1 L ごとに 20 mEq 追加する. 治療開始から 4-6 時間までは 1 時間ごとに電解質と血糖を確認する.
- 救急外来では**インスリン**は必要ないかもしれない. 循環動態の安定化が達成でき, 尿量が確保され, かつ K≧3.3 mEq/L であれば考慮. 0.1 U/kg/時で IV 開始し, 1 時間に血糖が 50-75 mg/dL 低下するよう流速を調節する. 血糖≦300 mg/dL となったら, 5% ブドウ糖液を加え, インスリンは≦0.05 U/kg/時に減量する.
- 経験的リン補正, ヘパリン皮下注, 予防的広域抗菌薬は臨床状況によっては必要かもしれない. 痙攣に対するフェニトインは, 外因性インスリンに対する放出を阻害する働きもあり, HHS の原因となりうるため使用は避ける.

Emerg Med Clin North Am 2005;629;*Diabetes Care* 2004;27:S94

■低血糖

原因	臨床症状
• 空腹時低血糖：食後 4-6 時間後に発症する．(1) 消費亢進（薬剤，インスリン，敗血症，腫瘍，飢餓，運動），(2) 生産不足（アルコール，β遮断薬，サリチル酸，ホルモン欠乏，腎または肝不全，酵素欠乏，低栄養状態における基質欠乏）．反応性低血糖は食後 1-2 時間以内に発症する．原因は消化管運動不全，耐糖能異常（初期の糖尿病の可能性），酵素欠乏．	• 交感神経反応：振戦，発汗．糖尿病，アルコール依存，β遮断薬内服中の患者ではこれらの症状を認めないこともある． • 神経機能異常：頭痛，昏睡，痙攣，巣症状

マネジメント

- 50% ブドウ糖液 1 A（50 mL：日本では 50% ブドウ糖液 20 mL 2 A が一般的）を IV．静脈投与困難なときグルカゴン 1 mg 筋注/皮下注．正常血糖を維持するために必要であれば 5% ブドウ糖液または 10% ブドウ糖液を投与．
- もしブドウ糖液投与のみで血糖コントロールがつかない場合，ジアゾキシド (Hyperstat®) 1-2 mg/kg IV．この薬剤は通常 ICU などの血圧のモニタリングが可能な状況で投与する．
- オクトレオチド–SU 剤による低血糖ではジアゾキシドより有効かもしれない．IV または皮下投与する．用量は中毒センターに問い合わせる．
- 副腎不全の可能性があればヒドロコルチゾン（ソル・コーテフ®）100 mg IV する．
- 低栄養であればチアミン 100 mg IV または筋注．
- 故意の経口血糖降下薬の過量内服の全例，および故意のインスリン過量摂取のほとんどは入院を要する．
- 故意でない軽症のインスリン過量投与では 50% ブドウ糖液投与または糖分/食事を経口摂取し，短時間の経過観察で問題なければ帰宅可能．長時間作用型血糖降下薬や，意図的であるないにかかわらずインスリン過量投与は低血糖遷延のリスクがあり，入院加療とする．
- SU 剤が原因の場合，半減期の長さから一般的に入院加療が推奨される．非 SU 剤は通常低血糖の原因になりにくく，これらの薬剤で低血糖に至った患者やビグアナイド系薬によりアシドーシスに陥った患者でも入院加療が推奨される．

甲状腺疾患

■甲状腺機能亢進症/甲状腺クリーゼ

背景にある甲状腺疾患	甲状腺クリーゼの原因	
・Graves 病(Basedow 病) ・中毒性結節性甲状腺腫 ・中毒性腺腫 ・甲状腺剤甲状腺機能亢進症 ・TSH 過剰	・感染症(#1) ・肺塞栓症 ・DKA または HHS ・甲状腺ホルモン過剰	・ヨード治療/造影剤 ・脳卒中 ・外科手術 ・出産 ・子宮内掻爬術(人工妊娠中絶術)

■甲状腺クリーゼ(甲状腺中毒症)の臨床所見

- 多動
- 触知可能な甲状腺腫
- 眼球突出,眼瞼遅滞
- 麻痺[1]
- 体温 ≧ 38.3℃
- 頻脈+脈圧増大
- 頻脈(新規発症)[2]
- 動悸,呼吸困難
- サイコーシス,無関心,昏睡
- 振戦,反射亢進
- 下痢,体重減少
- 黄疸

注1):外眼筋麻痺
注2):ジゴキシンに反応しうる心房細動/粗動

甲状腺中毒症の 検査所見[1]	・$FT_4↑$, $T_3↑$, $TSH↓$ ・$T_4RIA↑$, $FT_4I↑$	・血糖↑, $Ca^{2+}↑$, $Hb↓$ ・WBC↑, コレステロール↓

注1):甲状腺機能亢進症の診断は検体検査でつけられるが,甲状腺中毒症は臨床診断

[治療]

- 補助療法,酸素・血糖・発熱コントロール(アスピリンは避ける),原因の治療
- **甲状腺ホルモン合成阻害**:プロピルチオウラシル(PTU)600-900 mg PO(第1病日),その後 300-400 mg/日×3-6 週間,PTU は T_4 から T_3 への変換を阻害する
- **甲状腺ホルモン放出阻害**:ルゴール液(ヨード 8 mg/1 滴)などのヨード製剤—1 mL または 20 滴を 8 時間ごとに内服;**または** SSKI(ヨード 40 mg/1 滴)2-10 滴を 1 日 1 回内服;**または**ヨウ化ナトリウム 1 g IV(30 分以上かけて)8-12 時間おき.注意:ホルモン合成に使用されるのを防ぐため,抗甲状腺薬投与後 1 時間以上経過してからヨード製剤の投与を行う.
- **末梢での甲状腺ホルモン作用の阻害**:交感神経過活動抑制,T_4 から T_3 への変換抑制のため,必要であればプロプラノロール 1 mg をゆっくり IV 15 分おき(最大 5 mg).症状改善すれば経口(プロプラノロール 20-120 mg 6-8 時間おき)を開始する
- **T_4 から T_3 への変換阻害**:ヒドロコルチゾン(ソル・コーテフ®)100 mg IV 8 時間おき

■ 感情鈍麻性甲状腺中毒症（Apathetic thyrotoxicosis）

通常高齢者に発症する甲状腺中毒症の稀な表現型

臨床所見		マネジメント
• 平均年齢＞60 歳 • 無気力，精神機能低下 • Graves 病の眼所見なし • 甲状腺腫目立たない • うつ状態/無関心	• 近位筋の筋力低下 • 平均 18 kg 以上の体重減少 • 心房細動（75％で認める） • うっ血性心不全 • 心房細動/CHF は治療に反応する可能性あり	甲状腺中毒症に準じて治療を行うが，高齢者では副作用に注意して低用量から緩徐に治療を行う

■ 甲状腺機能低下症/粘液水腫性昏睡

粘液水腫性昏睡の誘因		検体検査
肺炎，消化管出血 CHF，寒冷曝露，敗血症 脳卒中，外傷，血糖↓ pO$_2$↓，pCO$_2$↑，Na$^+$↓	薬剤：フェノチアジン，リチウム，麻薬，鎮静薬，フェニトイン，プロプラノロール	血清 TSH＞60 μU/mL total & free T$_4$↓ total & free T$_3$↓～→

粘液水腫性昏睡の臨床所見	
バイタル	• 体温はしばしば 32.2℃ 未満；50％で BP＜100/60
心臓	• 徐脈，心抑制，低電位，ST-T 変化，QT 延長，心嚢液
肺	• 低換気，pCO$_2$↑，O$_2$↓，胸水
代謝	• 低ナトリウム，低血糖
神経	• 昏睡，無気力，痙攣，振戦，失調，眼振，精神症状，うつ状態，深部腱反射↓（hung up reflex）
消化器/泌尿器	• イレウス，腹水，宿便，巨大結腸，尿閉
皮膚	• 脱毛，外側 1/3 の薄い眉毛，眼周囲や四肢の非圧痕性腫脹
耳/鼻/喉	• 巨舌，低音な声，嗄声

【粘液水腫性昏睡のマネジメント】

- 酸素投与，復温，原因の治療（例：感染症，低血糖）
- （入院患者）チロキシン（訳注1：国内では静注薬未発売）―400-500 μg（第 1 病日）ゆっくり IV，+50-100 μg/日 IV
- **注意**：チロキシン IV は心停止をきたしうる．虚血性心疾患や不整脈のある患者では減量する．第 1 病日投与後 3-7 日はチロキシン IV を行わないとする意見もある．
- 可能となればチロキシン 100-200 μg PO を開始
- ヒドロコルチゾン（ソル・コーテフ®）100 mg IV 8 時間おき

11章 | 電解質

電解質異常

- 救急外来患者の重大な電解質異常を見つける基準

・経口摂取低下	・65 歳以上	・意識変容
・嘔吐	・最近の痙攣	・電解質異常の既往(例:
・高血圧	・筋力低下	腎障害, 糖尿病)
・利尿薬使用	・アルコール依存	

1 個以上当てはまると感度 95%, 陰性適中率 97%
Data from *Ann Emerg Med* 1991；20：16.

■ Ca

- 低 Ca 血症：総 Ca<8.5 mg/dL あるいはイオン化 Ca<2.0 mEq/L (1.0 mmol/L)
- 高 Ca 血症：総 Ca>10.5 mg/dL あるいはイオン化 Ca>2.7 mEq/L(1.3 mmol/L)
- 低 Alb 血症：血漿 Alb が 1 g/dL 低下するごとに血漿 Ca 0.8 mg/dL の低下

■ 低 Ca 血症　臨床所見

症状	・しびれ ・疲労感	・痙攣 ・テタニー	・嘔吐 ・喉頭痙攣
身体所見	・腱反射亢進 ・低血圧	・Chvostek 徴候[1] ・Trousseau 徴候[2]	・前頸部手術痕(甲状腺) ・うっ血性心不全
心電図	・QT 延長[3]	・徐脈	・不整脈

注1)：Chvostek 徴候：顔面神経を軽く叩くと顔筋が攣縮する
注2)：Trousseau 徴候：前腕に血圧計のカフを 3 分間巻いておくと手根部の痙攣が起こる
注3)：心電図例・☞ pp.56-57 の ECG 所見参照

■低 Ca 血症の評価

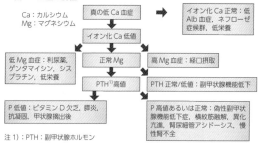

注1): PTH: 副甲状腺ホルモン

■低 Ca 血症を起こしうる薬物

- シメチジン・シスプラチン
- クエン酸 (輸血)
- フェニトイン, フェノバルビタール
- ゲンタマイシン・トブラマイシン
- グルカゴン・グルココルチコイド
- ヘパリン・フッ化水素酸
- ループ利尿薬 (ラシックス®)
- 酸化マグネシウム
- リン酸・プロタミン
- ノルアドレナリン
- ニトロプルシド
- テオフィリン

■低 Ca 血症治療

薬物	準備	薬剤用量[1]
グルコン酸 Ca	10%-93 mg/10 mL	10-20 mL IV 10 分以上かけて
塩酸 Ca	10%-273 mg/10 mL	5% ブドウ糖 50 mL 中 5 mL 10 分以上かけて

注1): Ca 静注で血圧低下・組織壊死・徐脈・ジゴキシン中毒が生じうる。可能であれば血管外漏出を防ぐために中心静脈ラインからの投与が望ましい。1 g グルコン酸 Ca = 93 mg Ca, 1 g 塩酸 Ca = 273 mg Ca

118　11章 電解質

高 Ca 血症の原因 (PAM P SCHMIDT)			
hyperParathyroidism	副甲状腺機能亢進	Hyperthyroidism	甲状腺機能亢進
Addison 病	アジソン病	Myeloma	骨髄腫
Milk alkali syndrome	ミルクアルカリ症候群	Immobilization	寝たきり
Paget 病	パジェット病	Hypervitaminosis D	高ビタミン D 血症
Sarcoid	サルコイド	Thiazides	サイアザイド系利尿薬
Cancer	悪性腫瘍		

高 Ca 血症　臨床所見	
全般	脱力, 口渇, 脱水
神経	昏迷, 傾眠, 多興奮, 反射低下, 頭痛
骨格系	骨痛, 骨折
心臓	高血圧, QT 短縮, 幅広い T 波, 不整脈
消化管	食思不振, 体重減少, 便秘, 潰瘍, 膵炎
腎臓	多尿, 腎機能障害, 腎結石

■高 Ca 血症の評価

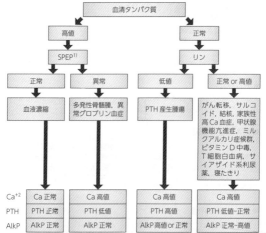

注 1): SPEP：血清タンパク電気泳動

■高 Ca 血症の治療
- 生食 1-2 L ボーラス投与 + 200-500 mL/時（心不全や循環血液量過剰がない場合）
- フロセミド 1 mg/kg IV を 2-4 時間ごと　尿量を 200-300 mL/時に保つ
  骨からの Ca 排泄を起こし高 Ca 血症を増悪させうるためフロセミドの使用は議論がある.
- 尿量と Mg と K の喪失をフォローする. 尿量が保証されれば, 必要に応じてあるいは経験的に Mg と K を補充.
- 腎不全があれば Ca フリーの透析液で透析を行う
- 以下の方法で骨粗鬆症を予防する：ビスホスホネート, プリカマイシン, カルシトニン, ヒドロコルチゾン, 硝酸ガリウム

■マグネシウム
- **低 Mg 血症**（<1.5 mEq/L）：アルコール, 利尿薬, アミノグリコシ

ド，低栄養などによる．筋痛，テタニー，痙攣などの症状が起こる．
- **治療**：$MgSO_4$ 1-2 g IV 5-20 分かけて
- **高 Mg 血症**（>2.2 mEq/L）：腎不全，母体の Mg サプリメント過剰摂取，Mg 製剤過剰摂取などによる．
  臨床所見：脱力，腱反射低下，麻痺，ECG の房室ブロックと QT 延長．
- **治療**：グルコン酸 Ca（10%）10-20 mL IV

■カリウム

- pH の急激な低下は K を増加させる（pH が 0.1 下がるごとに K は 0.3-1.3 mEq/L 上昇）．

■低 K 血症の原因

・K 摂取不足 ・細胞間シフト：アルカレミア，白血病による偽性低 K 血症，家族性低 K 性周期性四肢麻痺	・排泄増加：利尿薬，高アルドステロン症，ペニシリン，発汗，下痢（腸液は K 豊富），嘔吐，腸閉塞（異食症などで粘土摂取）

■低 K 血症の評価

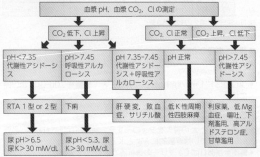

低K血症の臨床所見	・昏睡、昏迷、脱力 ・反射消失、呼吸困難 ・自律神経失調、低血圧	
心電図所見 (☞ p.56参照)	・K<3.0 mEq/L	QRSの低電位、平坦T波、ST低下、P波の増高、U波
	・K=<2.5 mEq/L	U波増高
	・K=<2.0 mEq/L	wide QRS波
低K血症の治療	・適切な尿量排泄を確認する ・軽度の低K血症は経口摂取で補正 ・重度のK低下(循環器症状、神経筋症状、DKAなど)は非経口投与 ・低Mg血症の補正 ・心電図モニター下で速度K 10 mEq/時以下で濃度40 mEq/L以下で投与 ・40 mEqの投与で血漿Kは1 mEq/L上昇する	

■高K血症の原因

・採血や溶血による偽性高K血症	
外因性	輸血、食塩代用品、K製剤(ペニシリンなど)、急性ジゴキシン中毒、β遮断薬、サクシニルコリン
内因性	腎不全、アシデミア、外傷、熱傷、横紋筋融解、DIC、鎌状赤血球症、消化管出血、化学療法(腫瘍破壊や腫瘍崩壊症候群)、ミネラルコルチコイド欠乏、先天性欠乏(21ヒドロオキシラーゼ欠乏)

■高K血症の評価

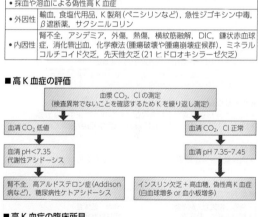

■高K血症の臨床所見

・異常感覚、脱力
・頭部・体幹・呼吸器以外の上行性麻痺

■高K血症の心電図

K>5.5-6	T波増高
K>6-6.5	PR上昇・QT間隔短縮あるいはP波消失
K>6.5-7	PR上昇・QT間隔短縮あるいはP波消失
K>7-7.5	ST低下
K>7.5-8	心室内伝導の促進
K>10.0	QRS上昇・ST/T波のサイン波様変形

■高K血症の治療

- グルコン酸 Ca[1] (10%)：5-30 mL IV 2-5 分かけて　繰り返し投与または
- 塩化 Ca[1] (10%)：5-10 mL IV 5-10 分かけて
- 重炭酸 Na[2]：1 mEq/kg IV, 半量を必要に応じて10分ごとに反復投与
- グルコース/インスリン療法：レギュラーインスリン10単位+50%ブドウ糖 50 mL IV, その後必要に応じて 10-20 単位をブドウ糖に混注したものを1時間以上かけて投与；1時間ごとに血糖値測定
- アルブテロール　ネブライザー 10-20 mg 15分以上かけて　反復投与してもよい
- フロセミド 40-80 mg IV
- ケイキサレート®15-60 g 経口投与あるいは 50 g 経腸投与
- 透析
- ジギタリス中毒があれば Digibind（日本未承認）

注1）：ジゴキシン中毒があれば禁忌．塩化 Ca IV は静脈炎を起こしうる
注2）：重炭酸 Na は高張性であり循環血漿過剰を増悪させうる（うっ血性心不全など）

■ナトリウム

- FE_{Na}＝尿細管で濾過され再吸収されなかった尿中 Na 分画
- FE_{Na}＝100×(尿中 Na/血漿 Na)÷(尿中 Cre/血漿 Cre)

■低 Na 血症

- 偽性低 Na＝血糖値 100 mg/dL 以上の時 100 mg/dL 上昇ごとに 1.6 mEq/L 低下する

■低 Na 血症の臨床所見

・昏睡、無気力、脳浮腫	・痙攣、低体温
・腱反射減弱、筋痙攣	・偽性球麻痺

電解質異常

■ 低Na血症の評価

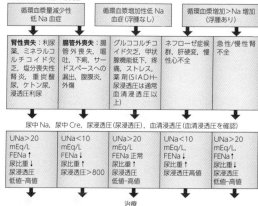

■ 高濃度Na投与(3% NaCl=513 mEq/L)

適応	重症中枢神経系症状(痙攣など)がある重度低Na血症
目標	Na 120-125 mEq/Lに上昇(最大12 mEq/L/24時間の上昇)
組成	・Na欠乏量=体重(kg)×0.6×〔理想Na値(-125 mEq/L)-測定Na値〕 ・点滴速度(mL/時)Na1mEq/L/時=〔体重(kg)×0.6〕÷(0.513 mEq/L×1h)
投与速度	重症,有症状の低Na血症:経験的に60 kg成人3% NaCl 300-500 mLを1-2時間以上かけて,あるいは,痙攣/脳ヘルニアが改善するまで
補足	フロセミド40 mg IV:2時間ごとにNa濃度の測定

Fraser CL, Arieff AI. Epidemiology, pathophysiology, and management of hyponatremic encephalopathy. *Am J Med.* 1997 ; 102 : 67-77.

■ 高Na血症の臨床所見

- 嗜眠,易刺激性,昏睡
- 痙攣
- 筋強直,腱反射亢進
- 皮膚緊張の低下
- 血管内ボリュームやバイタルサインは晩期まで保たれる

■高 Na 血症の原因,診断,管理

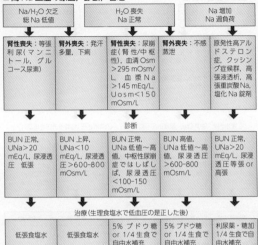

■高 Na 血症の治療

- 48-72 時間かけて緩徐に高 Na 血症を補正する.急激な補液は脳浮腫,痙攣,昏睡,死亡を起こしうる.1-2 mEq/時を超えない速度で Na を下げる.
- 内因性 Na 過剰負荷があるならば,塩分制限と基礎疾患の治療を行う.ミネラルコルチコイド過剰があるならば,塩分制限と補充療法の調整を行う.

12章 | 酸塩基平衡障害

アニオンギャップ	$Na^+ - (Cl^- + HCO_3^-)$ 正常値 8-16 mEq/L
浸透圧ギャップ(血清)	(浸透圧)実測値 - (浸透圧)計算値 正常値 0-10 mOsm/L
浸透圧計算値	$2 \times Na^+$+血糖/18+BUN/2.8+エタノール/4.6+メタノール/2.6+エチレングリコール/5+アセトン/5.5+イソプロパノール/5.9

アニオンギャップを 開大させる原因	アニオンギャップを 低下させる原因
語呂：MUDPILES Methanol メタノール Uremia 尿毒症 Diabetes 糖尿病(性ケトアシドーシス) Paraldehyde パラアルデヒド Iron 鉄剤, INH イソニアジド Lactate 乳酸[1] Ethanol エタノール Ethylene glycol エチレングリコール Salicylates サリチル酸 Starvation 飢餓	• リチウム • 臭化物 • 多発性骨髄腫 • ネフローゼ症候群でのアルブミン喪失
	浸透圧ギャップを 開大させる原因
	• アルコール(メタノール，エチレングリコールなど) • 糖(グリセロール，マンニトール) • ケトン体(アセトン)

注1)：乳酸は様々な原因で上昇する(ショック，痙攣，シアン化物，細胞毒など).

		一次性病態	予測される代償
酸塩基平衡障害の代償のルール		代謝性アシドーシス	$PCO_2 = (1.5 \times [HCO_3^-] + 8) \pm 2$
		急性呼吸性アシドーシス	↑ $\Delta HCO_3^- = 0.1 \times \Delta PCO_2$ ↑
		慢性呼吸性アシドーシス	↑ $\Delta HCO_3^- = 0.4 \times \Delta PCO_2$ ↑
		代謝性アルカローシス	$PCO_2 = (0.9 \times [HCO_3^-] + 9) \pm 2$
		急性呼吸性アルカローシス	↓ $[HCO_3^-] = 0.2 \times \Delta PCO_2$ ↓
		慢性呼吸性アルカローシス	↓ $[HCO_3^-] = 0.4 \times \Delta PCO_2$ ↓

13章 | 感染症

感染性心内膜炎(IE)予防を必要とする疾患[1-3]

感染性心内膜炎の既往もしくは人工弁置換
先天性心疾患(CHD)(訳注1：CHD：congenital heart disease)のうち以下の場合のみ予防が必要 • 姑息的シャント術後も含む未修復のCHD • 修復術施行後のCHDで，人工血流路やデバイス部もしくは隣接部に残存した欠損があるもの • 人工血管やデバイスにて完全に修復した先天性欠損の術後6か月以内
心臓移植後，心臓弁膜症を発症する場合

注1)：予防が必要なのは以下の処置前のみ　1)歯肉や根尖部の処置や口腔粘膜の穿孔を伴う歯科処置　2)切開や生検を含む呼吸器の侵襲的処置(例：扁桃切除)　3)感染した皮膚や軟部組織の外科的処置
注2)：泌尿生殖器・消化器的手技前の予防は現在は推奨されていない
注3)：☞ p.144の抗菌薬レジメンを参照

NCCNのがん関連感染症の予防と治療からのデータ：Circulation 2007；116：1736.

発熱と好中球減少

- **発熱**：単回の口腔内体温が38.3℃以上もしくは38.0℃以上が1時間以上持続するもの
- **好中球減少**：好中球数<500/mm³もしくは現在1,000/mm³未満で今後500/mm³未満に低下することが予測されるもの

好中球減少 高リスク vs 低リスクの識別	
高リスク (下のリスクが1個でもある)	低リスク (高リスクがない，以下のもの)
• 入院患者の発熱 • 重大疾患 • 長期の好中球減少が予想される 　(100/μL以下が7日間以上) • 肝疾患(肝酵素≧5×正常値) • 腎疾患(CrCL<30 mL/分) • コントロールされていない/進行性のがん • 肺炎/合併感染症 • アレムツズマブ使用 • 粘膜炎 grade 3-4 • MASCCスコア<21	• 外来患者の発熱 • 入院が必要な合併症なし • 短期の好中球減少が予想される 　(100/μL未満が7日以内) • パフォーマンスステータス(PS)が良い(ECOG 0-1＝病気前が完全に自立しているor激しい活動は制限されるが移動できる＋軽労作なら可能or自然に回復) • 肝臓/腎臓/疾患がない • MASCCスコア≧21

NCCNのがん関連感染症の予防と治療からのデータ　Ver 2.2016. https://www.nccn.org/professionals/physician_gls/pdf/infections.pdf. Published 2016.

■ MASCC スコア

特徴	点数	特徴	点数
臨床症状		固形腫瘍あるいは血液腫瘍で先行する真菌感染なし	4
無症状・軽症状	5		
中等症状	3	脱水なし	3
低血圧なし(SBP>90)	5	外来患者	3
COPD なし	4	60 歳未満	2

MASCC リスク<21-高リスク,MASCC≧21-低リスク
MASCC (Multinational Association for Supportive Care in Cancer, 国際がんサポーティブケア学会) からのデータ.
FN 合併症の発生リスクが低い患者を同定.リスク指標スコアの開発/妥当性確認は以下参照

http://www.mascc.org/index.php?option=com_content&view=article&id=407:mascc-fn-risk-index-score&catid=32:research-highlights&Itemid=271.

■ 発熱性好中球減少の初期評価とマネジメント

病歴	・基本的な現病歴,既往歴に加え前回の化学療法,感染症,HIV,内服薬,結核などの感染曝露,最近の採血結果,ペット飼育や渡航歴
身体所見	・頭の先からつま先までの診察に加え見つけにくい感染症を探すために鼠径部・陰部・肛門周囲の診察
採血・X 線	・血算,血小板,肝腎機能,電解質,尿検査,尿培養,SpO$_2$,胸部単純 X 線(呼吸器症状あれば),血液培養 2 セット(末梢もしくは中心静脈カテーテルから),もし症状あればウイルス検査(鼻咽頭インフルエンザ,水疱あれば HSV),便培養(*C. difficile*/寄生虫検査),症状・所見に従って他の検査も必要かもしれない ・腹部・骨盤・肛門周囲の痛みがあれば CT が必要になることが多い ・神経学的症状があれば CT・MRI・髄液検査が必要となる ・鼻・副鼻腔の病気があれば眼窩/副鼻腔の CT/MRI と耳鼻科コンサルトを検討する

広域抗菌薬 肺炎の場合は以下の「肺炎」と「追加治療」を参照 外来で治療する場合は腫瘍内科医と相談を	単剤：セフェピム 2 g IV 8時間おき(セフェピムの注意は☞ p.135を参照) OR イミペネム 500 mg IV 6時間おき OR メロペネム 1 g IV 8時間おき(髄膜炎なら 2 g 8時間おき) OR ゾシン®4.5 g IV 6時間おき OR セフタジジム 2 g IV 8時間おき
	2剤以上：①アミノグリコシド(用量は☞ p.166参照)＋抗緑膿菌ペニシリンかつβラクタマーゼ阻害薬であるゾシン®4.5 g IV 6時間おき or Timentin® 3.1 g IV 4-6時間おき or セフェピム or セフタジジム 2 g IV 8時間おき②シプロフロキサシン 400 mg IV 8-12時間おき＋抗緑膿菌ペニシリン(上記)
	黄色ブドウ球菌カバー：MRSA を考慮した時(臨床的に明らかに重症なカテーテル感染症，グラム染色血液培養で陽性，既知のMRSA かアンピシリン耐性肺炎球菌の colonization 歴)，低血圧，ショック，軟部組織感染症(眼窩蜂窩織炎を含む)，緑連菌のリスク(菌血症，重症な粘膜炎，キノロンか ST 合剤の予防投与)：バンコマイシン 15 mg/kg IV 12時間おき OR リネゾリド 600 mg IV 12時間おき PO 12時間おき OR ダプトマイシン 4-6 mg/kg IV 24時間おき OR Synercid® 7.5 mg IV 8時間おき
	肺炎：上記に加えてジスロマック® or アベロックス® or Levaquin®(レボフロキサシン) もし中間-高リスクの場合は抗真菌，抗ウイルス(インフルエンザの集団発生時にはオセルタミビル)，肺や MRSA カバーする時は Septra®/Bactrim®(ST 合剤)
	抗ウイルス/抗真菌薬/抗寄生虫薬：www.nccn.org を参照
	外来患者で低リスク(☞ p.127参照) ただしキノロンの予防されている患者は除く：シプロ500 mg PO 1日3回＋オーグメンチン®500 mg PO 1日3回 or クリンダマイシン 150-450 mg PO 1日4回
腫瘍内科と相談する追加治療	• G-CSF (フィルグラスチム/【Neupogen®】)/GM-CSF(サルグラモスチム【Leukine®】)：肺炎，侵襲的真菌感染症，進行性感染症の時に使用を考慮する • 顆粒球輸血は侵襲性真菌感染症，抗菌薬に反応が悪いグラム陰性桿菌感染症で使用を考慮する • 免疫グロブリンは①CMV 肺炎にガンシクロビル使用する時②ガンマグロブリンがかなり低い時に用いる

発熱と皮疹

■点状出血＋発熱の原因

感染症		非感染症
• 心内膜炎 • 淋菌 • 他の病原体微生物(例：グラム陰性腸内細菌) • リケッチア(RMSF) • 髄膜炎菌	• エンテロウイルス • 出血性ウイルス • B型肝炎 • 風疹，EB ウイルス • 鼠咬傷 • 発疹チフス	• アレルギー • 血小板減少 • ビタミンC欠乏 • SLE • Henoch-Schönlein 紫斑病 • 過敏性血管炎 • リウマチ熱 • アミロイドーシス

■ 斑状紅斑 + 発熱の原因

感染症		非感染症
• 腸チフス/チフス	• エンテロウイルス	• アレルギー
• 2期梅毒	• パルボウイルス B19	• 血清病
• ライム病	（リンゴ病）	• 多形滲出性紅斑
• 髄膜炎菌	• HHV6	• 輪状紅斑
• マイコプラズマ	• 麻疹/風疹/アルボウイルス	• SLE
• オウム病	• EB ウイルス	• 皮膚筋炎
• リケッチア	• アデノウイルス/HIV 初期	• Sweet 病
• レプトスピラ	• *Streptobacillus*	• 腸性肢端皮膚炎^{訳注 3)}
• エールリヒア症	*moniliformis*^{訳注 2)}	

訳注 2)：ストレプトバチルス・モニリホルム，鼠咬症 (Rat-bite fever) の起因菌となるグラム陰性桿菌
訳注 3)：亜鉛欠乏による皮膚炎

■ 水疱 + 発熱の原因

感染症		非感染症
• ブドウ球菌	• 毛嚢炎（ブドウ球菌，カンジダ，	• アレルギー
• 淋菌	緑膿菌）	• 植物性皮膚炎
• リケッチア	• エンテロウイルス	• 種痘性湿疹
• ヘルペス/水痘	• パルボウイルス B19	• 多形水疱性紅斑
• ビブリオ	• HIV	

訳注 4)：第 5 病（伝染性紅斑）

■ 紅斑 + 発熱の原因

感染症		非感染症
• ブドウ球菌/溶連菌感染症	• 川崎病	• アレルギー
（トキシックショック，	• エンテロウイルス	• 血管拡張
猩紅熱）		• 湿疹
• エールリヒア症		• 乾癬
• 緑連菌		• リンパ腫
• *Clostridium*		• 毛孔性紅色粃糠疹
hemolyticum		• Sézary 症候群

■ 蕁麻疹 + 発熱の原因

感染症		非感染症
• マイコプラズマ	• 糞線虫症	• アレルギー
• ライム病	• 施毛虫症	• 血管炎
• エンテロウイルス	• 住血吸虫症	• 悪性腫瘍
• HIV，B 型肝炎	• 糸状虫症	• 特発性
• アデノウイルス	• ロア糸状虫症	
• EB ウイルス		

HIV（ヒト免疫不全ウイルス）

■ HIV 関連疾患と CD4 数の相関

CD4	感染 or 他合併症
>500/mm³	急性レトロウイルス症候群，全身リンパ節腫脹，カンジダ腟症，Guillain-Barré 症候群，無菌性髄膜炎
200-500	副鼻腔炎，細菌性肺炎（肺球菌），肺結核（40% が胸部単純 X 線正常），単純ヘルペス，帯状疱疹，カンジダ食道炎，口腔カンジダ，カポジ肉腫，クリプトスポリジウム，B 細胞リンパ腫，子宮頸癌/異形成，多発神経炎，ITP，ホジキンリンパ腫，間質性肺炎
<200	ニューモシスチス肺炎，播種性ヘルペス，トキソプラズマ，クリプトコッカス，ヒストプラズマ，コクシジオデス症，微胞子虫症，肺外・粟粒結核，HIV 関連認知症，心筋症，非ホジキンリンパ腫，空胞性脊髄症，末梢神経障害
<100	播種性ヘルペス，トキソプラズマ，クリプトスポリジウム，微胞子虫症，カポジ肉腫（内臓，肺）
<50	播種性 CMV/*Mycobacterium avium*，CNS リンパ腫

CD4 の数は免疫状態や感染症のリスクを示唆する．一方でウイルス量は HIV がどれだけ活動的かを意味する．

■ HIV における急性発熱の診断的評価

- 局所症状や所見があれば感染源を評価して治療する
- 中心静脈ライン，好中球減少，敗血症，血管内薬物使用があれば広域抗菌薬を使用する
- 何も症状や所見がないときは下記の検査をする（それに合った治療をする）胸部単純 X 線/動脈血液ガス（異常あればニューモシスチス肺炎，結核，真菌の治療を行う），尿検査，便検査（培養，*C. difficile*，寄生虫の評価），血算，肝機能（異常あれば腹部超音波/CT 検査と肝生検を検討する），LDH（LDH 上昇と呼吸器症状があれば，胸部単純 X 線が正常でもニューモシスチス肺炎の治療を行う），血清クリプトコッカス抗原，トキソプラズマ IgG/IgM，血液培養検査（抗酸菌と真菌の精査），血清 VDRL
- 上記に当てはまらず CD4<200 の時は①薬剤熱，②喀痰，尿から結核検査，③リンパ腫除外のため CT 検査，④無症候性副鼻腔炎-CT，⑤歯科口腔領域，⑥髄液検査（細菌性，ウイルス性，寄生虫性，真菌性の精査），⑦抗酸菌血液培養，⑧骨髄検査を検討する

敗血症

■敗血症
【定義】
感染に対する宿主の反応調節不全が原因の生命を脅かす臓器障害
【診断基準】
感染が疑われ SOFA score が 2 点以上増加したもの

SOFA score

	0	1	2	3	4
呼吸器 PaO_2/FiO_2 (mmHg)	≧400	<400	<300	<200+ 人工呼吸	<100+ 人工呼吸
凝固能 血小板 (×1,000/μL)	≧150	<150	<100	<50	<20
肝機能 ビリルビン (mg/dL)	<1.2	1.2-1.9	2.0-5.9	6.0-11.9	>12.0
循環機能 平均動脈圧 (MAP) (mmHg)	低血圧 なし	MAP<70 mmHg	DOA or DOB ≦5μg/kg/分	DOA>5 or Ad≦0.1 or Nad≦0.1	DOA>15 or Ad>0.1 or Nad>0.1
中枢神経系 GCS	15	13-14	10-12	6-9	<6
腎機能 クレアチニン (mg/dL)	<1.2	1.2-1.9	2.0-3.4	3.5-4.9	>5.0
尿量(mL/日)				<500	<200

■敗血症性ショック
【定義】
循環・細胞・代謝の異常があり,実質的に死亡率が上昇する敗血症の一部
【診断基準】
十分な輸液不可にもかかわらず平均動脈圧 MAP 65 以上を維持するのに血管作動薬を必要としかつ血清乳酸値が 2 mmol/L を超えるもの.
ICU の外である救急外来や一般病棟で使用できる

qSOFA

	点数
収縮期血圧≦100 mmHg	1
呼吸数≧22/分	1
意識の変容	1

感染が疑われる患者において qSOFA 2 点以上は敗血症を疑う
JAMA 2016 Feb 23：315(8)：801-810．

■ 3H バンドル（トリアージから 3 時間以内に達成）

1) 乳酸値を測定する
2) 血液培養を取り抗菌薬を始める
3) 広域抗菌薬を始める
4) 低血圧や乳酸値≦4 mmol/L に対して 30 mL/kg 晶質液を始める

■ 6H バンドル（トリアージから 6 時間以内に達成）

5) MAP≧65 mmHg を保つために血管収縮薬を使う（輸液に反応しない低血圧に）
6) 初期輸液しても持続する低血圧（MAP＜65 mmHg）や乳酸が高い時は輸液バランスや組織灌流を Table 2 に従って再評価する
7) 初回の乳酸値が上昇している場合はフォローする
(http://www.survivingsepsis.org/SiteCollectionDocuments/SSC_Bundle.pdf)

訳注5）:
高流量酸素が必要な急性肺障害や肺炎がある場合:
→ 挿管/人工呼吸している時 → 30 mL/kg 迅速投与
→ していない時 → 挿管/人工呼吸を考慮
　↓ しない時は頻回に酸素化評価し全部で 30 mL/kg 投与
末期腎不全で透析中/慢性腎不全がある場合: 頻回に酸素化評価し全部で 30 mL/kg 投与
上記以外の場合（特に肺に異常がない時）: 30 mL/kg 迅速投与
Dellinger RP et al. A Users Guide to the 2016 Surviving Sepsis Guidelines：*Crit Care Med*：March 2017- Volume 45- Issue 3- p 381-385
doi：10.1097/CCM.0000000000002257 Figure 2 から改変

■ 血管作動薬

1)	昇圧薬にはノルアドレナリンをまず使用する(strong, moderate)
2)	MAPを目標にまで上げるためにノルアドレナリンに加えてバソプレシン(上限0.03 U/分)もしくはアドレナリンを投与することを提案する(weak moderate)
3)	極めて限られた患者(頻脈性不整脈のリスクが低く絶対的相対的徐脈がある患者)のみに対してノルアドレナリンの代替薬としてアドレナリンを使用することを提案する(weak low). ノルアドレナリンの減量の目的で,バソプレシン0.03 単位/分を加えて投与してもよい(weak low)
4)	低用量ドパミンを腎保護作用目的で使用すべきではない(strong high)
5)	十分な輸液負荷と血管作動薬にもかかわらず低い灌流所見が持続する場合はドブタミンの使用を検討する. 投与を開始したら灌流の状態を見ながら血管作動薬の投与量を調整すべき(weak low)
6)	昇圧薬を必要とする患者には可能であれば速やかに動脈カテーテルを挿入すべきである(weak very low)

1):MAP≧65 mmHgを目指して
ノルアドレナリン 35~90 μg/分まで投与可(ステロイド IV 考慮)
2):MAP≧65 mmHg 未達成、ノルアドレナリンに反応が悪い時
バソプレシン 0.03 U/分まで投与可(ステロイド IV 投与)
3):アドレナリン 20-50 μg/分まで投与可
4):フェニレフリン 200-300 μg/分まで投与可

※洞性徐脈ではドパミンを考慮する
※ノルアドレナリン/アドレナリンで頻脈性不整脈が出た場合はフェニレフリンを考慮する
※アドレナリン・ノルアドレナリン・フェニレフリンの投与量の最大量は EBM によるものではない. 論文と著者の経験からの値である. 生理学的反応や副作用を考え個別化した最大量を投与する.

Dellinger RP et al. A Users Guide to the 2016 Surviving Sepsis Guidelines:Crit Care Med:March 2017-Volume 45-Issue 3-p 381-385
doi:10.1097/CCM.0000000000002257 Figure 3 から改変

■ 30 mL/kg 晶質液が投与された後

組織灌流の維持と間質浮腫が最小限になることを注意しながら輸液と昇圧薬を継続する
追加の蘇生(追加輸液や循環作動薬など)下記組み合わせで選択する ・血圧・心拍数の反応 ・尿量 ・ベッドサイド心エコー ・CVP ScvO$_2$ ・乳酸クリアランス ・受動的足上げテストや輸液チャレンジなど輸液反応性の動的評価
血管内 volume の維持に多量の晶質液が必要であればアルブミンの投与を考慮する

■ 強心薬治療の推奨

1) 以下の場合，昇圧薬に加えてドブタミンを 20 μg/kg/分で投与してよい．
   (a) 心充満圧が上昇しているが心拍出量が低いなど心筋機能障害が示唆される場合
   (b) 十分な血管内容量と適切な MAP であるのに組織低灌流が持続している徴候がある場合 (grade 1C).
2) 正常上限以上に心係数を増加させるために強心薬を使用すべきではない (grade 1B) (http://www.survivingsepsis.org/Guidelines/Documents/Hemodynamic%20Support%20Table.pdf)

訳注 6)：(2016 変更) 昇圧薬と強心薬が別に書いてあったが血管作動薬として 1 つにまとめてある

■ ステロイドの推奨

1) 適切な輸液と昇圧薬によって血行動態が安定した成人の敗血症性ショック患者ではヒドロコルチゾンを静脈内投与すべきではない．逆に血行動態が安定しない場合には，ヒドロコルチゾン 200 mg/日の静脈内投与を推奨する (grade 2C).
2) 成人の敗血症性ショック患者にヒドロコルチゾンを投与すべきかどうか判断するために ACTH 負荷試験を行うべきではない (grade 2B).
3) 昇圧薬が不要となればヒドロコルチゾンは減量すべきである (grade 2D).
4) ショックではない敗血症の治療のためにステロイドを投与すべきではない (grade 1D).
5) ヒドロコルチゾンの投与を行う場合，持続投与で行う (grade 2D).

(http://www.survivingsepsis.org/Guidelines/Documents/Hemodynamic%20Support%20Table.pdf)
Dellinger RP et al. Surviving Sepsis campaign : international guidelines for management of severe sepsis and septic shock : 2012. *Crit Care Med* 2013Feb ; 41 (2) : 580-637. doi : 10.1097//CCM.0b013e31827e83af

訳注 7)：(2016 変更) 内容は 1 つに減っている．
適切な輸液，昇圧薬を使用して循環状態を安定できるならヒドロコルチゾンを投与することを推奨しない．ヒドロコルチゾンを使用する時は 200 mg/日を提案する．

■敗血症の抗菌薬治療/SIRS

熱源	抗菌薬
不明	セフトリアキソン 2 g IV 24 時間おき and バンコマイシン 1 g IV 12 時間おき and レボフロキサシン 750 mg IV 24 時間おき
腹部手術が必要	ゾシン®4.5 g IV 8 時間おき and アミノグリコシド(IDSA 推奨は以下を見る)
膿瘍 or 蜂窩織炎	(イミペネム 0.5 g IV 6 時間おき OR メロペネム 1 g IV 8 時間おき OR ゾシン® 4.5 g IV 6 時間おき) and MRSA 治療 (☞ p.151)
手術が必要な壊死性筋膜炎	(ゾシン®4.5 g IV 8 時間おき or イミペネム 0.5-1.0 g IV 6 時間おき or メロペネム 1 g IV 8 時間おき) and (バンコマイシン 1 g IV 12 時間おき or リネゾリド 600 mg IV 12 時間おき and クリンダマイシン 900 mg IV 8 時間おき)
敗血症性骨盤内血栓静脈炎	(フラジール® 1 g IV) and (抗緑膿菌セファロスポリン, ユナシン® 3 g IV, ゾシン® 4.5 g IV OR Timentin® 3.1 g IV)
肺炎	肺炎の☞ pp.155-158 参照
尿路感染症	ゾシン®4.5 g IV 8 時間おき and ゲンタマイシン
創傷や血管カーテル感染症	不明の項目を参照

・アミノグリコシド:アミカシンは緑膿菌耐性が最も低い,トブラマイシンは最も内活性が高い,ゲンタマイシンは緑膿菌耐性が最も高い
・抗緑膿菌ペニシリン:ピペラシリン 4-6 g IV 6-8 時間おき,Ticarcillin® 3-4 g IV 4-6 時間おき
・セファロスポリン:抗緑膿菌セフェムを含む:セフタジジム 2 g IV 6 時間おき,セフォペラゾン 2-3 g IV 6 時間おき,セフェピム 2 g IV 12 時間おき
 注意:セフェピムは他のβラクタムと比較して死亡率が高い.投与前の利益とリスクを考える
・フルオロキノロン第 2 世代(クラミジア,レジオネラ,マイコプラズマ,緑膿菌に効果的だが溶連菌には効かない):ロメフロキサシン(Maxaquin®),Noroxin®,Floxin®,[シプロ 400 mg IV 8-12 時間おき]
 第 3 世代:レボフロキサシン(Levaquin®),(グラム陽性に活性)
 第 4 世代(嫌気性とグラム陽性カバー):モチフロキサシン(アベロックス®),ゲミフロキサシン(Factive®);[シプロが抗緑膿菌活性において最もよい]

Data from *Infect Dis Clin North Am* 2008;221;*Med Clin North Am* 2000/2001

13章 | 感染症

■ 複雑性腹腔内感染症に対する抗菌薬治療[1] (IDSA)

重症度	抗菌薬
軽症から中等症	・単剤治療—アンピシリン/スルバクタム (ユナシン®) 1.5-3.0 g IV 6 時間おき OR チカラシリン/クラブラン酸 (Timentin®) 3.1 g IV 4-6 時間おき OR ertapenem (Invanz®) 1 g IM OR IV 24 時間おき or チゲサイクリン (タイガシル®) 100 mg IV 1 回目その後から 50 mg IV 12 時間おき ・多剤併用療法—メトロニダゾール (フラジール®) 15 mg/kg【最大用量 1 g】+7.5 mg/kg【最大用量 500 mg】IV 6 時間おき + 以下のどれか : セファゾリン 1-1.5 g IV 6 時間おき or セフロキシム 1.5 g IV 6-8 時間おき or シプロ 400 mg IV 12 時間おき or (Levaquin® 500 mg or アベロックス® 400 mg)
重症	・単剤治療—ピペラシリン/タゾバクタム (ゾシン®) 3.375-4.5 g IV 8 時間おき OR イミペネム/シスタチン (Primaxin®) 0.5-1.0 IV 6-8 時間おき OR メロペネム (Merrem) 1 g IV 8 時間おき ・多剤併用療法—メトロニダゾール (フラジール®) 15 mg/kg【最大用量 1 g】+7.5 mg/kg【最大用量 500 mg】IV 6 時間おき + 以下のどれか : シプロ 400 mg IV 12 時間おき, or アズトレオナム (アザクタム®) 2 g IV 8 時間おき, or セフトリアキソン 1-2 g IV 24 時間おき or セフタジジム 2 g IV 8 時間おき or セフェピム 2 g IV 12 時間おき

注 1): Avoid ampicillin in areas with increasing *E. coli* resistance (Solomkin JS et al/Guidelines for the selection of anti-infective agents for complicated intra-abdominal infections. *Clin Infect Dis* 2003 ; 37 (8) : 997-1005)
(www.idsocoiety.org for updates 参照)

治療：成人における経験的な抗菌薬のカバーと特異的な感染症

感染症	治療
腹腔内 Abdomen	・米国感染症学会の腹腔内感染症ガイドラインを参照（☞ p.136）
流産—感染性 Abortion—septic	・絨毛膜羊膜炎を参照
膿瘍 Abscess	・必要であればドレナージを行う：（例，脳，乳房，咽頭周囲）皮膚であれば，メチシリン耐性ブドウ球菌（MRSA）を参照
尋常性痤瘡 Acne vulgaris	・軽症の炎症：トレチノイン(Retin-A®) 0.025-0.1% クリーム OR tazarotene (Tazret®) 0.1% クリーム OR アダパレン(ディフェリン®) 0.1% クリーム/ゲル 就寝前に塗布
	・中等症の炎症：(Eryderm®/Erygel® 2-3% or Cleocin T®ゲル1日2回＋[ベンザマイシン(Benzyl®, Desquam®)ゲル/クリーム1日1回 or Benzamycin® Pak (過酸化ベンゾイル5% ゲル＋エリスロマイシン3%) 1日2回もしくは，ベンザクリン®(過酸化ベンゾイル5%＋クリンダマイシン1%ゲル)]
	・重症の炎症：ドキシサイクリン100 mg PO 1日2回， OR アジスロマイシン500 mg PO 1日1回，を4ヵ月OR クリンダマイシン300-450 mg PO 1日4回
エロモナス Aeromonas	・下痢—シプロフロキサシン500 mg PO 1日2回 OR Septra® DS (or バクトリム®) 1錠 PO 1日2回を3日間
アメーバ症 Amebiasis	・赤痢アメーバを参照
ブラジル鉤虫 Ancyclostoma braziliense	・皮膚幼虫移行症を参照
ズビニ鉤虫 Ancyclostoma duodenalae	・鉤虫症を参照
炭疽菌 Anthrax	・生物・化学・放射線被曝の☞ p.270 を参照
虫垂炎 Appendicitis —非外科的選択，ただし外科医に相談できない場合や外科医が指示した場合のみ	・米国感染症学会の腹腔内感染症ガイドラインを参照（☞ p.136） ・1つの研究で，以下の治療は手術と同等である（抗菌薬群では，24時間で状態が良くならない場合に手術を必要としたのが12% で，1年以内の再発が24% であった）：(セフトリアキソン 2 g IV 12時間ごと，＋チニダゾール 800 mg IV 24時間ごと，を2日間) その後，(オフロキサシン 200 mg PO 1日2回，＋チニダゾール 500 mg PO 1日2回，を10日間). *World J Surg* 2006；30：1033.

(次頁に続く)

感染症	治療
関節炎—感染性 Arthritis—septic	・化膿性関節炎を参照
回虫症 Ascaris lumbricoides roundworm	・メベンダゾール (Vermox®) 100 mg PO 1日2回を3日間, OR アルベンダゾール (Albenza®) 400 mg PO を1日間, OR ピランテル (Pin-X®, Antiminth®) 11 mg/kg (最大量1 g) を1日間
	・腸閉塞：経鼻胃管チューブ，輸液，手術に加え，ピペラジン (75 mg/kg/日—最大3.5 g/日まで，米国では入手不可) を経鼻胃管チューブから投与することにより，回虫が麻痺し，回虫による腸閉塞が解除されるかもしれない
鳥インフルエンザ Avian "flu"	インフルエンザを参照
カンジダ性亀頭炎 Balanitis—Candida	カンジダ性腟炎を参照, ±B群溶連菌やトリコモナスのカバーを
バルトネラ・ヘンセラ菌 Bartonella henselae	猫ひっかき病を参照
咬傷感染—イヌ，ネコ，ネズミ Bite infection— dog or cat or rat	・オーグメンチン® 875 mg PO 1日2回を10日間 (咬傷の第一選択薬) OR ネコ—Ceftin® 500 mg PO 1日2回, OR イヌ—Cleocin® 300 mg PO 1日3回＋シプロフロキサシン 500 mg PO 1日2回, OR ネズミ/ネコ/イヌ—ドキシサイクリン 100 mg PO 1日2回を10日間
咬傷感染—ヒト Bite infection— human	・PO—オーグメンチン® 875 mg PO 1日2回, OR (ペニシリン＋セファロスポリン) を10-14日間 (予防投与ならより短く)
	・経静脈—ユナシン® 3 g IV を6時間ごと, OR Mefoxin® 2 g IV 8時間ごと, OR Timentin® 3.1 g IV 6時間ごと, OR ゾシン® 3.375-4.5 g IV 8時間ごと, OR Cleocin® 600-900 mg IV 8時間ごと＋シプロフロキサシン 400 mg IV 12時間ごと
	・MRSAの可能性があれば，メチシリン耐性ブドウ球菌を参照
ブラストシスチス・ホミニス Blastocystis hominis	・常に治療が必要とは限らない，専門家は便中にブラストシスチス・ホミニスを認めても，胃腸症状の他の原因を探すよう推奨している
	・ニタゾキサニド (アリニア®) 500 mg PO 1日2回を3日間, OR メトロニダゾール (フラジール®) 1.5 g PO 1日1回を10日間
ボツリヌス症 Botulism	・生物・化学・放射線被曝の☞ p.272 参照

(次頁に続く)

治療：成人における経験的な抗菌薬のカバーと特異的な感染症 139

感染症	治療
腸穿孔 Bowel perforation	・虫垂炎のレジメンを参照
脳膿瘍 Brain abscess	・一次性ー（セフォタキシム 2 g IV 4 時間ごと OR セフトリアキソン 2 g IV 12 時間ごと）＋メトロニダゾール 7.5 mg/kg IV 6 時間ごと ・外傷，術後，もしくは最近の入院がある（メチシリン耐性が疑われる）場合は，バンコマイシンを追加
乳房膿瘍 Breast abscess 切開＆排膿が必要	・授乳中（ブドウ球菌）ー（nafcillin もしくは oxacillin）2 g IV 4 時間ごと，OR セファゾリン（Ancef®）1 g IV 8 時間ごと ・非授乳中（一般的に嫌気性菌）ークリンダマイシン 300 mg IV/PO 6 時間ごと，OR〔上記授乳中の薬剤＋メトロニダゾール（フラジール®）7.5 mg/kg 6 時間ごと〕 ・MRSA の可能性があれば，メチシリン耐性ブドウ球菌を参照
乳房感染 Breast infection	・乳腺炎，☞ p.150 を参照
気管支炎 Bronchitis 一抗菌薬は，慢性肺疾患や嚢胞性線維症で適応があり，健康な人に適応はない．	・アモキシシリン/クラブラン酸（オーグメンチン®）500-875 mg PO 1 日 2 回（500 mg なら 1 日 3 回）を 7-10 日間，OR アジスロマイシン（ジスロマック®）500 mg PO 1 日 1 回を 3 日間，OR クラリスロマイシン（Biaxin®）500 mg PO 1 日 2 回を 7-14 日間，OR Biaxin® VL 1 g PO 1 日 1 回を 7 日間，OR フルオロキノロン
ブルセラ症 Brucellosis	・生物・化学・放射線被曝の☞ p.272 参照
腺ペスト Bubonic plague	・詳細は☞ p.275 を参照
カンピロバクター腸炎 Campylobacter jejuni diarrhea	・アジスロマイシン（ジスロマック®）500 mg PO 1 日 1 回を 3 日間，OR エリスロマイシン 250-500 mg PO 1 日 4 回を 5 日間
カンジダ Candida	・口腔咽頭/食道ー(1) フルコナゾール（ジフルカン®）200 mg IV/PO 初日，翌日から 100 mg PO/IV 1 日 1 回（口腔咽頭は 14 日間，食道は 3 週間かつ症状改善後 2 週間）OR (2) イトラコナゾール（Sporanox®）口腔咽頭—200 mg を口腔内で十分混濁した後内服，を 1-2 週間，or 食道—100-200 mg を口腔内で十分混濁した後内服，を 3 週間かつ症状改善後 2 週間 ・腟炎—ミコナゾールを局所に 1 日 2 回，を 2 週間，OR フルコナゾール（ジフルカン®）150 m PO を 1 回，OR イトラコナゾール（Sporanox®）200 mg PO 1 日 2 回を 1 日

（次頁に続く）

感染症	治療
猫ひっかき病 Cat scratch disease 軽症は抗菌薬なしで完治する	・アジスロマイシン 500 mg PO 1日1回を1日 +250 mg PO 1日1回を4日間, **OR** Septra® DS 1T PO 1日2回, **OR** シプロフロキサシン 400 mg IV 12時間ごと, もしくはゲンタマイシン
蜂窩織炎 Cellulitis 一単純性MRSAの可能性を考慮せよ	・PO—dicloxacillin or セファレキシン(ケフレックス®) 250-500 mg PO 1日4回を10日間, **OR** アジスロマイシン(ジスロマック®) 500 mg PO 1日1回1日後, 250 mg PO 1日1回4日間, **OR** クラリスロマイシン(Biaxin) 500 mg PO 1日2回を10日間
	・経静脈—nafcillin 1-1.5 g IV 4-6 時間ごと, **OR** Ancef® 1 g IV 8時間ごと
	・MRSAの可能性があれば, メチシリン耐性ブドウ球菌を参照
蜂窩織炎 Cellulitis 一糖尿病, アルコール依存ではMRSAの可能性を考慮	・PO—オーグメンチン® 875 mg PO 1日2回, **OR** 第3世代セフェムのIV/IM
	・経静脈軽症〜中等症—ユナシン® 3 g IV を6時間ごと, **OR** Fortaz® 2 g IV 6時間ごと, **OR** セフォペラゾン 2 g IV 6時間ごと, **OR** セフェピム 2 g IV 12時間ごと(☞ p.135のセフェピムの注意事項を参照) 経静脈重症—イミペネム 0.5-1 g IV 6-8 時間ごと, **OR** メロペネム 1 g IV 8時間ごと
	・MRSAの可能性があれば, メチシリン耐性ブドウ球菌を参照
	・糖尿病性足感染症は, ☞ p.142を参照
蜂窩織炎 Cellulitis 一湖/海 (IVレジメンは海水と淡水で異なる)	・PO—Septra® DS 1錠 PO 1日2回を10日間, **OR** フルオロキノロンを1日間
	・海水の場合—アミノグリコシド+ドキシサイクリン 200 mg IV を1日 +50-100 mg IV 12時間ごと
	・淡水の場合—シプロフロキサシン 400 mg IV 12時間ごと **OR** (セフタジジム 2 g IV 8時間ごと+ゲンタマイシン)
子宮頸管炎 Cervicitis	尿道炎として治療
軟性下疳 Chancroid	アジスロマイシン(ジスロマック®) 1 g PO 1回, **OR** セフトリアキソン 250 mg IM 1回, **OR** シプロフロキサシン 500 mg PO 1日2回を3日間, **OR** エリスロマイシン 500 mg PO 1日3回を7日間
Chicken pox	水痘を参照

(次頁に続く)

治療：成人における経験的な抗菌薬のカバーと特異的な感染症

感染症	治療
クラミジア尿道炎もしくは子宮頸管炎 *Chlamydia trachomatis urethritis, or cervicitis* 淋菌の治療も行う	• アジスロマイシン 1 g PO 1 回，**OR** ドキシサイクリン 100 mg PO 1 日 2 回を 7 日間，**OR** エリスロマイシン 500 mg 1 日 3 回を 7 日間，**OR** Floxin® 300 mg PO 1 日 2 回を 7 日間，**OR** Levaquin® 500 mg PO 1 日 1 回 7 日間（淋菌の治療も行う） • もし PID であれば，骨盤腹膜炎を参照 • もし鼠径リンパ肉芽腫であれば，鼠径リンパ肉芽腫症を参照.
妊婦のクラミジア感染症 *Chlamydia trachomatis* In pregnancy	• アジスロマイシン（ジスロマック®）1 g PO を 1 回，**OR** アモキシシリン 500 mg PO 1 日 3 回を 7 日間，**OR** エリスロマイシン 500 mg PO 1 日 4 回を 7 日間，**OR** エリスロマイシン 250 mg PO 1 日 4 回を 14 日間
胆嚢炎/胆管炎 Cholecystitis/cholangitis	• 米国感染症学会の腹腔内感染症ガイドラインを参照（☞ p.136）
絨毛膜羊膜炎 Chorioamnionitis	• (Mefoxin® 2 g IV 6-8 時間ごと，**OR** ユナシン®3 g IV 6 時間ごと，**OR** ゾシン®3.375-4.5 g IV 8 時間ごと），＋ ドキシサイクリン 100 mg IV 1-4 時間以上かけて，1 日 2 回；状態安定すれば 100 mg PO 1 日 2 回に変更． • **OR** Cleocin® 600-900 mg IV 8 時間ごと，＋〔セフトリアキソン 1 g IV 12 時間ごと，or ゲンタマイシン（1.7 mg/kg IV 8 時間ごと，or 5 mg/kg IV 24 時間ごと）〕
クロストリジウム・ディフィシル腸炎 *Clostridium difficile* diarrhea	• メトロニダゾール（フラジール®）500 mg PO 1 日 2 回を 10-14 日間，**OR** バンコマイシン 125 mg PO 1 日 4 回を 10-14 日間 • PO 摂取できない場合：フラジール® 500 mg IV 6 時間ごと±バンコマイシン（生理食塩水に対し 500 mg/L）を経小腸カテーテル or 注腸カテーテルで 1-3 mL/分で投与，最大量 2 g/日まで
結膜炎 Conjunctivitis	• モキシフロキサシン（ベガモックス®）1 滴 1 日 3 回を 7 日間，or ガチフロキサシン（Zymar®）1-2 日の起きている時は 1-2 滴 2 時間ごと，1 日 8 回以上，その後は 1 日 4 回を 5 日間，or オフロキサシン（Ocuflox®）2 滴を 2-4 時間ごとを 2 日間，その後は 2 滴を 1 日 4 回を 5 日間，or シプロフロキサシン（Ciloxan®）1-2 滴を 2 時間ごと（起きている時）を 2 日間，その後 4 時間ごとを 5 日間，or（Garamycin® もしくは，Tobrex®）1-2 滴 2-4 時間ごと，**OR** 眼軟膏を 1 日 2-3 回塗布，or Polysporin® を 3-4 時間ごとに塗布，**OR** Ilotycin® を 3-4 時間ごとに塗布． 注意：第 2・第 3 世代のキノロンへの耐性をもつグラム陽性菌は少ない（Ciloxan®/Ocuflox®）

（次頁に続く）

感染症	治療
	・コンタクトレンズ着用者には，緑膿菌に効果がある抗菌薬が必要
	・淋菌が疑われる場合/証明された場合(例：細胞内グラム陰性双球菌)は，セフトリアキソンIVと生理食塩水での頻回な洗浄が必要
角膜潰瘍 Corneal ulcer	・細菌性角膜炎の推奨を参照
	・緑膿菌が危惧される場合(例：コンタクトレンズ)は，目にパッチを当ててはいけない．またコンタクトレンズ着用者であれば，眼科にコンサルトし，緑膿菌をカバー
コクシエラ症 Coxiella burnetii	・Q熱の診断と治療を参照
クリプトスポリジウム症 Cryptosporidiosis	・ニタゾキサニド(Alinia®) 500 mg PO 1日2回を3日間
	・免疫不全/HIV—ニタゾキサニド(Alinia®) 1 g PO 1日2回を2週間 (CD4<50の場合)．プロテアーゼ阻害薬が抗クリプトスポリジウム作用があるため，プロテアーゼ阻害薬の服薬を順守せよ
	・代替治療—パロモマイシン(Humatin®)とマクロライド(アジスロマイシン/ジスロマック®，クラリスロマイシン/Biaxin®)はこの寄生虫に効果があるが，alinia®ほどではない
皮膚幼虫移行症 (皮膚爬行症) Cutaneous larval migrans (creeping eruption)	・アルベンダゾール(Albenza®) 200 mg PO 1日2回を3日間，**OR** イベルメクチン(ストロメクトール®) 200 mg PO 1回，**OR** thiabendazole 222 mg/kgで1,500 mg以上PO 1日2回を2日間，**OR** thiabendazoleクリーム(15%)もしくは懸濁液(500/5 mL)を局所に塗布 1日2回を2週間
サイクロスポラ症 Cyclospora	・Septra DS® 1錠PO 1日2回を10日間(免疫不全/HIVでは，1日4回) **OR** シプロフロキサシン500 mg PO 1日2回を10日間
歯性感染症 Dental infection	・PO投与—アモキシシリン/クラブラン酸(オーグメンチン®) 875 mg PO 1日2回，**OR** クリンダマイシン300-450 mg PO 1日4回，**OR** ペニシリン(耐性が高い場合) 500 m PO 1日4回，**OR** エリスロマイシン250-500 mg PO 1日4回，を10日間
	・経静脈投与—Cleocin® 600 mg IV 6時間ごと，**OR** ユナシン®1.5-3 g IV 6時間ごと，**OR** セフォテタン 2 g IV 12時間ごと
糖尿病性足感染症 Diabetic foot infection	・PO投与—(米国感染症学会が推奨) Septra® DS or バクトリウム® 1錠PO 1日2回，**OR** リネゾリド(ザイボックス®) 600 mg PO 1日2回，**OR** クリンダマイシン150-450 mg PO 1日4回，**OR** メチシリン耐性でないなら，レボフロキサシン(Levaquin®)，ドキシサイクリン，アモキシシリン/クラブラン酸

(次頁に続く)

治療：成人における経験的な抗菌薬のカバーと特異的な感染症　143

感染症	治療
深さの分類 0 リスクのみ、潰瘍なし 1 表層、感染なし 2 腱や関節が露出 3 広範な潰瘍/膿瘍 虚血の分類 A 虚血なし B 虚血があるが、壊疽なし C 前足の壊疽 D 足全体の壊疽	・経静脈投与―ceftobiprole 500 mg IV 8-12 時間ごと (米国では未承認)，OR(米国感染症学会が推奨)バンコマイシン 1 g IV 12 時間ごと＋セフタジジム 1 g IV 12 時間ごと，OR リネゾリド（ザイボックス®）±アズトレオナム（アザクタム®），OR ダプトマイシン（キュビシン®）±アズトレオナム（アザクタム®），OR クリンダマイシン＋［レボフロキサシン or シプロフロキサシン］，OR イミペネム-シラスタチン（Primaxin®），OR ertapenem（Invanz®），OR チカルシリン/クラブラン酸（Timentin®）OR ピペラシリン/タゾバクタム（ゾシン®） ・2，3 はデブリードメント，抗菌薬が必要で，3 は切断が必要かもしれない．C, D (±B) は血管外科にコンサルト，D は切断が必要．
下痢症 Diarrhea （サルモネラ，赤痢菌，カンピロバクター，大腸菌，旅行者下痢症）	・アジスロマイシン（ジスロマック®）1 g PO 1 回，or 500 mg PO 3 日間，OR シプロキサシン 500 mg PO 1 日 2 回を 3 日間，OR Levaquin® 500 mg PO 1 日 1 回を 1-3 日間，OR リファキシミン（Xifaxan®）200 mg PO 1 日 3 回を 3 日間（発熱，血便などの重症な症状に対して） ・旅行者下痢症の予防―帰国後 1-2 日までに以下のうち 1 つを連日．サリチル酸ビスマス 2 錠（262 mg 錠）or 30 mL を 1 日 4 回，OR リファキシミン（Xifaxan®）200 mg PO 1 日 1 回，OR シプロフロキサシン 500 mg PO 1 日 1 回，OR Levaquin® 500 mg PO 1 日 1 回 ・サルモネラは，高齢者，敗血症，免疫不全，入院するほど重症な場合は，治療せよ
下痢症（コレラ菌） Diarrhea	・アジスロマイシン（ジスロマック®）1 g PO 1 回，OR シプロフロキサシン 1 g PO 1 回，OR ドキシサイクリン 300 mg PO 1 回，OR Septra® DS 1 錠 PO を 3 日間
憩室炎―外来加療 Diverticulitis	・(Septra® DS 1 PO 1 日 2 回，OR シプロフロキサシン 500 mg PO 1 日 2 回，OR Levaquin® 750 mg 1 日 1 回）＋メトロニダゾール 500 mg PO 1 日 4 回，を少なくとも 7-10 日間 OR オーグメンチン 500 mg PO 1 日 3 回　7-10 日間
憩室炎―入院加療 Diverticulitis	・米国感染症学会の腹腔内感染症ガイドラインを参照（☞ p.136）
エールリヒア症 Ehrlichiosis	・ドキシサイクリン 100 mg PO 1 日 2 回を 7-14 日間
脳炎 Encephalitis	・ヘルペス脳炎を参照

（次頁に続く）

感染症	治療
心内膜炎 Endocarditis 静脈薬物使用者 (ブドウ球菌が最も一般的)ーチゲサイクリン,リネゾリド,シナシッド®はMRSAに抗菌作用があるが,心内膜炎では十分な研究はなされていない(最良のカバーのためには,2種類目の薬剤の追加が必要であろう)	・バンコマイシン 1 g IV 12時間ごと,OR ダプトマイシン(キュビシン®)6 mg/kg IV 24時間ごと,OR チゲサイクリン(タイガシル®)100 mg IV 初回投与 +50 mg IV 12時間ごと,OR リネゾリド(ザイボックス®)600 mg IV 12時間ごと,OR キヌプリスチン/ダルホプリスチン(シナシッド®)7.5 mg/kg IV 12時間ごと. ・メチシリン感受性が判明していれば,(nafcillin 2 g IV 4時間ごと ± ゲンタマイシン 1 mg/kg IV 8時間ごと)
心内膜炎 Endocarditis 自然弁—経験的治療	・〔ペニシリンG 2,000万単位 IV 24時間ごと(持続にするか4時間ごとに分割するか), OR アンピシリン 2 g IV 4時間ごと〕, + nafcillin 2 g IV 4時間ごと + ゲンタマイシン 1 mg/kg IV 8時間ごと.
	・ペニシリンアレルギー—バンコマイシン 15 mg/kg IV 12時間ごと,+ ゲンタマイシン 1 mg/kg IV 8時間ごと.
心内膜炎 Endocarditis 人工弁 経験的治療	・バンコマイシン 15 mg/kg IV 12時間ごと(最大 2 g/日),+ ゲンタマイシン 1 mg/kg IV 8時間ごと,+ リファンピン 300 mg PO/IV 8時間ごと.もし弁置換から2か月以内であればセフェピム 2 g IV 8時間ごとを追加
心内膜炎 Endocarditis 予防 ☞ p.126の予防が必要な疾患や手技の項を参照	・手技の30-60分前に以下のうち1剤を投与:アモキシシリン 2 g PO, OR セファレキシン 2 g PO, OR セファゾリン 1 g IM/IV, OR アジスロマイシン 500 mg PO, OR クラリスロマイシン 500 mg PO, OR アンピシリン 2 g IM/IV, OR セフトリアキソン 1 g IV/IM, OR クリンダマイシン 600 mg PO/IV/IM
赤痢アメーバ Entamoeba histolytica	・無症候性キャリアーパロモマイシン(Humatin®)30 mg/kg/日(1日3回に分けて)を7日間, OR メトロニダゾール 750 mg PO 1日3回を10日間, OR diloxanide(furamide®)500 mg PO 1日3回を10日間
	・直腸結腸炎—〔メトロニダゾール 750 mg PO 1日3回を7日間, OR チニダゾール(Tindamax®)2 g PO 1日1回を3日間〕, + その後,パロモマイシン, iodoquinol, diloxanide を内服(投与量は無症候性を参照)

(次頁に続く)

治療:成人における経験的な抗菌薬のカバーと特異的な感染症

感染症	治療
	・肝膿瘍 or 重症—[メトロニダゾール 750 mg IV/PO を 7-10 日間, **OR** チニダゾール (Tindamax®) 2 g PO 1 日 1 回を 5 日間], その後, パロモマイシン, iodoquinol, diloxanide を内服(投与量は無症候性を参照)
蟯虫 *Enterobius vermicularis* pinworms	・アルベンダゾール (Albenza®) 400 mg PO, **OR** メベンダゾール 100 mg PO, **OR** パモ酸ピランテル 11 mg/kg(最大 1 g): 1 剤を選択し 1 日 1 回を 2 週間
腸球菌(フェカーリスとフェシウム) *Enterococcus faecalis* & *Enterococcus faecium*	・バンコマイシン感受性—PO 投与:アモキシシリン 1 g PO 1 日 4 回, **OR** アンピシリン 500 mg PO 1 日 4 回, **OR** nitrofurantoin 100 mg PO 1 日 4 回, **OR** Macrobid® 100 mg PO 1 日 2 回, **OR** ドキシサイクリン 100 mg PO 1 日 2 回. 経静脈投与:アンピシリン 1-2 g IV 4-6 時間ごと, **OR** アンピシリン/スルバクタム(ユナシン®) 1.5-3 g IV 6 時間ごと, **OR** 1 g IV 12 時間ごと
	・バンコマイシン耐性—PO 投与(軽症の感染):ドキシサイクリン 100 mg PO 1 日 2 回, **OR** nitrofurantoin 100 mg PO 1 日 4 回, **OR** nitrofurantoin 徐放剤(Macrobid®) 100 mg PO 1 日 2 回, **OR** リネゾリド(ザイボックス®) 600 mg PO 1 日 2 回, **OR** [尿路感染症のみであれば, フォスフォマイシン(monurol®) 3 g PO]. ・経静脈投与:ダプトマイシン(キュビシン®) 4-6 mg/kg IV 24 時間ごと, **OR** リネゾリド(ザイボックス®) 600 mg IV/PO 12 時間ごと, **OR** キヌプリスチン/ダルホプリスチン(シナシッド®) 7.5 mg/kg IV 8 時間ごと, **OR** チゲサイクリン(タイガシル®) 100 mg IV 初回投与+その後 50 mg IV 12 時間ごと, **OR** 〔米国では入手できない薬剤として:ストレプトマイシン 7.5 mg/kg IV 12 時間ごと, **OR** テイコプラニン(タゴシッド®) 400 m IV 初日 1 回, +その後 200-400 mg IV 24 時間ごと〕 ・もし心内膜炎(亜急性)や重症感染症であれば, ゲンタマイシン(もしくは, ストレプトマイシン)を追加. もし亜急性心内膜炎でかつアミノグリコシドに高度耐性の場合は, アンピシリン 2 g IV 4 時間ごと, +セフトリアキソン 2 g IV 12 時間ごと
精巣上体炎 Epididymitis	・セフトリアキソン(ロセフィン®) 250 mg IV/IM, +ドキシサイクリン 100 mg PO を 14 日間. もし, 腸内細菌の可能性がある(例, 35 歳以上)や淋菌検査が陰性の場合:ofloxacin 300 mg PO 1 日 2 回, **OR** レボフロキサシン 500 mg PO 1 日 1 回を 10 日間

(次頁に続く)

感染症	治療
喉頭蓋炎 Epiglottitis ―ステロイドの使用が不明	・セフトリアキソン(ロセフィン®) 2 g IV 24 時間ごと, **OR** セフロキシム(zinacef®) 0.75-1.5 g IV 8 時間ごと, **OR** ユナシン® 3 g IV 6 時間ごと.
丹毒 Erysipelas ―真皮上層, 有痛性, 発熱, 結節を伴い, 明瞭な隆起した境界	・PO 投与―ペニシリン 250-500 mg PO 1 日 4 回, **OR** ドキシサイクリン 250-500 mg PO 1 日 4 回, **OR** セファレキシン 250-500 mg PO 1 日 4 回, **OR** cefadroxil 1-2 g PO 1 日 1 回 ・経静脈投与―蜂窩織炎を参照
筋膜炎 Fasciitis	・壊死性筋膜炎を参照
毛囊炎 Folliculitis	・限局性―ムピロシン(バクトロバン®)塗布 1 日 3 回, **OR** クリンダマイシン 1% ゲル/ローション(Cleocin®, Evoclin®)塗布 1 日 2 回, **OR** エリスロマイシン 1.5% 溶液/2% ゲル(Eryderm®, Erygel®, Erycette®)塗布 1 日 2 回 ・全身性―蜂窩織炎と MRSA を参照 ・風呂/プールからの毛囊炎―緑膿菌が原因で, 抗菌薬は通常不要. 5% 酢酸湿布 1 日 2 回を考慮. もし免疫不全, 持続する感染, 乳腺炎なら抗菌薬投与せよ
野兎病 *Francisella* tularensis	・生物・化学・放射線被曝☞ p.278 参照
壊疽 Gangrene	・ガス壊疽, フルニエ壊疽, 壊死性筋膜炎の項を参照
ガルドネラ *Gardnerella*	・ガルドネラ・バジナリス―(細菌性)腟炎の項を参照
陰部潰瘍 Genital ulcer ―それぞれの疾患の項目を参照	・所見に頼ってはいけない. 梅毒, ヘルペス, 軟性下疳の検査をせよ
ジアルジア症(ランブル鞭毛虫) Giardia lamblia	・メトロニダゾール(フラジール®) 250 mg PO 1 日 3 回を 5 日間, **OR** チニダゾール(Tindamax®) 2 g PO 1 日 1 回 1 日, **OR** ニタゾキサニド(Alinia®) 500 mg PO 1 日 2 回を 3 日間
歯肉炎 Gingivitis ―急性壊死性潰瘍性	・ペニシリン 250-500 mg PO 1 日 4 回, **OR** テトラサイクリン 250 mg PO 1 日 4 回, **OR** ドキシサイクリン 100 mg PO 1 日 2 回, を 10 日間

(次頁に続く)

治療：成人における経験的な抗菌薬のカバーと特異的な感染症　147

感染症	治療
淋病 Gonorrhea 一頸管炎，尿道炎，咽頭炎，直腸炎—骨盤内腹膜炎ではない場合	• セフトリアキソン 125 mg IM を 1 回（咽頭炎に対する 1 次オプション），**OR** セフィキシム or セフポドキシム（バナン®）400 mg PO，**OR** セフロキシム（Ceftin®）1 g PO，**OR** スペクチノマイシン 2 g IM（米国では入手不可），**OR**（シプロフロキサイン 500 mg PO or Floxin® 400 mg PO を 1 回）—キノロン系には耐性が高いため，培養でこれらの薬剤に対する感受性がある場合のみキノロン系を使用する． • 重度のセファロスポリンアレルギーの場合—：セファロスポリンの脱感作を考慮，**OR** アジスロマイシン 2 g PO，**OR** フルオロキノロン PO，＋培養の繰り返し • 播種性淋菌感染症：セフトリアキソン 1 g IM/IV 24 時間ごと，**OR** セフォタキシム 1 g IV 8 時間ごと，**OR** セフチゾキシム（Ceftizoxime）1 g IV 8 時間ごと，**OR** スペクチノマイシン 2 g IM 12 時間ごと • 髄膜炎もしくは心内膜炎：セフトリアキソン 1-2 g IV 12 時間ごと
鼠径部肉芽腫（ドノヴァン症） Granuloma Inguinale	• 以下のうち 1 種類の薬剤を 3 週間：ドキシサイクリン 100 mg PO 1 日 2 回，**OR** アジスロマイシン 1 g 1 週間ごと，**OR** シプロフロキサシン 750 mg PO 1 日 2 回，**OR** Septra® DS 1 錠 PO 1 日 2 回
ヘリコバクター・ピロリ菌 *Helicobacter pylori*	• prevpac®（ランソプラゾール，アモキシシリン，クラリスロマイシンが一包化されたもの）を指示どおり内服，**OR** • アモキシシリン 1 g かつ biaxin® 500 mg かつオメプラゾール 20 mg PO 1 日 2 回を 14 日間，**OR** • ランソプラゾール 30 mg PO＋Pepto Bismol® 2 g PO 1 日 4 回＋メトロニダゾール 500 mg PO 1 日 3 回＋テトラサイクリン 500 mg PO 1 日 4 回を 14 日間
ヘルペス Herpes —脳炎	• アシクロビル 10 mg/kg 1 時間以上かけて IV 8 時間ごと，を 2-3 週間
ヘルペス Herpes —単純性	• 性器—初感染—アシクロビル（ゾビラックス®）400 mg PO 1 日 3 回を 7-10 日間，**OR** ファムシクロビル（ファムビル®）250 mg 1 日 3 回を 7-10 日間，**OR** バラシクロビル（バルトレックス®）1 g PO 1 日 2 回を 5-10 日間 • 性器—再発—アシクロビル（400 mg PO 1 日 3 回を 5 日間，or 800 mg PO 1 日 2 回を 5 日間，or 800 mg PO 1 日 3 回を 2 日間），**OR** ファムシクロビル（125 mg PO 1 日 2 回を 5 日間，or 1 g PO 1 日 2 回を 1 日間），**OR** バラシクロビル（500 mg PO 1 日 2 回を 3 日間，or 1 g PO 1 日 1 回を 5 日間）

（次頁に続く）

感染症	治療
角膜炎は眼科医にコンサルト	• HIV 陽性患者の反復性性器感染—アシクロビル 400 mg PO 1 日 3 回を 5-10 日間, or ファムシクロビル 500 mg PO 1 日 2 回を 5-10 日間, or バラシクロビル 1 g PO 1 日 2 回を 5-10 日間
	• HIV 陽性患者の予防—予防を参照
	• 角膜炎—トリフルリジン (Viroptic®) 1 滴を 2 時間ごと, 1 日 9 回以上, 再上皮後は 1 滴を 4-6 時間ごとに減量し 7-14 日間, OR ビラダビン (vira-A) 3% 軟膏塗布, 1 日 5 回, OR (欧州では入手可能) アシクロビル 3% 軟膏塗布, 1 日 5 回. 局所薬剤の毒性がある場合は, 角膜疾患にはアシクロビル 400 mg 経口 1 日 5 回, 14-21 日間が有効かもしれない
	• 口唇/歯肉口内炎—初感染—アシクロビル 200 mg 1 日 5 回, or 400 mg PO 1 日 3 回, OR ファムシクロビル 250 mg PO 1 日 2 回, OR バラシクロビル 1 g PO 1 日 1 回, を 7-10 日間
	• 口唇/歯肉口内炎—再発—ファムシクロビル (前駆症状の間に始めよ) (1.5 g PO 1 回, or 750 mg 1 日 2 回, を 1 日間), OR バラシクロビル 500 mg PO 1 日 2 回を 3 日間, OR ペンシクロビル (Denavir®) 起きている時に局所に塗布 2 時間ごと, 4 日間, OR doconasol (abreva®)
	• 予防—アシクロビル 400 mg PO 1 日 2 回, OR ファムシクロビル 250 mg PO 1 日 1 日 2 回, OR バラシクロビル 500-1,000 mg PO 1 日 1 回
	• HIV 陽性患者の予防—アシクロビル 400-800 mg PO 1 日 2-3 回, OR ファムシクロビル 500 mg PO 1 日 2 回, OR バラシクロビル 500 mg PO 1 日 2 回
	• 重症感染症 (播種性, 肺炎—上記の脳炎の項を参照)—アシクロビル 5-10 mg/kg IV 8 時間ごとを 2-7 日間, その後 PO 薬とし, 合わせて 10 日間
帯状疱疹 (角膜炎を含む) Herpes–zoster	• アシクロビル 800 mg PO 1 日 5 回を 5-7 日間, OR ファムシクロビル 500 mg PO 1 日 3 回を 7 日間, OR バラシクロビル 1 g PO 1 日 3 回を 7 日間 (±ステロイド—帯状疱疹後神経痛を減らす効果は, 議論中) • 免疫不全や状態不良の際は, IV を検討する
HIV 曝露 HIV exposure	• ☞ p.172-173 を参照
鉤虫症 Hookworms	• アルベンダゾール (Albenza®) 400 mg PO を 1 日間, OR メベンダゾール (500 mg PO を 1 日間, OR 100 mg PO 1 日 2 回を 3 日間), OR パモ酸ピランテル 11 mg/kg (最大量 1 g) を 1 日間

(次頁に続く)

治療：成人における経験的な抗菌薬のカバーと特異的な感染症　149

感染症	治療
伝染性膿痂疹 Impetigo	• ムピロシン(バクトロバン®)塗布1日3回，or retapamulin(Altabax®)塗布1日2回，を5日間
インフルエンザ治療(発症48時間以内に開始) Influenza treatment	• インフルエンザA or B：オセルタミビル(タミフル®) 75 mg PO 1日2回を5日間 **OR** ザナミビル(リレンザ®) 10 mg(1パフ5 mgを2パフ)1日2回を5日間
インフルエンザ予防 Influenza prophylaxis	• インフルエンザA or B：もし家庭内での接触や28日以内の地域でのアウトブレイクがあった場合は，オセルタミビル(タミフル®) 75 mg PO 1日1回を少なくとも7日間，ザナミビル(リレンザ®) 10 mg(1吸入5 mgを2吸入)1日1回を10日間
イソスポラ症 Isospora belli	• Septra DS® 1錠 PO 1日2回を10日間(HIVでは，1日4回を10日間) **OR** シプロフロキサシン500 mg PO 1日2回を7日間
血管内留置カテーテル感染 IV catheter line infection	• バンコマイシン1 g IV 12時間おき **OR** リネゾリド(ザイボックス®) 600 mg IV 12時間ごと **OR** ダプトマイシン(キュビシン®) 6 mg/kg IV 24時間ごと **OR** チゲサイクリン(タイガシル®)初回100 mg IV+50 mg IV 12時間ごと． • リファンピシンをMRSAへの治療効果増加として**追加**[訳注8]． [訳注8：ルーチンでバンコマイシンとリファンピシンの併用はしない(青)]
	• 敗血症，免疫不全患者，敗血症で状態が悪い場合には一創部/血管カテーテル(☞ p.135 参照)
角膜炎 Keratitis 眼科医と相談して治療	• 細菌性一角膜炎の65-90%が細菌性．屈折手術(レーシック)後はノカルジアとマイコバクテリウムを考慮．治療[訳注9]：(1)強化トブラマイシン(14 mg/mL)+〔強化セファゾリン(50 mg/mL)**OR**強化バンコマイシン(15-50 mg/mL)〕**OR** (2)強化セファゾリン+第3/4世代フルオロキノロン点眼 **OR** (3)ガチフロキサシン(ガチフロ®) or モキシフロキサシン(ベガモックス®)．用量：1滴5-15分ごとに1時間．その後抗菌薬30分ごと(ただし交互に15分おき)を6-12時間．そして起床している間は1時間に1滴を24-72時間，6-8時間ごとにゆっくり減量しながら10-14日間投与．軽症では単剤にする[訳注9]． [訳注9：日本ではレボフロキサシン(クラビット®)点眼，ガチフロキサシン(ガチフロ®)点眼：1日4-6回，眼軟膏：頻回投与．セフメノキシム(ベストロン®)，MRSAの可能性が否定できない症例ではバンコマイシンを調剤して(10-25 mg/mL)点眼薬として使用してもよい．用量ははじめ1-3日間は15-60分ごとに点眼，その後数週間にわたり漸減(青)]
	• ウイルス性一単純性ヘルペスと帯状疱疹を参照

(次頁に続く)

感染症	治療
	• 寄生虫/アメーバ―アカントアメーバはコンタクトレンズ使用者に起こる(特に就寝中も装着している場合). Propamidine isethionate (Brolene®) + ネオマイシン/ポリミシン B/gramicidin 溶液を起床時 1 時間ごとを 1 週間, その後漸減訳注10). **(訳注 10**：日本では 0.02% クロルヘキシジン(ヒビテン®)点眼(消毒用 0.02% クロルヘキシジンをそのまま点眼に用いることができる)を 1~2 時間ごと, 入手可能であれば PHMB (ポリヘキサメチレンビグアナイド) 0.02% 溶液を併用(1~2 時間ごとに点眼)(青)]
シラミ Lice	• アタマジラミ参照
Ludwig's angina	• 顎下部膿瘍参照
ライム病 Lyme disease	• ☞ p.168 参照
鼠径リンパ肉芽腫 Lymphogranuloma venereum (LGV)	• ドキシサイクリン 100 mg 2 回 PO 21 日間 • **OR** エリスロマイシン 500 mg 2 回 PO 21 日間
乳腺炎 Mastitis (乳房膿瘍は ☞ p.139 参照)	• MRSA 蜂窩織炎として治療―MRSA 参照
乳突蜂巣炎 Mastoiditis	• セフォタキシム 1 g 4 時間ごと点滴 **OR** セフトリアキソン 1-2 g 24 時間ごと点滴
麻疹曝露 Measles exposure	• 感染しやすく曝露が疑われる場合は予防接種ワクチンを投与. 麻疹罹患歴, 1956 年以前に出生訳注11), 麻疹抗体陽性, 適切な予防接種歴がない限りは感染しやすいと考える. ネオマイシンアレルギー, 結核, 免疫抑制, ステロイド使用, 血液悪性腫瘍, 妊娠, 3 か月以内の血液製剤 or 免疫グロブリン製剤使用歴がある場合は投与しない. 曝露 72 時間以内に予防注射する. 生後 6-12 か月の乳児には一価ワクチンを使用する訳注12). **(訳注 11**：アメリカでは 1956 年以前に生まれた場合にはすでに罹患して麻疹の免疫があるとみなされるためで日本には適応されない) **(訳注 12**：日本では生ワクチンを使用)
	• 免疫抑制, 1 歳未満, 妊婦は免疫グロブリンを使用：(1) 曝露 6 日以内であれば 0.25 mL/kg(最大 15 mL) 筋注. (2) 免疫抑制には 2 倍量投与(最大 15 mL). (3) 免疫グロブリン投与から 5 か月以上経過したらワクチン接種
細菌性髄膜炎 Meningitis—bacterial	• セフォタキシム 2 g IV 4-6 時間ごと **OR** セフトリアキソン 2 g IV 12 時間ごと

(次頁に続く)

治療：成人における経験的な抗菌薬のカバーと特異的な感染症　151

感染症	治療
一健康な50歳未満	・さらにバンコマイシン15 mg/kg IV 12時間ごと ・さらに抗菌薬投与15分前 or 同時にデキサメタゾン0.15 mg/kg IV 6時間ごと，4日間．主に肺炎球菌 or インフルエンザ菌が疑わしい場合に使用．
細菌性髄膜炎 Meningitis—bacterial —50歳以上 or 健康状態が良くない場合　上記デキサメタゾンを参照	・50歳未満は上記治療＋アンピシリン2 g IV 4時間ごと． ・重篤なペニシリンアレルギーがあればST合剤 15-20 mg/kg/日(6-8時間ごとに分ける)＋バンコマイシン500-750 mg IV 6時間ごと．
曝露後の髄膜炎発症予防 Meningitis prophylaxis after exposure (髄膜炎菌とインフルエンザ菌)	・髄膜炎菌への曝露　成人ではリファンピシン 600 mg PO 2回/日を2日間 OR セフトリアキソン 250 mg 筋注訳注13) OR シプロフロキサシン 500 mg PO．家庭，デイケア，保育園で24時間以内に接触した人，年長児/成人でキスをした人，食事や飲み物を共有した人，患者分泌物に曝露した医療従事者が対象となる． (訳注13：局所麻酔と混合して筋注することがあるが通常日本では静注で用いる)
	・インフルエンザ菌への曝露　リファンピシン 600 mg PO の2回/日を2日間(最大投与量 600 mg)．家庭内接触で以下の場合(1)予防接種を受けていない4歳未満の小児か，予防接種を受けているが免疫抑制状態の小児が家庭にいる場合．(2)保育園や小児ケアで60日以内に侵襲性インフルエンザ菌感染症が2例以上発生している場合
髄膜炎/脳室炎 Meningitis/ventriculitis 髄液シャント術か外傷後	・シャント　バンコマイシン15 mg/kg IV 8-12時間ごと＋[セフタジジム(モダシン®) 2 g IV 8時間ごと or メロペネム(メロペン®) 2 g IV 8時間ごと or セフェピム(マキシピーム®) 2 g IV 8時間ごと]
髄膜炎菌血症 Meningococcemia	・髄膜炎参照
メチシリン耐性黄色ブドウ球菌 Methicillin resistant Staphylococcus aureus (MRSA)	・経口薬 Bactim®(ST合剤)DS 2つを2回/日(バクタ®2錠2回/日) OR クリンダマイシン 150-450 mg 1日4回(5-10%は耐性があり，マクロライド耐性にも耐性が起こりうる) OR リネゾリド(ザイボックス®) 600 mg 2回/日 OR ドキシサイクリン 100 mg 2回/日(10-15%耐性)．追加でリファンピシン 300-600 mg 2回/日を投与してもよい(リファンピシン単剤では使用しない)．

(次頁に続く)

感染症	治療
	• 静注薬 バンコマイシン 1 g IV 12時間ごと OR リネゾリド 600 mg IV 12時間ごと OR チゲサイクリン(タイガシル®)初回 100 mg IV+50 mg IV 12時間ごと OR ダプトマイシン(キュビシン®) 4-6 mg/kg IV 24時間ごと OR キヌプリスチン/ダルホプリスチン(シナシッド®) 7.5 mg/kg IV 24時間ごと OR 1日目テイコプラニン(タゴシッド®) 400 mg IV+200-400 mg IV 24時間ごと OR ceftobiprole 500 mg IV 8-12時間ごと
壊死性筋膜炎 Necrotizing fasciitis	☞ p.135 壊死性筋膜炎による敗血症参照
淋菌 Neisseria gonorrhea	• 淋病 OR 骨盤内腹膜炎参照
髄膜炎菌 Neisseria meningitidis	• 治療 ペニシリンG 400万単位 IV 4時間ごと OR セフトリアキソン 2 g IV 12時間ごと
	• 曝露 曝露後の髄膜炎発症予防参照
発熱性好中球減少症 Neutropenic fever	• 発熱性好中球減少症ガイドライン☞ pp.126-128 参照
爪真菌症 Onychomycosis	• 爪白癬参照
骨髄炎 Osteomyelitis	• MRSA疑い バンコマイシン 1 g IV 12時間ごと OR リネゾリド 600 mg IV 12時間ごと OR チゲサイクリン(タイガシル®)初回 100 mg IV+50 mg IV 12時間ごと OR ダプトマイシン(キュビシン®) 4-6 mg/kg IV 24時間ごと OR キヌプリスチン/ダルホプリスチン(シナシッド®) 7.5 mg/kg IV 24時間ごと
	• 免疫抑制, ゴム底の靴を踏み抜いた場合, 透析, 静脈注射薬常用者(IVDU)の場合にはシプロフロキサシン 400 mg IV 12時間ごと or セフタジジム 2 g IV 8時間ごと or ceftobiprole 500 mg IV 8-12時間ごと (FDA未承認) を追加
	• (MSSAと感受性がわかっていれば) セファゾリン 2 g IV 8時間ごと or nafcillin or oxacillin 2 g IV 4時間ごと
骨髄炎 Osteomyelitis ―静脈注射薬常用者(IVDU), 透析患者, 免疫抑制者の場合	• シプロフロキサシン(シプロキサン®) 200-400 mg IV 12時間ごと
	• 併用 [(セファゾリン 2 g IV 8時間ごと or nafcillin or oxacillin 2 g IV 4時間ごと) OR バンコマイシン 1 g IV 12時間ごと]
	• メチシリン耐性黄色ブドウ球菌参照
	• 糖尿病患者の足病変の場合は, 糖尿病性足病変参照

(次頁に続く)

治療：成人における経験的な抗菌薬のカバーと特異的な感染症　153

感染症	治療
外耳道炎 Otitis externa	• Cortisporin otic® 4滴4回/日 OR Cipro® HC 3滴2回/日 OR Floxin® otic 10滴2回/日7日間訳注14 （**訳注14**：日本では局所洗浄、時に術後点耳薬（タリビッド®点耳薬 10滴2回/日など）（青））
	• 重症例　セファレキシン（ケフレックス®）OR Dicloxacillin 500 mg PO 4回/日7日間 OR 以下の糖尿病治療参照
	• 糖尿病（緑膿菌）　イミペネム（チエナム®）0.5-1.0 g IV 6時間ごと OR メロペネム（メロペン®）1 g IV 8時間ごと OR シプロフロキサシン（シプロフロキサシン点滴静注液）400 mg IV 12時間ごと OR セフタジジム 2 g IV 8時間ごと OR [抗緑膿菌ペニシリン＋アミノグリコシド]訳注15 （**訳注15**：日本ではピペラシリン 4 g 4-6時間ごと or セフタジジム 2 g 6-8時間ごと＋シプロキサシン 400 mg 8時間ごと（青））
中耳炎 Otitis media	• [アモキシシリン 250-500 mg PO 3回/日 OR 500-875 mg PO 2回/日（1 g PO 3回/日を推奨する医師もいる）] OR [オーグメンチン® 500 mg PO 3回/日 or 875 mg PO 2回/日（Augmentin XR® 2 g/125 PO 2回/日）]訳注16 OR セフジニル（セフゾン®）600 mg PO/日 OR セフポドキシム（バナン®）200 mg PO 2回/日 OR セフロキシム（オラセフ®）250 mg PO 2回/日 10日間 （**訳注16**：日本ではオーグメンチン®1錠＋サワシリン® 250 mgを3回/日）
	• 緑膿菌の関与を疑う場合には外耳道炎の緑膿菌参照
パピローマウイルス Papillomavirus	• 疣贅参照
副咽頭間隙膿瘍 Parapharyngeal abscess	• 顎下腺膿瘍参照
感染性耳下腺炎 Parotitis—infectious	• セファゾリン（セファメジン®）1 g IV 8時間ごと OR nafcillin or oxacillin 2 g IV 4時間ごと（HIV、ムンプス、CMV、糖尿病、マイコバクテリア、肝硬変、低栄養、薬剤性耳下腺炎などの場合は無効）
アタマジラミ（シラミ寄生症） Pediculus humanus capitis	• Permethrin 1%（Nix®）を毛髪・頭皮に10分間投与 1-2週間繰り返し投与可 OR Permethrin 5% cream（Elimite®）を夜間投与 OR malathion（Ovide®）0.5%シャンプー 10分間を1週間使用する訳注17 （**訳注17**：日本では市販のスミスリン®シャンプーやパウダーを使用する）

(次頁に続く)

感染症	治療
	・耐性・治療失敗例:パクタン®1錠 PO 2回/日3日間;1週間あけて再度3日間投与する.(Permethrinと併用するのが効果的)OR イベルメクチン(ストロメクトール®) 200 mcg/kg 経口1日1回-1週間繰り返し投与可[3, 6 mg錠訳注18],OR lindane 1% シャンプーを4分間,その後リンスをする OR lindane 1% ローションの8時間以上使用を1週間(妊娠や痙攣の既往があればlindaneは避ける) 〔訳注18:日本は3 mg錠のみ〕
骨盤内炎症性疾患 Pelvic inflammatory disease (PID) —入院治療(CDC) 治療のレジメンA,Bから選び,レジメンCは第2選択	・A:〔セフォテタン2 g IV 12時間ごと OR cefoxitin (Mefoxin®) 2 g IV 6時間ごと訳注19〕+ ドキシサイクリン100 mg PO or IV 12時間ごと14日間 〔訳注19:日本ではセフメタゾール1-2 g IV 8時間ごと(青)〕
	・B:クリンダマイシン900 mg IV 8時間ごと + ゲンタマイシン
	・C:アンピシリン・スルバクタム(ユナシン®) 3 g 静注 IV 6時間ごと + ドキシサイクリン100 mg IV 12時間ごと
	・フルオロキノロンについての議論はPID—外来治療を参照
	・症状が改善して24時間経過すれば下記の外来治療の内服薬に変更する
PID—外来治療 (CDC)	・(セフトリアキソン250 mg IM or cefoxitin 2 g IMとプロベネシド1 g 経口) + ドキシサイクリン100 mg 経口2回/日14日間) ± メトロニダゾール(フラジール®) 500 mg PO 2回/日14日間
	・その他の治療—もし経口セファロスポリンが投与不可で地域と個人の淋菌の耐性リスクが低い場合,フルオロキノロンのレジメンを適用してもよい:〔レボフロキサシン(クラビット®) 500 mg PO 1回/日14日間 OR levofloxacin (Floxin®) 400 mg PO 2回/日14日間〕+メトロニダゾール(フラジール®) 500 mg PO 2回/日14日間
腹膜炎 Peritonitis —腸管穿孔	・腹腔内感染症の推奨を参照参照
腹膜炎 Peritonitis —特発性	・セフォタキシム2 g IV 8時間ごと OR ユナシン® 3 g IV 6時間ごと OR Timentin 3.1 g IV 6時間ごと OR ゾシン® 4.5 g IV 8時間ごと
	・大腸菌・クレブシエラ菌耐性(ESBL+(広域βラクタム薬)+〕シプロフロキサシン(シプロフロキサシン) 400 mg IV 12時間ごと or イミペネム(チエナム®) 0.5 g IV 6-8時間ごと or 1 g IV 8時間ごと

(次頁に続く)

治療：成人における経験的な抗菌薬のカバーと特異的な感染症

感染症	治療
扁桃周囲膿瘍 Peritonsillar abscess	・顎下部膿瘍参照
咽頭炎 Pharyngitis A群連鎖菌が疑わしい場合	・セファレキシン 250-500 mg PO 4回/日 10日間 OR アジスロマイシン[4] 500 mg PO 1日, その後 250 mg PO 4日間, OR クラリスロマイシン[訳注20] 250 mg PO 2回/日 10日間 OR Benzathine penicillin (Bicillin® LA) 1.2万単位筋注1回 or penicillin VK 500 mg PO 2回/日 10日間 OR cefadroxil[訳注21] 0.5-1 g PO 1回/日 **(訳注20)**：日本ではマクロライド耐性のA溶連菌が多いので注意） **(訳注21)**：日本では販売中止
ペスト Plague	・（曝露と治療について）☞ p.275 参照
肺炎 Pneumonia ―誤嚥や肺化膿症(肺膿瘍)	・クリンダマイシン 600-900 mg IV 8時間ごと OR ピペラシリン/タゾバクタム (ゾシン®) 4.5 g IV 8時間ごと OR cefoxitin 2 g IV 8時間ごと OR ticarcillin-clavulanate (Timentin®) 3.1 g IV 6時間ごと ＋ MRSA のカバーを考慮
市中肺炎 (CAP)[1]―米国感染症学会 2007 注1）：肺炎の入院か外来治療かどうかは☞ pp.72-74 のスコアリング (CURB-65, PORT/PSI-Pneumonia severity index) を使用	
肺炎―CAP 健康で3か月以内の抗菌薬使用歴なし (①)	・アジスロマイシン (ジスロマック®) 500 mg PO 1回, その後 250 mg PO 1回/日 4日間 (入院患者では 500 mg IV 24時間ごと 1, 2日間, また 500 mg PO 7-10日間) OR クラリスロマイシン (クラリス®)[訳注22] 250 mg PO 2回/日 7-14日 OR ドキシサイクリン 100 mg IV/PO 2回/日 OR Biaxin® XL 1 g PO 1回/日 7日間 **(訳注22)**：マクロライド耐性が問題となることが多いため使用する場合には注意
肺炎―CAP Pneumonia 合併症がある患者の外来治療 (心・肺・肝・腎疾患, 糖尿病, アルコール中毒, 無脾症, 免疫抑制, 担癌, 3か月以内の抗菌薬曝露)	・☞ pp.72-74 の入院加療を参照 ・レボフロキサシン (クラビット®) 750 mg PO/IV 1回/日 5日間 OR モキシフロキサシン (アベロックス®) 400 mg PO/IV 1回/日 7-14日間 OR Gemifloxacin (Factive®) 320 mg PO 1回/日 ・OR（アジスロマイシン or クラリスロマイシン 肺炎―上記①量参照）に加えて βラクタム (アモキシシリン 1 g PO 3回/日 or オーグメンチン® 2 g PO 2回/日 or セフポドキシム 200 mg PO 2回/日 or セフロキシム 250 mg PO 2回/日)
肺炎-CAP：緑膿菌 & MRSA	・もし 25% 以上マクロライド耐性 (MIC≧16 μg/mL) 肺炎球菌の場合にはマクロライドを使用しない

(次頁に続く)

13 章 | 感染症

感染症	治療
肺炎―CAP Pneumonia 入院(ICU以外)治療	• レボフロキサシン(クラビット®)750 mg PO/IV 1 回/日 5 日間 **OR** モキシフロキサシン(アベロックス®) 400 mg PO/IV 1 回/日 7-14 日間 **OR** Gemifloxacin (Factive®) 320 mg PO 1 回/日 • **OR** (アジスロマイシン/ジスロマック® or クラリスロマイシン/クラリス®―肺炎―上記①量参照)と(セフトリアキソン 1-2 g IV 24 時間ごと or セフォタキシム 1 g IV 12 時間ごと or アンピシリン 1-2 g IV 4-6 時間ごと) • **OR** ドキシサイクリン 100 mg PO/IV 2 回/日と ertapenem (Invanz®) 1 g IV 24 時間ごとを併用
肺炎―CAP Pneumonia **ICU 入院** ICU 入院基準:(1) 敗血症性ショック,昇圧薬使用, or (2) 呼吸不全/挿管; or (3) 以下のうち 3 つに該当: RR≥30, PaO₂/FiO₂≤250, 複数の肺葉にまたがる,意識障害,尿毒症(BUN≥20), WBC<4,000, 血小板<100,000, 体温<36℃,積極的輸液治療にもかかわらず低血圧	• 左記 ICU 入院基準参照 • [セフトリアキソン(ロセフィン®) 1-2 g IV 24 時間ごと or セフォタキシム(セフォタックス®) 1 g IV 12 時間ごと or アンピシリン/スルバクタム(ユナシン®) 1.5-3 g IV 6 時間ごと]に加えて [アジスロマイシン(ジスロマック® or クラリスロマイシン(クラリス®) or レボフロキサシン(クラビット®) or モキシフロキサシン(アベロックス® or gemifloxacin/Factive®)]―用量は肺炎―合併症がある患者の外来治療を参照 • ペニシリンアレルギー: [レボフロキサシン(クラビット®) 750 mg IV 1 回/日 **OR** モキシフロキサシン(アベロックス®) 400 mg IV 1 回/日] + アズトレオナム(アザクタム®) 1-2 g IV 8-12 時間ごと
肺炎―CAP Pneumonia **MRSA が疑われる時** (院内肺炎参照)	• MRSA が疑われる場合(例: 最近の皮膚感染症, MRSA 検出歴, 最近の入院・救急外来受診歴, インフルエンザ罹患後, 肺化膿症 or 胸水貯留, 挿管・人工呼吸器管理中, 気管切開後)には,前述の入院治療レジメンに以下のどちらかの治療を加える:(1)リネゾリド(ザイボックス®) 600 mg IV 12 時間ごと **OR** (2)バンコマイシン 1 g IV 12 時間ごとを入院 or ICU 治療レジメンに追加する
肺炎―CAP Pneumonia **緑膿菌が疑われる時**(院内肺炎参照)	• 緑膿菌が疑われる場合(例: COPD,誤嚥,アルコール中毒,慢性的なステロイド使用,気管支拡張症のような器質性肺疾患,気管切開後,人工呼吸器管理,頻回抗菌薬使用歴)以下のいずれかの治療を考慮

(次頁に続く)

感染症	治療
	• (1) [ピペラシリン/タゾバクタム (ゾシン®) 3.375-4.5 g IV 6 時間ごと or セフェピム (マキシピーム®) -12 g IV or イミペネム (チエナム®) 1 g IV 6-8 時間ごと or メロペネム (メロペン®) 1 g IV 8 時間ごと〕 + (2) シプロフロキサシン (シプロフロキサシン点滴静注®) 400 mg IV 8-12 時間ごと or レボフロキサシン (クラビット点滴静注®) 750 mg IV 24 時間ごと
	• **OR** [ピペラシリン/タゾバクタム (ゾシン®) 3.375-4.5 g IV 6 時間ごと or セフェピム (マキシピーム®) 1-2 g IV 12 時間ごと (セフェピムの注意点は☞ p.135 参照) or イミペネム (チエナム®) 1 g IV 6-8 時間ごと or メロペネム (メロペン®) 1 g IV 8 時間ごと〕 + (ゲンタマイシン or トブラマイシン) + アジスロマイシン (ジスロマック®) 500 mg IV 24 時間ごと 1-2 日間, その後 500 mg PO 7-10 日間.
	• **OR** [ピペラシリン/タゾバクタム (ゾシン®) 3.375-4.5 g IV 6 時間ごと or セフェピム (マキシピーム®) 1-2 g IV 12 時間ごと (セフェピムの注意点は☞ p.135 参照) or イミペネム (チエナム®) 1 g IV 6-8 時間ごと or メロペネム (メロペン®) 1 g IV 8 時間ごと〕 + (ゲンタマイシン or トブラマイシン) + シプロフロキサシン (シプロキサン®) or レボフロキサシン (クラビット®).
	• ペニシリンアレルギー―代替としてアズトレオナム (アザクタム®) 1-2 g IV 8-12 時間ごとを上記(1)の代わりに使用する.
院内肺炎 (HAP), 人工呼吸器関連肺炎 (VAP), 医療ケア関連肺炎 (HCAP) ―米国感染症学会 2007	
HCAP 定義 HCAP definition	• 90 日以内に急性期病院に 2 日間以上入院か, 90 日以内の老人ホーム or 介護老人施設に居住, or 30 日以内に点滴抗菌薬, 化学療法, 創傷に対しての治療歴, 30 日以内に病院から透析施設への受診
HAP 定義 HAP definition	• 入院 48 時間以降に発生した肺炎
VAP 定義 VAP definition	• 挿管後 48-72 時間以降に発生した肺炎
早期肺炎 (入院 4 日以内の発症) で多剤耐性のリスク (後述参照) がない HAP・VAP (HCAP ではない)	• セフトリアキソン (ロセフィン®) 1-2 g IV 24 時間ごと **OR** レボフロキサシン (クラビット®) 750 mg IV 24 時間ごと **OR** アンピシリン/スルバクタム (ユナシン®) 1.5-3 g IV 6 時間ごと **OR** モキシフロキサシン (アベロックス®) 400 mg IV 24 時間ごと **OR** ertapenem (Invanz®) 1 g IV 24 時間ごと

(次頁に続く)

感染症	治療
後期肺炎(入院5日以上経過してからの肺炎)or 多剤耐性のリスクがあるHAP・VAP(すべてのHCAP) エンピリカルな治療を推奨. 狭域での治療は培養と治療への反応性に応じて行う.	• 多剤耐性菌の要素：上記HCAPに該当する場合, 多剤耐性菌の家族歴, 耐性菌の頻度が多い地域や病棟, 免疫抑制疾患や治療 • 以下から1つを選択：〔セフェピム(マキシピーム®)1-2 g IV 8-12時間ごと(セフェピムの注意点は☞ p.135参照) or イミペネム(チエナム®)1 g IV 6-8時間ごと or メロペネム(メロペン®)1 g IV 8時間ごと or ceftazidime(Fortaz®)2 g IV 8時間ごと〕 • 加えて2つ目の薬剤を選択―〔ピペラシリン/タゾバクタム(ゾシン®)4.5 g IV 6時間ごと or シプロキサン® 400 mg IV 8時間ごと or レボフロキサシン 750 mg IV 24時間ごと or ゲンタマイシン 7 mg/kg/24時間ごと or トブラマイシン 7 mg/kg 24時間ごと or アミカシン 20 mg/kg 24時間ごと(アミノグリコシドのトラフレベル)〕 • もしMRSAのリスク因子があるかリスクが高い地域であればリネゾリド(ザイボックス®)600 mg IV 12時間ごと or バンコマイシン 15 mg/kg(最大1 g)IV 12時間ごとを追加 • もしESBL(基質特異性拡張型βラクタマーゼ)産生菌が疑われる場合には(1)カルバペネム系(イミペネム or メロペネム) or βラクタム・βラクタマーゼ阻害薬(ゾシン®)＋(2)シプロフロキサシン or レボフロキサシン or アミノグリコシドを併用 • もしレジオネラが疑われる場合にはマクロライド or レスピレートリーキノロンを追加
PCP(ニューモシスチス肺炎) *Pneumocystis jiroveci*(以前のカリニ肺炎)	• Septra® DS PO 8時間ごと OR Septra® 静注-トリメトプリムで換算 15 mg/kgを重症な場合8時間ごと 21日間 OR 〔(クリンダマイシン 600 mg IV 8時間ごと or 300-450 mg 経口 4回/日)とプリマキン® 15-30 mg 経口 1回/日 21日間〕 • OR ペンタミジン(ベナンバックス®)4 mg/kg IV 24時間ごと 21日間 • OR レクチゾール®100 mg PO 1回/日とTrimethoprim(Primsol®)5 mg/kg PO 3回/日 21日間 • OR アトバコン 750 mg PO 2回/日 21日間 • 追加で pO₂<70 mmHgの場合にはプレドニゾロンを2-3週間投与[訳注24] 訳注23：バクタ®2錠2回/日8時間ごと3週間 訳注24：プレドニゾロン40 mg 2回/日5日間, 1回/日5日間, 20 mg 1回/日 11日間投与する
直腸炎―感染性 Proctitis―infectious	• セフトリアキソン 125 mg IM[訳注25] ＋ ドキシサイクリン 100 mg PO 2回/日 7日間 訳注25：局所麻酔と混注して筋注することがあるが通常日本では静注で用いる

(次頁に続く)

治療：成人における経験的な抗菌薬のカバーと特異的な感染症

感染症	治療
前立腺炎≦35歳 Prostatitis	• PID—外来治療参照
前立腺炎>35歳	• シプロフロキサシン 500 mg PO 2回/日 14日 OR Septra® DS 訳注26) PO 2回/日 14日間 OR 精巣上体炎—全年齢参照 訳注26：バクタ® 2錠 2回/日 • 慢性前立腺炎—4週間の治療を要する可能性がある
偽膜性腸炎 Pseudomembranous colitis	• *Clostridium difficile* 参照
腎盂腎炎 Pyelonephritis —健常人で非妊娠 Septra®(バクタ®)/Bactrim耐性が増加している。尿培養結果が出るまでは地域の耐性に気をつけて治療をすべき	• 以下の経口薬のうち1つを7日間投与：シプロフロキサシン(シプロ®) 500 mg 2回/日、ロメフロキサシン(バレオン®) 400 mg 1回/日、Cipro XR® 1 g 1回/日、オフロキサシン(Floxin) 200-400 mg 2回/日 • OR Septra® DS 経口 2回/日 訳注26) or 経口セファロスポリン系(尿路感染症妊娠用量参照)をそれぞれ14日間内服 • 静注〔アンピシリン 2 g IV 4時間ごと+ゲンタマイシン(pg113)〕OR シプロフロキサシン点滴静注®・クラビット®(経口最大投与量を静注) OR セフォタキシム 1 g IV 12時間ごと OR セフトリアキソン 1 g IV 24時間ごと OR ピペラシリン/タゾバクタム(ゾシン®) 3.375-4.5 g IV 6-8時間ごと OR cefoxitin 2 g IV 8時間ごと、or ticarcillin-clavulanate(Timentin®) 3.1 g IV 6時間ごと • 妊娠している場合 セフォタキシム or セフトリアキソンを上記投与量でIV 訳注26：前掲参照
腎盂腎炎 Pyelonephritis —老人ホーム or フォーリーカテーテル留置中	• アンピシリン 2 g IV 4時間ごと+ゲンタマイシン • OR フルオロキノロン系を健常人の腎盂腎炎の記載で静注 OR ゾシン® 4.5 g IV 8時間ごと OR イミペネム OR メロペネム OR Timentin® 3.1 g IV 8時間ごと
Q熱 Q fever	• (感染曝露と治療について) ☞ p.275 参照
狂犬病 Rabies	• ☞ p.174 参照
咽後膿瘍 Retropharyngeal abscess	• 顎下部膿瘍 ☞ p.162 参照
ロッキー山紅斑熱 Rocky Mtn spotted fever	• ☞ p.169 参照

(次頁に続く)

感染症	治療
サルモネラ腸炎 Salmonella diarrhea 軽症の場合は治療適応なし	・50歳以上，高度動脈硬化，免疫抑制状態，心血管異常，体内に人工物がある場合に治療を考慮 ・アジスロマイシン 1 g PO，その後 500 mg PO 1回/日 6日間，OR シプロフロキサシン 500 mg PO 2回/日 7日間 ・重症 or 菌血症：セフトリアキソン 2 g IV 24時間ごと OR シプロフロキサシン 400 mg IV 12時間ごと訳注27) 訳注27：全体で10-14日間投与する．ただし骨髄炎や感染性動脈瘤，膿瘍では4-6週間投与（青）
疥癬 Scabies	・クロタミトン（オイラックス®）頭から足まで塗布，24時間で再度使用，48時間で洗浄訳注28) OR イベルメクチン（ストロメクトール®）200 μg/kg PO（3，6 mg錠）OR Permethrin 5% cream（Elimite®）or 1% Nix® を体に夜間中塗布しておき洗浄，OR 6% sulfur in petroleum cream® を夜間中塗布 OR lindane 1% lotion® を夜間塗布し洗浄（妊娠や痙攣患者では使用を避ける） 訳注28：日本では他にγ-BHC軟膏やベンジル安息香酸および硫黄軟膏がある．塗り残しなく皮疹部だけでなく全体に塗ることが大事（青）
敗血症 Sepsis —Xigris® は多くの副作用を有し，ICU患者で使用する薬剤であり救急外来では使用しない	・感染源と抗菌薬については☞ p.135 参照 ・敗血症による臓器障害が24時間以上持続＋死亡のリスクが高い場合（APACHE II ≧25）には Drotrecogin alfa/recombinant human activated protein C（Xigris®）24 μg/kg/時を96時間投与訳注29) 訳注29：有効性が証明されず現在は海外でも使用されない
化膿性関節炎（外傷歴や手術歴がない） Septic arthritis 整形外科にコンサルトを	・（Nafcillin OR oxacillin 2 g IV 4時間ごと）＋〔抗緑膿菌作用のあるセファロスポリン系―☞ p.135参照 or シプロフロキサシン（シプロキサン®）400 mg IV 2回/日〕 ・淋菌が疑われる場合：第3世代セファロスポリン系 ・MRSAが疑われる場合：骨髄炎（MRSA疑い）の推奨の項を参照
化膿性関節炎（外傷後や術後，人工関節） Septic arthritis 整形外科にコンサルトを	・バンコマイシン 1 g IV 12時間ごと＋〔シプロフロキサシン 400 mg IV 12時間ごと or ゲンタマイシン 1.7 mg/kg IV 8時間ごと or アズトレオナム（アザクタム®）1 g V 8時間ごと or 抗緑膿菌作用のあるセファロスポリン系 IV〕 ・骨髄炎―メチシリン耐性黄色ブドウ球菌のバンコマイシン以外の治療の項を参照

（次頁に続く）

治療:成人における経験的な抗菌薬のカバーと特異的な感染症

感染症	治療
化膿性滑液包炎 Septic bursitis	• 点滴治療:セファゾリン 2 g IV 8 時間ごと **OR** バンコマイシン 1 g IV 12 時間ごと **OR** nafcillin か oxacillin 2 g IV 4 時間ごと • 経口治療:シプロフロキサシン 750 mg PO 2 回/日 + リファンピシン 300 mg PO 2 回/日 **OR** dicloxacillin 500 mg PO 4 回/日 • MRSA 疑い メチシリン耐性黄色ブドウ球菌を参照
性的暴行後予防 Sexual assault prophylaxis HIV 曝露後予防を参照	• ワクチン接種歴がなければ B 型肝炎ワクチン(HIBG ではなく) + セフトリアキソン 125 mg 筋注(訳注30) + メトロニダゾール 2 g PO 1 日 + (アジスロマイシン 1 g PO 1 日(訳注31) or ドキシサイクリン 100 mg PO 2 回/日 7 日間)を併用 **訳注 30**:局所麻酔と混注して筋注することがあるが通常日本では静注で用いる **訳注 31**:妊娠しているか確認してから使用
細菌性赤痢 Shigella diarrhea	• アジスロマイシン(ジスロマック®)500 mg PO 1 日、その後 250 mg PO 4 日間 **OR** シプロフロキサシン 500 mg PO 2 回/日 3 日間 **OR** レボフロキサシン 500 mg PO 1 日 3 日間 **OR** Septra® (バクタ® 2 錠 2 回/日)DS 1 PO 2 回/日 3 日間
シャント感染 Shunt infection	• 血管シャント→血管内留置カテーテル感染参照 ☞ p.149 • 中枢神経シャント→髄膜炎/脳室炎参照 ☞ p.151
副鼻腔炎 Sinusitis	• 合併症のない副鼻腔炎に抗菌薬を投与するかどうかに関しては、議論が残っている。経過観察が最も適切な初期対処かもしれない。*JAMA* 2007;298;2487. • 軽症-中等症での初期治療: アモキシシリン/クラブラン酸 or ドキシサイクリン 5-7 日間、βラクタム系アレルギーには、レボフロキサシン、小児は 10-14 日間の投与が必要。 www.idsociety.org IDSA 治療ガイドを参照する。 • 重症(安定している場合の外来治療) モキシフロキサシン(アベロックス®)1 日 400 mg 内服 10 日間 **OR** レボフロキサシン(Levaquin®)1 日 500 mg 内服 10-14 日間 • 重症(入院) セフォタキシム 1 g 静注 4 時間ごと **OR** セフトリアキソン 1-2 g 静注 24 時間ごと **OR** Avelox 1 日 400 mg 静注 10 日間 **OR** Levaquin 1 日 500 mg 静注 10-14 日間
天然痘 Smallpox	☞ p.277 参照

(次頁に続く)

感染症	治療
スポロトリコーシス Sporotrichosis	・感染源は土壌，とげ植物（バラ，マグサ，ワラ） ・典型的な潜伏期間は，7-30日間（最大で3か月） ・イトラコナゾール (Sporanox®) 100-200 mg 内服 24時間ごと or 分割投与 1日 2回（最大 200 mg/日）3-6か月 or フルコナゾール（ジフルカン®）1日 400 mg 内服 6か月
黄色ブドウ球菌 Staphylococcus auraus	MRSA 項参照
顎下膿瘍 Submandibular abscess （外科処置が必要なことが多い）	クリンダマイシン (Cleocin®) 600-900 mg 静注 8時間ごと OR Cefoxitin (Mefoxin®) 2 g 静注 8時間ごと OR ユナシン® 1.5-3 g 静注 8時間ごと OR Timentin® 3.1 g 静注 4-6時間ごと OR ゾシン® 3.375-4.5 g 6時間ごと
梅毒 Syphilis 1期か 1年未満の2期梅毒	・ベンザチンペニシリン (Bicillin® LA) 240 万単位筋中 1回 OR ドキシサイクリン 100 mg 内服 1日 2回　14日間 ・HIV+ の場合，ベンザチンペニシリン (Bicillin® LA) 240 万単位筋中 1週間ごと 1回，3週間
梅毒 Syphilis 1年以上経過した2期もしくは3期梅毒	・Bicillin® LA　240 万単位筋中 1週間ごと 1回 3回 OR ドキシサイクリン 100 mg 内服 1日 2回　28日間 ・神経梅毒や眼病　水性ペニシリン-400 万単位静注 4時間ごと　10-14日間，OR（以前に蕁麻疹，アナフィラキシーがなければ）セフトリアキソン 2 g 筋中 or 静注 10-14日間 OR 皮膚テストでアレルギー陽性であれば，ペニシリンを脱感作する
ダニ咬傷 Tick bite	ドキシサイクリン 200 mg 内服 1回（ライム病流行地）
白癬 Tinea （頭部白癬＆白癬性毛瘡） 頭皮＆ひげ	・テルビナフィン（ラミシール®）250 mg 毎日内服　4-8週間 OR griseofulvin (Grifulvin®) 500 mg 毎日内服 6週間 OR イトラコナゾール (Sporanox®) 3-5 mg/kg/日毎日内服　6週間 OR フルコナゾール（ジフルカン®）8 mg/kg 1週間ごと　8-12週間（最大 150 mg/週） (FDA 推奨はない，*J Am Acad Derm* 1999 ; 40 : S27) ・ケトコナゾール 2% or 硫化セレンシャンプーを追加
体部白癬，陰部白癬，足白癬 Tinea (*Am Fam Physician* 1998 ; 58 :	局所療法：ciclopirox (Loprox®) 1日 2回，クロトリマゾール (Lotrimin®) 1日 2回，エコナゾール (Spectazole®) 毎日，ミコナゾール (Micatin®) 1日 2回，naftine (Naftil) 1日 2回，オキシコナゾール毎日，テルビナフィン（ラミシール®）1日 2回，tolnaftate 1日 2回

（次頁に続く）

感染症	治療
163 & J Am Acad Derm 1999；40：S31-34) (すべての内服がFDAで推奨されているわけではない)	・局所に反応しない時：フルコナゾール(ジフルカン®) 150 mg/週 2-4週間 OR テルビナフィン(ラミシール®) 250 mg 内服 毎日2週間(足白癬には長めに) OR ケトコナゾール(ニゾラール®) 200 mg 内服 毎日4週間 OR グリセオフルビン 500 mg 内服 毎日4-6週間
爪白癬 Tinea unguium J Am Acad Derm 1999；40：S21) (すべての内服がFDAで推奨されているわけではない)	テルビナフィン(ラミシール®) 250 mg 内服 毎日6週間 or 500 mg 内服 毎日内服3週間休薬2か月(足爪は長めに，手指は短めに) OR フルコナゾール(ジフルカン®) 150-300 mg/週 3か月以上 OR イトラコナゾール(Sporanox®) 200 mg 毎日内服 3か月 or 200 mg 内服 1日2回 1週間内服3週間休薬 2-3か月
癜風 Tinea versicolor	・局所療法：Ciclopirox (Loprox®) 1日2回，クロトリマゾール(Lotrimin®) 1日2回，econazole (Spectazole®) 毎日，ケトコナゾール(ニゾラール®) 毎日，ミコナゾール(Micatin®) 1日2回，テルビナフィン(ラミシール®) 1日2回 ・内服：ケトコナゾール(ニゾラール®) 400 mg 内服1回 or 200 mg/日 7日間 OR フルコナゾール 400 mg 内服1回
トキシックショック症候群 Toxic shock syndrome	☞ p.170 参照
旅行者下痢症 Traveler's diarrhea	下痢 ☞ p.143 参照
トリコモナス症 Trichomonas	メトロニダゾール 2 g 内服1回 OR 500 mg 内服1日2回 7日間 or フルコナゾール 400 mg 内服1回
野兎病 Tularemia	☞ p.278 参照
尿道炎 Urethritis 淋病は ☞ p.147 参照	・クラミジア，ureaplasma urealyticum，Mycoplasma genitalium の治療：アジスロマイシン(ジスロマック®) 1 g 内服 OR ドキシサイクリン 100 mg 内服1日2回 7日間 OR エリスロマイシン 500 mg 内服1日4回 7日間 OR オフロキサシン(Floxin®) 300 mg 内服1日2回 7日間 OR レボフロキサシン(Levaquin®) 500 mg 内服 毎日7日間 ・その他：トリコモナス，HSV，アデノウイルス

(次頁に続く)

感染症	治療
尿路感染症 Urinary tract infection (薬剤耐性について,現地のアンチバイオグラムを確認する) 健康で若く,妊娠していない,非再発性の場合 腎盂腎炎は☞ p.159 参照	• 単純性尿路感染症　以下のどれかを 3 日間内服(もし複雑性で外来加療するなら 10-14 日間): セフロキシム(Ceftin®)125 or 250 mg 内服 1 日 2 回, septa 1DS 1 日 2 回, シプロフロキサシン 250-500 mg 1 日 2 回, Cipro XR® 500 mg 毎日, レボフロキサシン 250 mg 毎日, ロメフロキサシン 400 mg 毎日, ノルフロキサシン 400 mg 1 日 2 回, オフロキサシン 200-300 mg 1 日 2 回
尿路感染症 Urinary tract infection (薬剤耐性について,現地のアンチバイオグラムを確認する) 妊婦 & 非複雑性 or 妊娠で無症候性細菌尿の場合	• 単純性として 7-10 日間治療 OR 無症候性細菌尿として 3 日間治療　以下より 1 つ選択 • ニトロフラントイン(Macrodantin®)50-100 mg 内服 1 日 4 回 OR Macrobid® 100 内服 1 日 2 回 OR Cefadroxil(Duricef®)1 g 内服 1 日 2 回 OR セファレキシン(ケフレックス®)500 mg 内服 1 日 2 回 OR セフィキシム(Ceftin®)125-250 mg 内服 1 日 2 回 OR セフポドキシム(Vantin®)100 mg 内服 1 日 2 回
腟炎 Vaginosis/Vaginitis	• 細菌性: (1) 内服ーメトロニダゾール(フラジール®)500 mg 内服 1 日 2 回 or クリンダマイシン 300 mg 内服 1 日 2 回 OR (2) 経腟ーメトロニダゾールゲル 5 g 1 日 1, 2 回　5 日間 or クリンダマイシンクリーム 2% 就寝前　7 日間
	• カンジダ: ブトコナゾール 2% 含有クリーム(Gynazol®) 1 回 5 g OR ミコナゾールクリーム or 坐薬 1 日 2 回　1 週間 OR フルコナゾール(ジフルカン®)150 mg 内服 1 回 OR イトラコナゾール(Sporonox®)200 mg 　1 日
	• トリコモナス: メトロニダゾール(フラジール®)2 g 内服　1 錠 OR 500 mg 内服 1 日 2 回　7 日間 OR イトラコナゾール(Sporonox®)2 g 内服 1 日
	• 妊婦: 米国産婦人科学会によると,一般であれハイリスク群であれ,早産を予防するために妊娠中期・後期の妊婦に細菌性腟炎のスクリーニングや,抗菌薬治療を行うエビデンスはない。しかしながら,妊娠初期の妊婦にスクリーニングと治療を行うか判断するには研究が必要である。妊娠中の治療に対するエビデンスはないが,有害であるといういくつかのエビデンスがある。www.acog.org 一方,CDC は早産や未熟児の出産の既往があれば治療を推奨している。www.cdc.gov

(次頁に続く)

治療：成人における経験的な抗菌薬のカバーと特異的な感染症

感染症	治療
水痘 Varicella	• 曝露：免疫不全，妊娠，早産のリスクがあれば，variZIG[訳注32]による予防をする（www.cdc.gov 参照） • 投与量-125 単位/10 kg 静注/筋中，最大 625 mg まで利用は限られており，800-843-7477 へ必要時には問い合わせする．ワクチン接種後に，病気が発症したら，抗ウイルス薬を開始する． • 禁忌がなければ，免疫のない曝露者は96-120時間以内にワクチンの接種が推奨される． 訳注32）：水痘帯状疱疹免疫グロブリン • 治療：アシクロビル 800 mg 内服 1 日 4 回　5 日間 OR バラシクロビル（バルトレックス®） 1 g 内服 1 日 3 回　7 日間 OR （免疫不全で妊娠後期で肺炎の患者には，静注のバラシクロビルを使う）
血管炎 Vascular infection	血管内留置カテーテル☞ p.149 参照，心内膜炎 ☞ p.144 参照
脳室炎 Ventriculitis	髄膜炎/脳炎参照
ビブリオ Vibrio	• 下痢→下痢ページ参照 • 軟部組織感染症—蜂窩織炎，海水 ☞ p.140 参照
ウイルス性脳炎 Viral encephalitis	ヘルペス脳炎☞ p.147，ウイルス性脳炎 ☞ p.279 参照
ウイルス性出血熱 Viral hemorrhagic fever	☞ p.279 参照
尋常性疣贅 Warts	肛門，子宮頸部，腟：専門家へコンサルト • 性器： イミキモド（Aldara®） 1 日 1 回　週 3 回　就寝前　きれいになるまで（最大 16 週間）塗布後 6-10 時間で洗い流す OR Podofilox 0.5% 液体 or ジェル（Condylox®） 1 日 2 回連続する 3 日/週　4 週間 OR （週 3 回，最大で 1 日 0.5 mL/日）　Podophyllin 25% 30 分間塗布　週 1 回 OR その他（凍結療法，レーザー，トリクロロ酢酸，ブレオマイシン，外科的切除） • 皮膚 （1）局所サリチル酸 1 日 2 回 or 48 時間ごと or 膏剤，パッドを使用する場合は，4-12 週間，（2）扁平疣贅にはトレチノインジェル（Retin A®）0.025-0.1%　局所塗布　就寝前，（3）肛門の疣贅には上記のその他治療
黄熱 Yellow fever	☞ p.279 参照
ペスト菌 Yersinia pestis	☞ p.275 参照

■ 抗菌薬の選択

- 静注にするか, 内服にするかの判断は難しい. 記述されている薬剤は推奨に過ぎない. 適切な治療か不確かな時は, 教科書, 最近の文献, 専門家に相談する. 外科的処置が必要な疾患もある(筋膜炎, 壊疽, 敗血症性関節炎, 骨髄炎). 培養結果, 腎機能, 既往歴, 新しいデータによって, 薬剤量や薬剤自体の変更がされる必要がある.

- FQ(フルオロキノロン)内服量:
  シプロフロキサシン 250-500 mg 内服 1 日 2 回 or 1 g 持続投与 (Cipro XR®)
  ガチフロキサシン(Tequin® 低血糖, 高血糖に注意) 400 mg 内服毎日
  レボフロキサシン(Levaquin®) 250-750 mg 内服毎日
  モキシフロキサシン(アベロックス®) 400 mg 内服毎日
  オフロキサシン(Floxin®) 200-400 mg 内服 1 日 2 回

- マクロライド
  アジスロマイシン(ジスロマック®) 500 mg 内服 1 回, その後 250-500 mg 内服毎日(クラミジアに対しては 1 g 内服 1 回)
  クラリスロマイシン(Biaxin®) 250-500 mg 内服 1 日 2 回 or 持続投与 1 日 1 g(Biaxin® XL)
  エリスロマイシン 250-500 mg 内服 1 日 4 回 7-10 日間

- 第 3 世代セファロスポリン(セフォタキシム, ceftizoxime, セフトリアキソン)

- ガス壊疽, 壊死性筋膜炎, フルニエ壊疽, メレニー相乗性壊疽は, 似たような抗菌薬と外科的なデブリードマンが必要で, 高圧酸素も考慮する.

- AG(アミノグリコシド)
  アミカシン 最も緑膿菌耐性が少ない; トブラマイシン固有活性;
  ゲンタマイシン 最も緑膿菌耐性が多い

- 腎機能正常患者のアミノグリコシド投与量

アミカシン(Amikin®)	15 mg/kg/日 分割投与 8-12 時間ごと, 最大 1,500 mg/日
ゲンタマイシン(Garamycin®)	1.7 mg/kg 静注/筋注 8 時間ごと or 5-7 mg/kg/日
トブラマイシン(Nebcin®)	1.7 mg/kg 静注/筋注 8 時間ごと

- ゲンタマイシンとは 5-7 mg/kg で 1 日 1 回投与 24 時間ごと
- アミカシンは, 15 mg/kg 24 時間ごと
- 神経筋遮断作用を避けるため, 60 分かけて投与する
- 投与開始したら, 8-12 時間濃度を維持する
- 濃度は 1 日 1 回測定され, アルゴリズムと投与間隔を調整する
- エンドトキシン反応が, このレジメンでは報告されている

- 30-60 分かける静脈投与開始 or 筋注開始の 60 分後にピークが十分殺菌作用をもつように投与レジメンを調整すべきである.
- 以下のピーク値, トラフ値チャート参照(トラフは, 次回投与 30 分前に測定)

アミノグリコシドのピーク値とトラフ値

薬剤	ピーク	トラフ値
アミカシン	15-30 µg/mL	<5-10 µg/mL
ゲンタマイシン	6-12 µg/mL	<2 µg/mL
トブラマイシン	6-12 µg/mL	<2 µg/mL

- 腎不全患者のアミノグリコシド投与量
  ローディング量—腎機能に関係なく, 同様の量を投与

クレアチニンクリアランス (CrCl) の計算	・男性:CrCl= $\dfrac{[140-\text{age}(年)] \times \text{weight}(kg)}{\text{血清クレアチニン}(mg/dL) \times 72}$ ・女性:上記の結果に, 0.85 を掛ける ・正常値=-100 mL/分

クレアチニンクリアランスに基づいた通常維持のための投与量

クレアチニンクリアランス	投与量, 間隔変更
>50 mL/分	通常量の 60-90% の投与量で 8-12 時間ごとに投与で管理し, 間隔を 8-12 時間へ延ばす
10-50 mL/分	通常量の 30-70% の投与量で 12 時間ごとに投与で管理し, 間隔を 12-24 時間へ延ばす
<10 mL/分	通常量の 20-30% の投与量で 24-48 時間ごとに投与で管理し, 間隔を 48-72 時間へ延ばす

1 日 1 回投与で管理し, 調整のタイミングを変更する方法

クレアチニンクリアランス	管理するタイミング(ゲンタマイシンでの例)
>60 mL/分	通常推奨されるタイミング(24 時間ごと)
40-59 mL/分	推奨の 1.5 倍(36 時間ごと)
20-39 mL/分	推奨の 2 倍(48 時間ごと)

上記に基づいて, 12 時間での濃度を確認する. ゲンタマイシン or トブラマイシンを例として, 濃度が
<3 µg/mL の場合は, 24 時間ごとに
3-5 µg/mL の場合は, 36 時間ごとに
5-7 µg/mL の場合は, 48 時間ごとにする.

陰部潰瘍の鑑別[1] (特定疾患の治療)

疾患	潰瘍の種類	潜伏期	疼痛	鼠径リンパ節
梅毒	硬化, 不潔 自然軽快	≥2 週間	なし	可動性ない 弾性 軟らかい
単純ヘルペス	多発する小水疱 or 潰瘍が散在	2-7日	あり	軟らかい, 両側性
軟性下疳	不整な潰瘍, 硬化病変は認めない, 時折多発する	2-12日	あり	有痛性, くぼみ形成 単房性, 変動性
鼠径リンパ肉芽腫 ・鼠径靱帯の上下に形成されることもある (Groove sign)	通常認めない 小さく浅い しばしば自然軽快する	5-21日	なし	多房性, 片側 or 両側, 集簇・融合

注1): 外陰部潰瘍の 25% は原因が特定されない. オーバーラップすることが多い.

感染症:ダニ媒介疾患

■ライム病

- 最も多いダニ媒介疾患である
- (米国では) 北東, 西部沿岸に多いが, 43 の州で報告されている
- ダニに咬まれたことを覚えているのは, 1/3 以下
- 春夏に多い

診断
- 流行地では, 遊走性紅斑が診断に役立つ
- 血液検査は非特異的ではあるが, 赤沈亢進, ヘモグロビンの低下, 正常な白血球数 (リンパ球低下) が認められる
- ELISA 法による抗体の検出は, 2 週間陽性になる
- IgM は 2-6 週間でピーク, IgG は 4 週間で上昇し 12 か月でピークになる
- 梅毒, 伝染性単核球症, ロッキー山紅斑熱, 自己免疫疾患がある時は, 偽陽性になる

病期
- 限局性初期:単発紅斑, 咬傷後 7-10 日で発症, 遠心性に拡大し中心が明確になる, 平均 15 cm 程度, 75-90% の症例に認める
- 播種期初期:①多発紅斑, 20-50% に認める, ②神経, リンパ球性髄膜炎, 神経根炎, 顔面神経麻痺 (両側のこともある), ③房室ブロック, 心筋炎心膜炎, ④脾腫, ⑤肝酵素上昇, ⑥角結膜炎・虹彩炎
- 播種期後期:単関節炎 or 多関節炎 (主に大関節), 皮膚炎, 腎血管炎, 視神経萎縮, 倦怠感, 認知機能低下, 多発性硬化症様症候群

感染症：ダニ媒介疾患

CDC による診断基準	治療
• 流行地（2 以内の国で，1 症例の確定診断 or 媒介生物が特定された） (1) 曝露から 30 日以内に遊走性紅斑の出現 (2) 血清学的な確証 +1 つ以上の臓器症状（心血管系，神経系，関節炎） • 非流行地 (1) 遊走性紅斑 +2 つ以上の臓器症状 (2) 遊走性紅斑 + 血清学的確証	• 初期ライム病 or 軽症循環器疾患 (1) ドキシサイクリン 100 mg 内服 1 日 2 回 10-21 日間 or (2) アモキシシリン 500 mg 内服 1 日 3 回 10-21 日間 or (3) セフロキシム 500 mg 内服 1 日 2 回 10-21 日間 or (4) エリスロマイシン 250 mg 内服 1 日 4 回 10-21 日間 • 単独第 VII 神経麻痺 上記 30 日間 • 髄膜炎，重症心疾患 or 関節炎 ロセフィン® 1 日 2 g 静注 14-21 日間 or ペニシリン G 2,000 万単位 24 時間ごと 分割投与 10-21 日間

■ ロッキー山紅斑熱

	臨床的特徴	
• 米国南部，大西洋側の南部に多くみられる • 5-9 月に好発し，典型的な皮疹が発症 2-3 日後で認められる • 初期は，1-4 mm の斑状皮疹で，のちに点状出血になる • 足関節や手関節から始まり，体幹，手掌部，足底部へ広がる • 合併症：脳炎，肺うっ血，不整脈，消化管出血，皮膚壊死，DIC，神経脱落 • 8-15 日で，溶血のため死に至る（G6PD 欠損の場合は 5 日以内） • 採血：白血球正常，上昇（血小板，Na，Hb），減少（AST，ビリルビン，CK，CSF 白血球（単核球）），回復まで血清学的に陰性のことが多い	発熱（88-90% は 38.8℃ 以上）	88-100%
	頭痛，筋肉痛	83-93%
	皮疹	74-90%
	皮疹（手掌部，足底部）	49-82%
	刺し口	54-66%
	3 徴（発熱，頭痛，皮疹）	45-67%
	嘔気，嘔吐	56-60%
	その他（咳嗽，肝腫大，脾腫大，腹痛，下痢，食思不振，結節，浮腫，失調，昏睡，結膜炎）	それぞれ 10% 以上

診断	治療
(1) 臨床的特徴に準じて治療開始する(流行地の夏季に皮疹の有無を問わない発熱,頭痛,筋肉痛) (2) 皮疹があれば,皮膚の直接免疫蛍光染色を行う (3) 抗体(免疫蛍光抗体)は7-10日目に検出される(治療により変わる) (4) PCR は感度が低い (5) Weil-Felix 反応は使うべきではない	(1) ドキシサイクリン 100 mg 内服 or 静注1日2回7日間 or 解熱を少なくとも2日間認めるまで クロラムフェニコール 500 mg 内服 or 静注1日4回7日間 or 解熱2日間(ドキシサイクリンより治療効果は悪い) (3) 上記にアレルギーがあれば,フルオロキノロンも使える

■ダニの除去方法 *(Clin Infect Dis* 1998;27:1353*)*
- 手袋をする
- 咬痕の下に少量のリドカイン+アドレナリンの局所麻酔を考慮する
- ワセリン,イソプロピルアルコール,爪磨き,ダニ底部への炙りは,真菌など他の生体の侵入を引き起こす可能性があり,**避けるべきである**.
- 鑷子を用いて,できる限り皮膚に近い部位でダニをつかむ
- 皮膚に対して垂直方向にゆっくりと引く
- ダニを握りつぶしたり,引き抜く際に回転をかけたりしてはいけない
- 手技後に,その部分を殺菌する
- 施行者は,手技後に手を洗う
- ダニはアルコールに入れるか,トイレに流す
  - 流行地であれば,ダニ咬傷の予防(☞ p.162)を参照

トキシックショック症候群(Toxic shock syndrome)

- Toxic shock syndrome(以下 TSS)とは,黄色ブドウ球菌(*S. aureus*)により産生される毒素(TSST-1)により引き起こされる症候群で,TSST-1 の原因としては,タンポン(症例の50%),鼻腔パッキング,創傷,分娩後の腟内細菌叢の変化など様々である.

診断基準(以下のすべてを満たすと診断)
1. 38.9℃ 以上の発熱
2. 収縮期血圧<90 mmHg,立位により収縮期血圧 15 mmHg 減少 or 失神

3. 皮疹（びまん性の斑状紅皮症で落屑を伴う）
4. 臨床的もしくは検査的な臓器障害（以下の3つを満たす）
    - 消化管：嘔吐 or 大量の下痢
    - 筋骨格：筋肉痛 or CK 上昇（正常値の2倍）
    - 腎臓：BUN 上昇 +Cr が正常値の2倍，無菌性膿尿
    - 血液：血小板<10万/mm^3
    - 肝臓：AST，ALT の上昇（正常値の2倍）
    - 粘膜：腟内，結膜，咽頭に充血を認める
    - 神経系：見当識障害 or 巣症状は認めない
5. 以下の検査が陰性であること
    - ロッキー山脈紅斑熱，レプトスピラ症，麻疹，B型肝炎，抗核抗体
    - VDRL テスト（梅毒），monospot テスト（EV ウイルス）
    - 血液培養，尿培養，咽頭培養

マネジメント

- 生理食塩水の補液 → 血管内容量の補填，昇圧薬の検討，ICU 入室
- ショックであれば，敗血症プロトコールに従う（☞ p.131 参照）
- 血液検査（CBC，血小板，凝固，電解質，肝機能），血液培養，尿培養＋髄液
- 培養，胸部 X 線，動脈血液ガス，心電図
- 感染源を探し，除去する（例：タンポン）
- 出血があれば，血小板，FFP，輸血で凝固障害の治療
- 臨床的に改善するまで nafcillin or oxacillin 1-2 g 静注で4時間おきに投与し，その後黄色ブドウ球菌感受性の抗菌薬内服（dicloxacillin or 第一世代セファロスポリン）へ変更し，全 10-14 日間の投与を行う。
- MRSA が疑われば，バンコマイシン考慮

注意：抗菌薬は，TSS の再発を減少させるが，原病の治療はしない

14章 | 予防接種と曝露

HIVへの非職業的曝露

■**マネジメントアルゴリズム**：曝露後のHIV迅速検査が陰性であった場合 (www.cdc.gov)

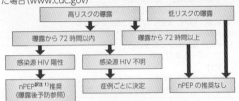

訳注1)：nPEP：non-occupational PEP：非職業的曝露後予防

【高リスクのHIV曝露】
- **曝露部位**：腟，直腸，眼，口腔，他の粘膜面，正常でない皮膚面，経皮的な接触
- **曝露物質**：血液，精液，腟/直腸分泌物，乳汁，血性のあらゆる体液
- **場合**：感染源のHIV感染がわかっている

【低リスクのHIV曝露】
- **曝露部位**：腟，直腸，眼，口腔，他の粘膜面，正常でない皮膚面，経皮的な接触
- **曝露物質**：尿，鼻汁，唾液，汗，涙液(血性でない)
- 感染源のHIV感染が陽性か否かを問わない

- 感染源へはHIV，性感染症，B型/C型肝炎，ウイルス量，薬剤耐性，CD4陽性細胞数を検査
- 治療よりも先に妊娠検査，血算，肝機能，腎機能，性感染症，B型/C型肝炎，迅速HIV検査を曝露した患者に実施．B型/C型肝炎，血算は持続してモニタリングする必要がある．妊娠を避けて，(経口避妊薬に加えて)避妊具を使用する．

Centers for Disease Control and Prevention. Antiretroviral postexposure prophylaxis after sexual, injection-drug use, or other nonoccupational exposure to HIV in the United States : recommendations from the U.S. Department of Health and Human Services. *MMWR* 2005 ; 54 (No. RR-2) : p.8 (figure 1). Found at : http://www.cdc.gov/mmwr/PDF/rr/rr5402.pdf.

医療従事者の HIV 曝露後予防（PEP）

- PEP（Post-Exposure Prophylaxis）：可及的速やかに開始する（日ではなく時間単位で）―曝露後 72 時間まで有効である

■経皮的，粘膜/正常でない皮膚表面への曝露に対する推奨

- **高リスクでない曝露**：非中空針，表層の外傷
- **高リスクの曝露**：中空針，深い穿刺，目視できる血液，静脈や動脈への針の刺入
- 懸念する曝露物質は血液，精液，腟分泌物，脳脊髄液，関節液，胸水，腹水，羊水．さらに目に見える血液を含んでいれば糞便，鼻汁，唾液，喀痰，汗，涙液，尿，吐物（Infect Control Hosp Epidemiol 2013；34：875-892）

ワークアップ

- 血算，肝腎機能，βhCG±肝炎ウイルス曝露を検査する．
- 血算，肝腎機能の検査を 2 週間後に，HIV 検査を 6 週間，12 週間，12 か月後に再検する．
- 28 日間もしくは感染源が HIV 陰性と確認されるまで治療する

HIV 曝露後予防の抗レトロウイルス薬投与量[1]

- ドルテグラビル 50 mg PO 1 日 1 回
- ラルテグラビル 400 mg PO 1 日 2 回
- テノホビル 300 mg＋エムトリシタビン 200 mg 1 日 1 回

曝露後の予防

- 職業的曝露予防または非職業的曝露予防：ツルバダ®（テノホビル 300 mg＋エムトリシタビン 200 mg）1 日 1 回に，ラルテグラビル 400 mg 1 日 2 回またはドルテグラビル 50 mg 1 日 1 回のいずれかを追加

注 1）：薬剤投与量，薬剤選択は曝露の種類，薬剤耐性のリスク，コンプライアンス，副作用の評価による．曝露から 24-36 時間以上経過（72 時間未満），感染源不明，妊婦/授乳婦，感染源の薬剤抵抗性，初期の PEP レジメンに対して副作用があった場合は，地域や国内のエキスパート（1-888-448-4911）に相談しアドバイスを得ることを考慮する．Infect Control Hosp Epidemiol 2013；34：875-892

エキスパートにコンサルトするとレジメンに対して多くの代案が利用できる．
連絡先[訳注2]：(1) 治療情報：http://aidsinfo.nih.gov/；(2) PEPline www.ucsf.edu/hivcntr/Hotlines/PEPline 888-448-4911；(3) CDC：800-893-0485；(4) HIV Antiretroviral Pregnancy Registry www.apregistry.com/index.htm；800-258-4263

訳注 2）：本邦では，エイズ予防財団電話相談（0120-177-812/03-5259-1815）や，各自治体福祉保健局などの相談窓口で情報を得られる（http://www.hivkensa.com/soudan/）

HBV への曝露

曝露した人	曝露した感染源		
	HBs 抗原陽性	HBs 抗原陰性	感染源不明もしくは確認不可能
ワクチン未接種	HBIG 1 回と B 型肝炎ワクチン	HB ワクチンを開始[1]	HB ワクチンを開始[1]
ワクチン接種済み：免疫応答あり	治療不要	治療不要	治療不要
ワクチン接種済み：免疫応答なし	HBIG 2 回もしくは HBIG 1 回と再予防接種	治療不要	感染源がハイリスクで，感染源の HBs 抗原が陽性なら治療する
ワクチン接種済み：免疫応答不明	曝露した人の HBs 抗体を検査[2]．(1) 十分であれば治療不要．(2) 不十分であれば HBIG 1 回とワクチンブースター	治療不要	曝露した人の抗 HBs 抗原抗体を検査[2]．不十分であれば HB ワクチンブースターを行い，1，2 か月以内に力価をチェック

注 1)：**HBIG 投与量**—0.6 mL/kg IM；**HB ワクチン**—1 mL 三角筋に IM，1 か月後と 6 か月後に反復．
注 2)：**免疫応答あり**—十分な抗 HBs 抗原抗体 ≧ 10 mLU/mL
A 型肝炎：個人間での濃厚接触，デイケアセンターの職員，2 週間以内に汚染した食事を食べた，などで曝露された人に，免疫グロブリン製剤 0.02 mL/kg IM．
C 型肝炎：曝露後の予防はない．
HBIG: hepatitis B Immunoglobulin (抗 HBs ヒト免疫グロブリン)

破傷風予防接種

予防接種済みか？	高リスクの創傷	低リスクの創傷[3]
不明もしくは 3 回未満	破傷風トキソイド[1]，TIG[2]	破傷風トキソイド[1]
3 回以上	最終接種から > 5 年なら Td[1]	最終接種から > 10 年なら Td[1]

注 1)：18-64 歳で接種歴がなければ Tdap (破傷風，ジフテリア，百日咳の 3 種混合ワクチン：Tetanus, Diphtheria, acellular Pertussis, *Adacel*®) を接種．妊婦に対して Tdap は禁忌ではないが Td (破傷風，ジフテリアの 2 種混合ワクチン：Tetanus, Diphtheria) が好まれる．投与は妊娠第 2 期，第 3 期が好ましい．
注 2)：破傷風免疫グロブリン，TIG (抗破傷風ヒト免疫グロブリン：Tetanus immune globulin) 250 単位を Td/Tdap とは別の部位に IM
注 3)：きれいで小さな傷

■ 狂犬病曝露後予防 (*Ann Emerg Med* 1999；33：590.)

- 狂犬病の予防はコウモリ (ベッドルームでコウモリが見つかったなどの吸入曝露も治療) や肉食哺乳類による咬傷や唾液への曝露に適

応がある.唾液ではない曝露や鳥類,爬虫類,草食哺乳類(ウサギやシカなど),げっ歯類(リス,ハムスター,ネズミ,ラット)には予防は不要.

予防に関する疑問が生じ,地域や州の保健局が利用できない場合はCDCに電話(**訳注3**:本邦では厚生労働省検疫所や国立国際医療研究センター病院国際感染症センターに相談できる)できる.(1)狂犬病ワクチン—1 mL IMを第0, 3, 7, 14 病日に行う;5 回目の投与を第28 病日に行うことは免疫抑制状態の患者以外には利益がない.臀部ではなく三角筋にIM.**加えて**,(2)RIG(狂犬病免疫グロブリン:rabies immune globulin)—20 IU/kgを(可能であれば)創部周囲に皮下注射して浸潤させ,残量をワクチン接種部位の遠位に筋注する.

動物は捕獲できたか?	ネコ,イヌ,フェレット	ネコ,イヌ,フェレット以外
逃げた	・地域でその動物に狂犬病のリスクがあればRIGとワクチンを投与	・RIGとワクチンのフルコース接種で治療
捕獲できた	・10日間動物を観察.もし異常行動があれば殺処分して患者をRIGとワクチンで治療する.動物の病理で狂犬病が陰性と確認できれば治療を中止する.	殺処分して患者をRIGとワクチンで治療する.動物の病理で狂犬病が陰性と確認できれば治療を中止する.

15章 | 血液内科と腫瘍内科

貧血

■貧血の鑑別疾患

小球性 (MCV<81)[1]
- 鉄欠乏性貧血 RDW[2]>14%
- サラセミア RDW<14%
- 慢性炎症
- 鉄芽球性貧血
- 鉛中毒
- ビタミンB_6欠乏

正球性 (MCV 81-100)[1]

大球性 (NCV>100)[1]
- 甲状腺機能低下症
- 葉酸/ビタミンB_{12}欠乏
- 肝疾患

網状赤血球↑[3]
- 亜急性,慢性出血
- 溶血 (LDH高値)
- 弁膜症
- DIC, HUS[4]
- 酵素欠損 (G6PD)
- 球状赤血球症
- ヘモグロビン異常 (鎌状赤血球症など)

網状赤血球→or↓
- 急性出血
- 慢性疾患
- 腎不全
- 骨髄抑制 (薬剤性,ウイルス性,悪性腫瘍など)

注1): MCV—平均赤血球容積
注2): RDW—赤血球容積粒度分布幅
注3): 網状赤血球数×(患者のHct/正常Hct)
注4): DIC—播種性血管内凝固症候群; HUS—溶血性尿毒症症候群

鎌状赤血球性貧血

■鎌状赤血球症の診断
- 重症度や貧血の進行を評価するためにほぼ全例にルーチンのHb検査が勧められる
- 鎌状赤血球発作により白血球はしばしば上昇する
- 咳嗽や息切れ,発熱などあれば胸部単純X線とSpO_2を測定する
- 発作誘因の評価を行う (感染や脱水など)
- 無形成発作を疑う場合は網状赤血球を測定する (成人ではまれ)
- 尿濃縮能の低下のため,尿比重は脱水評価の指標として使用できない.

■鎌状赤血球症の入院適応
- 急性胸部症候群—疼痛/感染や肺塞栓などの肺合併症
- 脳卒中,持続勃起症,重症細菌感染,無形成発作,低酸素,アシドーシス

- 飲水不可，疼痛コントロールが不十分，バイタルサイン異常
- 発作を伴う妊婦，診断がはっきりしない場合

■ 鎌状赤血球症の合併症のマネジメント

腹痛	・鎌状赤血球症患者は胆嚢炎，腸間膜虚血，腸管穿孔のリスクが上がる．脾臓血球貯留(splenic sequestration)は成人ではまれ．CT，超音波，外科コンサルトを考慮する(特に典型例な発作例でない場合)
無形成発作	・治療の原因の除外(薬剤性など)と，重症貧血(Hb<6-7 g/dL)もしくは呼吸循環に影響があれば輸血を行う
疼痛発作	・2-4 Lで酸素投与を考慮する(特に低酸素を伴う場合)．しかし数日使用すると，酸素投与は赤血球形成を阻害し貧血が進行する可能性がある． ・1/2生食を150-200 mL/時で投与する(症状が軽度であれば経口での水分摂取も加えてもよい) ・静注麻薬で鎮痛を行う(症状軽度であれば経口でも可)
持続勃起症	・疼痛発作と同様に扱う ・手術前にHbS<30%を保つように交換輸血を行う ・穿刺やその他処置のために泌尿器科コンサルトを行う
急性胸部症候群	・肺合併症がある患者は全例入院させる ・肺塞栓や肺炎が起こる ・疼痛発作の治療に加え静注抗菌薬を使用する
敗血症	・侵襲性細菌感染患者は全例入院させる
脳卒中	・CT撮影，診断が不明確なら腰椎穿刺まで施行する．生食輸液を行う ・HbSが全血の30%未満を保つように交換輸血を行う

出血性疾患

- 血小板と毛細血管の異常は粘膜出血を起こしうる(腸管，鼻出血，創傷からの止血困難，点状出血など)．出血時間延長や異常血小板を認める．
- 凝固異常は深部筋群，中枢神経系，関節内などの血腫を起こし，PT/APTTが延長する．

■第 Ⅷ 因子, 第 Ⅸ 因子欠損症(血友病 A, B)の出血重症度と第 Ⅷ 因子, 第 Ⅸ 因子の投与量

重症度	疾患	目標活性度	第 Ⅷ 因子投与量	第 Ⅸ 因子投与量
重症	中枢神経系, 消化管出血, 重度外傷, 後腹膜や後咽頭出血, 術前	80-100%	40-50 U/kg	80-100 U/kg
中等症	軽度頭部外傷, 深部筋肉内出血, 臀部や鼠径部の外傷, 口腔内や歯牙出血, 血尿	40-50%	15-25 U/kg	40-50 U/kg
軽症	創傷, 一般的な関節出血, 組織内, 筋肉内出血	20-40%	10-15 U/kg	20-40 U/kg

■血友病(H), von Willebrand 病(vW)の薬物治療

薬剤	投与量
アミノカプロン酸	・歯科治療前の投与 (H, vW) ・25-100 mg/kg 経口 6 時間ごと 6 日間
デスモプレシン	・0.3 μg/kg を 50 mL の生食に溶かし 30 分以上かけて IV, または 0.3 μg/kg SC ・点鼻, 皮下注でも効果的と考えられる (H, vW) ・軽度の出血, 過多月経, 軽い処置に使用 (H, vW)
第 Ⅷ 因子(H)	・[目標活性度(%) − 投与前活性度(%)] ÷ 2 ・1 U/kg で活性度 2% 上昇 (半減期 12 時間)
第 Ⅸ 因子(H)	・目標活性度(%) − 投与前活性度(%) ・1 U/kg で活性度 1% 上昇 (半減期 24 時間)
乾燥人血液凝固因子抗体迂回活性複合体 (AICC)	・第 Ⅷ 因子インヒビターを保有する血友病患者 (特に >5-10 B.U. の場合) or INR 延長への拮抗 (例: FEIBA VH) ・50-100 U/kg 12 時間ごと IV
Humate-P (vW に使用する)	重度の出血や手術の場合, 50 U/kg の vWf:RCof (von Willebrand因子: リストセチン補因子) を 8-12 時間ごと投与
プレドニゾン	軽度の血尿には 2 mg/kg/日 経口 2 日間が有用 (H)
トロンビン ThrombinJMI® ThrombiPad® Thrombostat®	ウシ由来外用トロンビンの場合, 細静脈や毛細血管からの出血を止血しうる. ウシ由来トロンビンはアレルギー反応や第 Ⅴ 因子抗体産生を起こしうる. 遺伝子組み換えトロンビン (Recothrom) が将来使用可能になるであろう

■ 凝固能検査異常の原因[1,2]

検査値	原因
血小板減少 (<150,000/mL)	ヘパリン，血小板産生低下，脾臓血液貯留，血小板破壊(薬剤，膠原病性血管疾患，ITP，DIC，TTP，HUS)
BT 延長(>9分)	血小板疾患，DIC，ITP，尿毒症，肝不全，アスピリン
血小板凝集能検査(PFA)	PFA と BT は 75% の症例で結果が相関する．アスピリンと vWD が PFA 異常かつ BT 正常の原因の主なものである．そのため BT は PFA に置き換わりつつある
APTT 延長(>35秒)	凝固カスケードの異常(共通系の第 II，V，X 因子，内因系の第 VIII，IX，XI，XII 因子)，DIC，肝不全，ヘパリン，直接トロンビン抑制因子の中毒域
PT 延長(>12-13秒)	凝固カスケードの異常(共通系の第 II，V，X 因子，外因系の第 VII 因子)，DIC，肝不全，ワルファリン，第 Xa 因子阻害薬の中毒域
TT(>8-10秒)	DIC，肝不全，尿毒症，ヘパリン
フィブリノーゲン低下，FDP 上昇	ITP，肝不全，DIC

注1) BT—出血時間；TT—トロンビン時間；APTT—部分トロンボプラスチン時間；PT—プロトロンビン時間；DIC—播種性血管内凝固症候群；ITP—特発性血小板減少性紫斑病；TTP—血栓性血小板減少性紫斑病；HUS—溶血性尿毒症症候群
注2) 血小板，赤血球，クリオ製剤，新鮮凍結血漿(FFP)の使用方や投与量は☞ p.180 参照

■ ワルファリンによる INR 過延長をきたした場合の対応[1,2]

治療域<INR<5.0 であり明らかな出血がない場合(Grade 2c)	次回内服を減量かスキップし，治療域の下限になれば再開する．INR がごくわずかに治療域上限を超えているのみであれば減量の必要はない．
5.0≦INR<9.0 で明らかな出血がない場合(Grade 2c)	1) 次回もしくは次の 2 回の内服をスキップし INR を頻回にチェック，治療域下限になれば再開する 2) 出血リスクの高い患者では次回の内服をスキップし Vit K$_1$ を投与(≤5 mg PO) 3) 緊急手術などで早めの拮抗が必要な場合：Vit K$_1$(2-4 mg PO)を投与し 24 時間後に INR チェック，高値持続していればさらに 1-2 mg を追加

(次頁に続く)

■ (続き)ワルファリンによる INR 過延長をきたした場合の対応[1,2]

INR≧9.0で明らかな出血がない場合 (Grade 2c)	ワルファリン中止24-48時間後にINRを十分低下させることを目標にVit K₁を5-10 mg経口投与しINRを厳重にモニタリング. 24-48時間後にINR低下不十分であればさらに頻回にモニターし必要であればVit K₁を追加する. 治療域下限になればワルファリン再開する.
INRに関係なく, 重度の出血がある場合 (Grade 1c)	ワルファリン中止しVit K₁(10 mg緩徐IV)投与し, FFP (4-6単位), PCC (濃縮プロトロンビン複合体), 遺伝子組み換え第Ⅶa因子製剤(PCCの代わりに)を緊急性に応じて投与する. Vit K₁は12時間ごとに反復投与可能.
致死的出血 (Grade 1c)	ワルファリン中止しVit K₁(10 mg緩徐静注), PCC (もしくは遺伝子組み換え第Ⅶa因子製剤)を投与. INRに応じて繰り返し. PCC, 第Ⅶa因子製剤がなければFFP(4-6単位)を投与する.

注1): 高用量のVit K₁投与後にワルファリン投与が必要な場合は, Vit K₁の作用が減弱し患者がワルファリンに反応するようになるまでヘパリンか低分子ヘパリンを投与する.

注2): Grade 1c—利点がリスクを明らかに上回る. エビデンスは観察研究による. 推奨度は中程度でより強いエビデンスにより変化しうる.
Grade 2c—利点とリスクの比率は不明瞭, 支持するエビデンスは観察研究により推奨度はとても弱い. その他の選択肢も考慮されうる.

Chest 126 (3) Supplement, September 2004, Ansell J, Hirsh J, Poller L, et al, The Pharmacology and Management of the Vitamin K Antagonists : The Seventh ACCP Conference on Antithrombotic and Thrombolytic Therapy, Pages 204S-233S, Copyright 2004, with permission from Elsevier.

■ 透析患者の出血時の対応

- シャントからの出血は直接圧迫する(透析室には「シャント鉗子」がある)
- デスモプレシン 0.3 μg/kg + 生食 50 mL を 30 分以上かけて IV
- 透析後であればプロタミンIVを考慮

■ 血液製剤

クリオ製剤(現在はほとんど使用されない)	
特徴	・1バッグ(10 mL)に50-100単位の活性化第Ⅷ因子含有. 10人の献血者/バッグ. フィブリノーゲン, vW因子, 第Ⅶ, XIII因子を含む
推奨	・フィブリノーゲン減少 <100 mg/dL ・vW病患者の活動性出血: デスモプレシンやvW因子含有第Ⅷ因子製剤が使用できない場合 ・血友病A+モノクローナルもしくはウイルス不活性化第Ⅷ因子が使用できない場合 ・外傷, 熱傷, 敗血症患者のフィブロネクチン交換
投与量	体重10 kgにつき2-4バッグ, もしくは一度に10-20バッグ

出血性疾患

新鮮凍結血漿(FFP)(訳注1)

特徴	すべての凝固因子を含む. 40 mL/kg投与ですべての凝固因子の活性度は100%に上昇するが溢水に注意. ABO適合は必須な一方, 輸血前クロスマッチは必須ではない.
推奨	・濃縮凝固因子が使用できない場合の凝固プロテイン欠乏 ・ワルファリン中毒の拮抗, 肝障害がある患者の活動性出血 ・原因不明の出血, 凝固異常
投与量	Vit K欠乏(肝障害)による出血の場合 10-25 mL/kg. 10-15 mL/kg投与で第Ⅷ因子活性は15-20%上昇する.

訳注1):1単位(120 mL), 2単位(240 mL), 5単位(450 mL)

赤血球製剤(RBC)(訳注2)

特徴	・RBCは全血と比較し抗原含有は少ない ・白血球除去製剤→移植患者または予定患者, 発熱性非溶血性輸血副作用患者に(訳注:本邦ではすべての製剤の白血球は除去している) ・洗浄赤血球→IgAやその他抗体によるアナフィラキシー歴がある患者に ・凍結グリセリン除去→最も純粋な赤血球製剤. 洗浄赤血球に対する反応が起こる時, 抗IgA抗体による輸血反応が起こる時に
推奨	・急性出血, 慢性貧血でHb<7-8 g/dLの場合 ・症候性貧血, 心肺疾患のある患者のHb<8-10 g/dL
投与量	・1単位でHb 1g/dL, Ht 3%上昇 ・大抵の場合2単位以上必要

訳注2):1単位(140 mL), 2単位(280 mL)

血小板製剤(訳注3)

特徴	・1単位(パック)=5-10,000個の血小板(訳注4:本邦では1単位に0.2×10^{11}以上), 血小板は冷凍せず7日間使用可能(訳注:本邦では採血後4日間) ABOクロスマッチは必須ではないが望ましい
推奨	・<10,000/μL 抗血小板抗体がない限り ・<50,000/μL 大手術, 重度の出血, 重度外傷 ・10,000-50,000/μL 血小板機能障害を来す肝疾患や腎疾患が併存している場合
投与量	6パック(250-300 mL)か血小板アフェレーシス1パックで50,000-60,000/μL上昇する.

訳注3):1単位(約20 mL), 2単位(40 mL), 5単位(100 mL), 10単位(200 mL), 15単位(250 mL), 20単位(400 mL)

■ 輸血副作用

【クロスマッチと血液製剤のオーダー】

・血液型適合非クロスマッチ輸血は3,000万回に1回致死的反応が起こる(主にラベル, 手続き, 患者認識のエラーによる)

- 不規則抗体は輸血歴のない患者の 0.04%,輸血歴のある患者の 0.3% に発生する.

【溶血性輸血副作用】
- 1/40,000 の確率で発生する.主に ABO 不適合で起こる.
- 症状—動悸,腹痛,背部痛,失神,死の恐怖など.2℃ 以上の体温上昇で疑う
- マネジメント—輸血を即座に中止しヘモグロビン血症,ヘモグロビン尿のチェック.直接抗グロブリン試験(クームス試験),ハプトグロビン,末梢血スメア,血清ビリルビンをチェックし抗体検査とクロスマッチを再度行う.尿量は 100 mL/時を保ち尿のアルカリ化も考慮しながら急性腎不全を予防する.マンニトールは有用ではない.尿細管での再吸収を抑制し尿量を増やすため腎血流が増加するわけではないからである.

【アナフィラキシー反応】
- ほとんどが抗 IgA 抗体による(1/70 人)
- 症状—一般的には最初の数 mL 投与した時点で無熱性の紅潮,喘鳴,けいれん,嘔吐,下痢,低血圧が出現
- マネジメント—輸血を中止,ジフェンヒドラミン,アドレナリン,ステロイド

【発熱性非溶血性輸血副作用】
- 症状—3-4% の輸血投与後か投与中に起こる.数種類の輸血や多胎妊娠で抗好中球抗体を持つ場合に起こることがほとんど
- マネジメント—輸血中止しその他の輸血副作用と同じように対処

【蕁麻疹】
- 症状—局所紅斑,膨疹,瘙痒感
- マネジメント—発熱や悪寒,その他の副作用がなければそれ以上の評価は必要ない.輸血を中止しなくてもよい唯一の副作用

■ 過粘稠症候群

原因	診断
・血球凝集に伴う血清タンパクの増加,循環血漿量減少.主な原因はマクログロブリン血症,骨髄腫,CML(慢性骨髄性白血病)	・WBC(特に芽球)>100,000/mm^3 ・粘稠度亢進—Ostwald 粘度計 ・タンパク電気泳動

症状	マネジメント
・倦怠感,頭痛,傾眠 ・視力低下,痙攣,聴力低下,MI,CHF ・網膜出血,網膜白斑	・生食輸液,血漿交換 ・生食を使用し 2 単位瀉血,RBC で置換

脊髄圧迫症

- 大部分がリンパ腫, 肺癌, 乳癌, 前立腺癌の骨転移による；68% が胸椎, 19% が腰仙椎, 15% が頸椎.

症状		診断
背部痛	95%	・単純X線写真では60-90% に異常所見
脱力 (通常左右対称性)	75%	・MRI, CT, ミエログラフィー
自律神経症状, 感覚異常	50%	**マネジメント**[1]
歩行困難	50%	・デキサメタゾン 25 mg IV 6 時間ごと
筋弛緩, 腱反射低下 (初期)	–	・放射線療法
痙縮, 腱反射亢進 (晩期)	–	・硬膜外出血/膿瘍, 椎間板ヘルニアでは手術が必要となりうる
便失禁, 尿失禁	–	

注1): ステロイド, 放射線療法は悪性腫瘍が原因であった場合に考慮される.

上大静脈症候群

- 肺癌, リンパ腫患者の 3-8% に起こる. 上大静脈の圧迫により静脈圧が上昇した部位に症状が出現する. 脳浮腫, 気道, 循環に影響し死に至る.

症状		診断
胸部, 頸静脈怒張	65%	・胸部単純X線写真で縦隔腫瘤や肺尖部腫瘤を 10% に認める
呼吸困難	50%	
頻呼吸	40%	・CT が有用
上半身, 上肢浮腫	40%	**マネジメント**
咳嗽/嚥下障害/胸痛	20%	・フロセミド 40 mg 静注
眼瞼, 顔面浮腫	–	・メチルプレドニゾロン 1-2 mg/kg 静注
Stoke's サイン (シャツの襟元がタイトになる)	–	・縦隔照射

腫瘍崩壊症候群

- 急速に進行する腫瘍に対する化学療法,放射線治療開始後 1-2 日以内に起こる(特に白血病,リンパ腫)
- 症状は高尿酸血症(腎不全),高 K 血症(不整脈),高 P 血症(腎不全),低 Ca 血症(筋痙攣,テタニー,意識障害,痙攣)

マネジメント	血液透析基準
・生食輸液 ・アロプリノール 100-200 mg/日 経口 ・重炭酸 Na を使用して尿 pH≧7.0 となるようアルカリ化 ・高 K 血症の治療 ・透析	・K>6 mEq/L ・重度腎不全 ・尿酸>10 mg/dL ・症候性低 Ca 血症 ・血清 P>10 mg/dL

16章 | 外科

急性腹症

■急性(1週間以内)の腹痛で受診した65歳以上の患者の救急外来における診断

- 高齢患者の診断がつかない腹痛では外科コンサルトや入院/経過観察の閾値を低く設定すべきである.

原因不明	23%	嵌頓ヘルニア	4%
胆石発作, 胆嚢炎	12%	膵炎, 尿路感染症, 腸捻転, 膿瘍, 便秘, 薬剤性	それぞれ2%
小腸閉塞	12%		
胃炎	8%		
消化管穿孔	7%	動脈瘤, 虚血性腸炎, 食道裂孔ヘルニア, 帯状疱疹, 非嵌頓ヘルニア(還納可能なヘルニア), 心筋梗塞, 肺塞栓, 大腸閉塞	それぞれ1%未満
憩室炎	6%		
虫垂炎	4%		
尿路結石	4%		

Data from *Ann Emerg Med* 1990;1383

■虫垂炎(MANTRELS or Alvarado スコア)

所見	点数
右下腹部へ痛みが移動	1
食思不振または尿中アセトン陽性	1
嘔吐を伴う悪心	1
右下腹部の圧痛	2
反跳痛	1
体温38.0℃以上	1
WBC増加(10,500以上)	2
白血球左方移動;好中球>75%	1

合計点	虫垂炎の可能性
9・10点	非常に可能性が高い
7・8点	可能性が高い
5・6点	ありうる
5点未満	可能性が低い

Reprinted from *Ann Emerg Med* 15(5), Alvarado A. A practical score for early diagnosis of acute appendicitis, page 561, Copyright 1986, with permission from Elsevier

胆道系疾患(胆石発作)	
胆石発作の臨床症状	胆石発作のマネジメント
・疼痛持続時間6-8時間未満 ・発熱なし ・多くはWBC 11,000/mm³未満 ・98%で肝機能検査は正常 ・超音波の胆石への感度98%以上	・鎮痛 ・抗コリン薬(例:ジサイクロミン)の鎮痙効果はプラセボと変わらない ・外科医のフォローアップ

急性胆嚢炎	
急性胆嚢炎の臨床症状		急性胆嚢炎のマネジメント
疼痛持続時間 6-8 時間以上	>90%	・超音波または CT で合併症除外〔例：総胆管結石，急性膵炎 (15%)，胆石イレウス〕 ・鎮痛 ・抗菌薬投与 ・生理食塩水点滴，絶飲食
体温 38.0℃ 以上	25%	
Murphy 徴候	>95%	
白血球 11,000/mm³ 以上	65%	
肝機能検査上昇	55%	
超音波感度 (☞ p.231)	85%	

■ 腸間膜（動脈）虚血

- 原因：動脈塞栓が 25-50%（特に上腸間膜動脈），動脈血栓が 12-25%
- リスク因子：年齢，血管/弁疾患，不整脈（特に心房細動），慢性心不全，最近の心筋梗塞，循環血液量減少，利尿薬，β遮断薬使用，血管収縮薬（例：ジゴキシン）

臨床症状		診断的検査	
・腹痛	80-90%	・乳酸上昇	70-90%
・突然発症の腹痛	60%	・WBC>15,000/mm³	60-75%
・嘔吐	75%	・LDH 上昇	70%
・下痢（しばしば血液混入を伴う）	40%	・CK 上昇	63%
・消化管出血	25%	・P 上昇	30-65%
・早期：腹部所見や圧痛に乏しいが激しい腹部所見や圧痛の乏しい強い自発痛	多様	・D dimer 上昇	>50%
		・単純 X 線：閉塞所見	30%
		・単純 X 線：母指圧痕像，門脈ガス像，free air	<20%
・晩期：ショック，発熱，意識障害，腹部膨満，反跳痛	多様	・CT, 超音波の感度	<50-70%
		・CT アンギオの感度	≧95%
		・血管造影の感度	>95%

マネジメント
・輸液・輸血による蘇生，広域抗菌薬
・緊急手術すべきか治療方針決定のため迅速な外科コンサルト（特に腸管壊死や穿孔が疑われる場合）
・初期検査としては血管造影 CT が望ましい
・腸間膜動脈造影は塞栓か血栓か血管攣縮かの鑑別に有用であり，これにより治療の選択肢，すなわち症状改善までパパベリン持続投与するか外科治療を行うかの判断にも役立つ．
・血管攣縮の恐れあり，ジゴキシンや血管作動薬は可能であれば避ける．

Data from *Emerg Med Clin North Am* 2004；909, *Radiol Clin North Am* 2007；461

- **腸間膜静脈塞栓症**—リスク因子：凝固亢進状態(PE/DVT, 悪性腫瘍, 敗血症, 肝疾患, 妊娠など). 動脈塞栓ほどは症状は急性発症ではない. 抗凝固薬が必要になることがある.
- **非閉塞性腸管虚血(NOMI)**—リスク因子(以下のような低灌流状態)：循環血液量減少, うっ血性心不全, 敗血症, 術後(特に血液透析患者), 薬剤使用(ジゴキシン, 麦角アルカロイド, コカインなど). 25%は痛みも消化管出血症状も呈さない. 腸管虚血に対し外科手術が必要となる. もし安定していても, 血管造影カテーテルからのパパベリン投与が必要になることもある.
- **慢性腸管虚血**—食後1-2時間で発生する腸管anginaは体重減少や食事拒否を起こしうる. リスク因子：心血管または末梢血管動脈疾患, 低血圧, DM, 喫煙者.
  治療は外科的な血行再建術を要することもある.

■ 膵炎
- **原因**: 胆石, アルコール, 薬剤(下表を参照), 感染(ウイルス, マイコプラズマ, レジオネラ, 回虫, サルモネラ), 外傷, 高Ca血症, 高TG血症, 特定の代謝疾患
- **臨床症状**: 背部に放散する心窩部痛±嘔吐, 膵臓は後腹膜臓器であり, 腹部の圧痛は軽度であることもある.
- **合併症**: Ca^{2+} 低下, 血糖上昇, ARDS, 腎障害, 腸管穿孔, 敗血症, 仮性膵嚢胞または膿瘍形成, 出血, 死亡
- **診断**: 急性膵炎では血清アミラーゼが90-95%で上昇する. 高アミラーゼ血症は原因が多岐にわたるので注意(例：唾液腺や腹部疾患, 妊娠, 腎障害, 熱傷, アルコール依存, DKA, 肺炎). もしアミラーゼが正常の2-3倍以上であれば, 特異度は95%を超える. リパーゼ上昇は膵炎に対し, アミラーゼより特異的である.

膵炎の原因となる薬剤	
可能性が高い	可能性がある
• アジスロマイシン	• アセトアミノフェン
• シスプラチン, ジダノシン(ヴァイデックス®)	• シメチジン
• フロセミド	• ジフェノキシラート
• L-アスパラギナーゼ	• エストロゲン
• テトラサイクリン	• インドメタシン
• サイアザイド	• メフェナム酸
• スルホンアミド	• オピエート
• ペンタミジン	• バルプロ酸

Ransonの膵炎予後予測スコア[1]	
来院時[1]	48時間[1]
・年齢>55歳(70歳) ・WBC>16,000(18,000) ・血糖>200 mg/dL(220) ・LDH>350 IU/L(400) ・AST>250 IU	・ヘマトクリット減少率>10% ・BUN上昇>5 mg/dL(>2) ・カルシウム<8 mg/dL ・PaO_2<60 mmHg ・Base deficit>4 mEq/L(>5) ・Fluid sequestration[訳注1]>6 L(>4)
死亡率	2項目以下：1%未満、3-4項目：25%、5-6項目：40%、7項目以上：100%

注1)：( )内は胆石性膵炎の際の基準
訳注1)：Fluid sequestration=(投与した点滴量)-(尿または経鼻胃管からの排液)

診断的検査	マネジメント
・発熱、持続的なアミラーゼ高値、ビリルビン上昇、WBC上昇があれば膿瘍、血腫、仮性囊胞形成を疑う。 ・超音波—感度60-80%、特異度95% ・CT—感度90%、特異度100% ・仮性囊胞、膿瘍、壊死、胆石、胆嚢炎、外傷、原因不明の場合にはCT、超音波を行う ・MRI—重症ではCTと同等 ・MRC感度81-100%(総胆管結石に対して) ・ERCPは胆石性膵炎に対し診断にも治療にもなりうる.	・Ransonスコア>3、敗血症、CTで壊死像、CRP>13 mg/dLの時はICU入室を考慮 ・点滴と必要であれば麻薬投与 ・持続的な嘔吐/イレウスでは経鼻胃管挿入 ・1週間で改善傾向なければ、膿瘍、仮性囊胞、腹水貯留を除外 ・胆石、出血、膿瘍、>4 cmの仮性囊胞、保存的治療で改善しない場合には外科手術を考慮 ・抗菌薬は壊死、膿瘍形成、胆囊炎、胆管炎に使用 ・ERCPは胆管炎または胆管閉塞で必要になることがある.

Data from *N Engl J Med* 1994；1198：*Gastroenterol Clin* 2004；855：*Surg Clin North Am* 2007；1341

17章 | 外傷

アプローチ

■ 外傷の評価と治療のための初期対応

プライマリー・サーベイ	
Airway の評価 (頸椎保護をする)	• 呼吸の動きが乏しい/ない場合は，下顎挙上あるいは経口，経鼻エアウェイを挿入する．これらに反応が乏しいか，GCS≦8，重度ショック，フレイルチェスト(胸郭動揺)，あるいは過換気が必要な場合は気管挿管を施行する． • 気管挿管が成功しなかった場合は輪状甲状靱帯切開かラリンジアルマスクによる気道確保を行う．
Breathing の評価	• 気管の偏位，フレイルチェスト，開放性胸部創の有無，呼吸音を評価する． • 緊張性気胸に対しては胸腔穿刺を行う；開放性胸部創に対しては気密性のドレッシング材による三辺テーピングを行い，必要であれば(訳注1:「必要であれば」でなく，全例に挿入する)気管挿管チューブの位置調整あるいは胸腔ドレーンチューブ(36-38 Fr.)の挿入を行う． • 酸素を投与し，パルスオキシメーター，ETCO$_2$ を測定する．
Circulation の評価	• 外出血に対しては圧迫止血を行う．太めの静脈留置針を2ルート確保し，血液生化学検査，血液型，交差試験用の検体を採取する．必要に応じて2Lの生食を投与する．ITIM[1]によれば意識，皮膚，心拍数，呼吸の正常化，収縮期血圧 89-90 mmHg (頭部外傷がある場合は>90 mmHg)を目標とする．制御できない出血が30分以上続く場合は手術室に移送する．確実な蘇生のためには，より高い血圧(収縮期血圧>100-110 mmHg)が必要であるという意見もある． • 脈を触診し，心音を聴診し，頸静脈を観察して，心拍調律を評価し，心タンポナーデがあれば解除する． • 心電図，血圧，心拍数(および脈の強さ)をモニターする．
Disability (神経学的状態) の評価	• GCS を評価する．あるいは意識が清明なのか，呼びかけや痛み刺激に反応するか反応しないかを評価する．瞳孔を評価する．
Exposure(脱衣)	• 完全に脱衣する(しかし保温は続ける)．

GCS=Glasgow Coma Scale.
注1) : NSW Institute of Trauma and Injury Management, 2007. Data from www.itim.nsw.gov.au

蘇生(プライマリー・サーベイと同時並行で行う)	
ABCDEの再評価	・もし患者の状態が悪化した場合はABCDEを再評価する.異常を同定し,必要ならば胸腔ドレーンを挿入する. ・胸腔ドレーン挿入直後に1.2-1.5Lの血液の排液がある,あるいは1時間で100-200 mLの出血を認めたり,血圧の低下が続く場合は緊急開胸術を行う. ・経鼻胃管およびフォーリーカテーテルを挿入留置する(禁忌がない場合に限る).

セカンダリー・サーベイ―経鼻胃管,フォーリーカテーテルはこの段階で考慮する.			
病歴&診察	AMPLE聴取	Allergies	アレルギー
		Meds	内服薬
		Past History	既往症
		Last meal	最終経口摂取
		Event	外傷の原因となったイベント,頭からつま先までの身体所見(FAST含む)
X線,CT,PAN-scan,FAST,超音波	・頚椎,胸部,骨盤の単純X線を撮影し,必要に応じてCTを撮影する ・多発外傷の場合はPAN-scan(頭部,頚椎,胸部,腹部-骨盤CT)を撮影することにより,最大19%で治療方針を変える必要がある予期しない外傷が見つかる		
外傷への対処	骨折の整復/シーネ固定,他科コンサルト,鎮痛薬の投与,破傷風予防,必要に応じて抗菌薬の投与,入院あるいは転院搬送を開始する.		
Disposition	・転院,入院,あるいは手術の準備を開始する.		

■ トラウマスコアリング

• Trauma Score

呼吸数	収縮期血圧	GCS	呼吸努力
2. ≧36/分	4. ≧90 mmHg	5. GCS 14-15	1. 正常
3. 25-35/分	3. 70-80 mmHg	4. GCS 11-13	0. 浅表性呼吸
4. 10-24/分	2. 50-60 mmHg	3. GCS 8-10	0. 陥没呼吸
1. 0-9/分	1. 0-49 mmHg	2. GCS 5-7	
0. 呼吸停止	0. 脈を触れない	1. GCS 3-4	

総ポイント≦12 ポイント 外傷センターが望ましい	CRT
>14 ポイント 死亡率<1%,	2. 正常
13-14 ポイント 1-2%,	1. 遅延
11-12 ポイント 2-5%,	0. なし
≦10 ポイント 死亡率>10%	

GCS=Glasgow Come Scale

• 改訂トラウマスコア (Revised Trauma Score:RTS)

RTS コード (点数)	GCS	収縮期血圧 (SBP)	呼吸数 (RR)
4	13-15	>89 mmHg	10-29/分
3	9-12	76-89	>29
2	6-8	50-75	6-9
1	4-5	1-49	1-5
0	3	0	0

RTS=0.9368 (GCS) +0.7326 (SBP) +0.290 (8RR) 訳注 2.3)
訳注 2)：上記にそれぞれのコードの値を代入して RTS を求める
訳注 3)：原書は 0.77326 とあるが正しくは上記 0.7326
RTS と死亡率：0 (97% 死亡率), 1 (93%), 2 (83%), 4 (39%), 5 (19%), 6 (8%), 7 (3%), 7.84 (1%)

• Glasgow Coma Scale[1]

開眼	最良言語音声反応	最良の運動反応
4. 自発的に開眼	5. 見当識の保たれた会話	6. 指示に従う
3. 呼びかけにより開眼	4. 見当識が保たれていない会話	5. 痛み刺激部位に手足を持って来る
2. 痛み刺激で開眼	3. 不適切な単語	4. 痛みから逃避する
1. 開眼しない	2. 理解不能な発声	3. 不自然に屈曲する (除皮質肢位)
	1. 反応なし	2. 異常伸展 (除脳肢位)
		1. 反応なし

注 1)：スコアの合計は、軽度 (13-15 点)、中等度 (9-12 点)、高度 (≦8 点) の頭部外傷を示している。

Data from Teasdale G, Jennett B. Assessment of coma and impaired consciousness. *Lancet* 1974; 304 (7872): 81-84.

■ START (Simple Triage and Rapid Assessment) ─ 複数傷病者への対応[1]

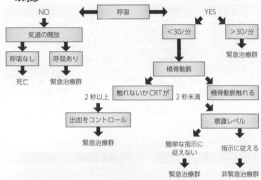

注1): 緊急治療群(赤)の患者は直ちに蘇生を行う優先順位となる.
非緊急治療群(黄)は緊急治療群の後に,早期の搬送が必要かどうか再評価を行うべきである. 死亡群(黒)はリソースに余裕がない限り蘇生は行わない. 現場を歩き回っている軽症群(緑)は現場から離れた場所に移動させる.

腹部と腎

■ 成人の鈍的腹部外傷のマネジメント

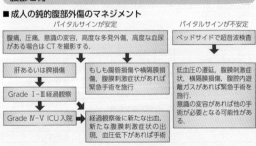

■ 腎損傷が疑われる場合の診断

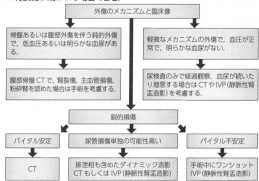

鋭的腹部損傷

- 腹部あるいは側腹部の刺創は外科にコンサルトする.

開腹の適応
• 不安定なバイタルサイン, 腹膜刺激症状, 横隔膜損傷, 消化管出血
• 貫通銃創, 盲管銃創(訳注4:体内に弾丸が残存している銃創), 腸管のヘルニア, 内臓の脱出

注1):腹膜に達しているが,腹膜刺激症状や臓器,腸管損傷の証拠がない刃物による損傷に開腹術が必要かどうかについては議論がある.

側腹部/背部の鋭的損傷のマネジメント
• ショックや, 明らかな腹腔内出血, 血管損傷の場合は迅速に開腹術を行う.
• 明らかな損傷にサインや徴候がない, あるいは明らかな血尿のみで血行動態が安定している場合はトリプルコントラスト(経口, 静注, 注腸)を用いたCTを行う.
• 著明な後腹膜血腫/出血がある場合は血管造影検査を行う.

胸部外傷

■ 鈍的心損傷

概要と救急外来での診断	鈍的心損傷の臨床像
最も一般的な損傷は,以下である (1) 右室 (2) 前壁中隔 (3) 左室の心尖部前壁 ・診断:胸部X線写真,心電図,酸素飽和度 ・胸部X線写真:肺挫傷,第1,第2肋骨,鎖骨,胸骨骨折,心不全. ・心電図上の変化は24時間後まで進行するかもしれない.心筋マーカーは50-65%のケースで上昇を認める.	・受傷の1-3日後に認める.ニトログリセリンでは寛解しない狭心症様の胸痛. ・胸郭外の外傷を73%に認める頻脈(70%) ・心膜摩擦音 ・Beckの3徴(心タンポナーデ) ・血圧低下,頸静脈拡張,心音低下(50%以下にしか認めない)

放射線的診断	鈍的心損傷における心電図変化	
(1) 超音波—右室の壁運動低下±右室内径の拡大.超音波は治療を必要とするほとんどの問題を明らかにできる. (2) 血管造影—駆出率を測定する.左室駆出率<50%あるいは右室駆出率<40%は異常所見である. (3) SPECT—鈍的心損傷,心筋虚血を検出することができる.	洞性頻脈	70%
	非特異的ST-T変化	60%
	再分極障害	61%
	心房性不整脈(心房細動)あるいは伝導障害(RBBB)	12%
	心室性不整脈	22%
	正常心電図	12%
	心筋梗塞	2%

マネジメント
・心疾患をもった外傷患者や,44-55歳以上で心電図上異常を認めた場合はモニター目的に入院を考慮する.心エコーあるいは上記テスト,1-3個の心筋マーカーを地域の事情に合わせて検査する.追加の検査は(不整脈や血行動態不安定など)問題や合併症を認めたら施行する.45歳未満で正常心電図あるいは一過性の頻脈の場合は,4時間の経過観察の後に退院を考慮する.

■ 外傷性胸部大動脈破裂

- 救急外来に搬送が可能だったうちのたった 10-20% しか生存しない. 破裂は急速な剪断性損傷により, 固定化され動かない動脈管索の部位に最も多く生じる.

臨床像	胸部大動脈破裂の胸部X線写真
・胸骨後面, 肩甲骨間の痛み ・呼吸困難, ストライダー, 嗄声, 嚥下障害 ・血圧の上昇あるいは低下 (平均 152/98) ・下肢血圧の低下 ・肩甲骨間/前胸部の心雑音, 頸部基部の腫脹 ・胸骨, 肩甲骨, 多発肋骨骨折 (特に第 1, 第 2 肋骨) ・胸腔ドレーン挿入時に 750 mL 以上の出血	・縦隔の拡大[1,2] (52-90%) ・aortic knob[訳注5]の不明瞭化 ・大動脈肺陰影の不明瞭化 ・経鼻胃管が T4 より 2 cm 以上右に偏移 ・気管線条と右肺の距離が 5 mm 以上 ・左主気管支が水平よりも 40° 下垂 ・左血胸/apical pleural cap[訳注6] ・異常所見なし (15%)

注1): 縦隔の幅 胸部X線写真 PA像で>6 cm, 仰臥位 AP像で>8 cm, aortic knob の高さで>7.5 cm, aortic knob/胸郭の幅>0.25 以上すべてが胸部大動脈破裂と関連する.

注2): 多くの外傷患者で撮られる仰臥位での胸部X線写真では縦隔が拡大して見えることが一般的 (大動脈破裂がなくても) であり, 座位で, 逆 Trendelenburg 体位によって得られる画像が大動脈損傷にはより特異的だろう.

訳注5: aortic knob: 左第 1 弓の大動脈弓陰影
訳注6: apical cap (肺尖帽): 肺尖部の胸膜が肥厚して見える所見

胸部大動脈破裂の診断
・ヘリカル CTA—大動脈破裂に対して感度ほぼ 100%. ・経食道超音波—非常に正確. 不安定な患者に対しては待機的に施行する. ・大動脈造影——連の報告では感度 100%

胸部大動脈損傷を疑った場合のマネジメント
・すべての外傷患者と同様に ABC の蘇生を行う. ・多くのエキスパートは, 生命を脅かす頭蓋損傷および腹腔内損傷の治療が大動脈損傷の治療よりも優先されるべきと述べている. ・輸液, 鎮静, 鎮痛を調整して収縮期血圧を 120 mmHg 以下に保つ. 短時間作用型の静注薬〔β 遮断薬 (エスモロール) + ニトロプルシド〕を考慮する. ・胸部外科医に連絡し, 手術の準備をする.

泌尿生殖器外傷

■ 尿道損傷

概要	逆行性尿道造影の適応
・前部尿道損傷は通常，転倒や騎乗型損傷によるが，近位尿道損傷のほとんどは骨盤骨折が原因である．腹部，会陰部の診察および直腸診を行い，尿道損傷が疑われれば尿道造影を行う．	・陰茎，陰嚢，尿道損傷 ・尿道口からの出血 ・診察での前立腺の高位浮動 ・骨盤骨折が疑われる場合（議論の余地がある） ・フォーリーカテーテルの挿入が容易に行われない場合

マネジメント	逆行性尿道造影の手技
・尿道の不全断裂があれば，泌尿器科医により 14-16 Fr. のカテーテルを愛護的に挿入する．それが不成功であったり完全断裂を認めた場合には，恥骨上から（膀胱に）カテーテルを留置する．	・造影剤注入前に KUB を撮影する． ・専用の注入器（サニーホルダー）に 60 mL のシリンジを装着して（尿道に）留置する（フォーリーカテーテルは使用してはいけない）． ・60 秒かけて 10-15 mL の造影剤を注入する． ・最後の 10 秒間で前後/斜位の X 線写真を撮影する．

■ 膀胱損傷

概要	膀胱造影の適応
・膀胱損傷のあるすべての患者は CT 撮影の必要のある骨盤骨折や腹部外傷，あるいは肉眼的血尿を伴っている（98%）． ・血尿を認めた場合は膀胱造影を行う． ・腹部 CT 検査では膀胱損傷が見逃されることがある． ・そのため，腹部 CT の前に膀胱造影を行う（CT 膀胱造影）．	・下腹部/骨盤部の穿通性外傷 ・(1) 肉眼的血尿，(2) 外尿道口からの出血，(3) 骨盤骨折，(4) 逆行性尿道造影の異常，あるいは (5) フォーリーカテーテルからの尿の排泄がないか微量にとどまる場合．

マネジメント	膀胱造影の手技
・膀胱腹腔内破裂の場合は造影剤は腹腔内に漏出する．その場合は試験開腹を行い，必要なら修復する．腹膜外破裂の場合は造影剤は腹膜外に広がり，膀胱後部に消失されることが認められる．この場合はカテーテル留置のみで治療がなされる（破裂が小さい場合はフォーリーカテーテルを留置し，破裂が大きい場合は恥骨上から膀胱瘻を造設する）．	・尿道造影の後，フォーリーカテーテルを留置する．ベースラインの KUB を撮影後に 400 mL あるいは膀胱が緊張するまで造影剤を注入する． ・フォーリーカテーテルをクランプし，単純 X 線写真（前後像，斜位）を撮影する．さらに膀胱を空にし，生理食塩水で膀胱内を洗浄する．最後に斜位を含む KUB を撮影する．

頭部外傷

■ 外傷患者における頭部 CT の NEXUS Ⅱ Criteria

Criteria（基準）	
・異常な精神状態，行動 ・頭蓋骨骨折を疑う所見	臨床的に重大な[1,2]頭蓋内損傷を検出する criteria（基準）の有用性（患者数 13,728 人）
・頭部皮下血腫	
・持続する嘔吐	感度 98.3%（97.2-99%）
・年齢＞64 歳	特異度 13.7%（13.1-14.3%）
・持続する嘔吐（再発，持続，強い）	陰性的中率 99.1%（98.5-99.5%）
・神経学的欠損	軽微な頭部外傷における有用性
	感度[3] 95.2%（92.2-97.2%）
・凝固障害（例えば，ワルファリン内服）	特異度 17.3%（16.5-18%）
	陰性的中率 99.1%（98.5-99.5%）

注 1）：臨床的に重大とは圧迫所見，ヘルニア，正中偏位，大脳基底槽圧迫，硬膜外／硬膜下血腫（＞1 cm もしくは 2 か所以上），広範囲の SAH，後頭蓋窩出血，両側性のいかなるタイプの出血，陥没骨折と離開骨折，気脳症，びまん性浮腫や軸索損傷
注 2）：（ ）に示された数字は 95％ 信頼区間
注 3）：臨床的に重大な損傷がある GCS 13-15 の軽微頭部外傷患者 330 人中 314 人（95％）での基準，16 人は missed cases，1 人だけ ICP モニタリングの介入を要した（緊急介入が必要な損傷を検出することの感度は＞99％，陰性的中率は 99.9％）

Data from *J Trauma* 2005；59：954.

■ GCS 13-15 の外傷患者における頭部 CT の Canadian Criteria

Major Risk Factors	
・2 時間以内に GCS 15 まで戻らない	神経学的に介入[1]が必要と予測する major criteria の有用性
・頭蓋骨開放骨折を疑う	感度 100%（92-100%）
・頭蓋底骨折の徴候	特異度 68.7%（67-70%）
・嘔吐＞1 回	臨床的に重大な中枢神経損傷[2]を予測する major+minor criteria の有用性
・年齢＞64 歳	
Minor Risk Factors	感度 98.4%（96-99%）
・受傷前 30 分を超える健忘	特異度 49.6%（48-51%）
・危険な受傷機転（車と歩行者の事故の歩行者，鈍的外傷，墜落＞3 フィート／5 階，重たい物が頭部に落下，乗り物からの放出）	注 1）：受傷後 7 日以内の死亡，開頭術，陥没骨折修復術，ICP モニター，頭部外傷による気管挿管 注 2）：入院や神経学的なフォローが必要な外傷

（ ）に示された数字は 95％ 信頼区間

Data from *Lancet* 2001, 357：1391-1396；*JAMA* 2005；294：1511.

■ 重症頭部外傷(GCS≦8)の管理

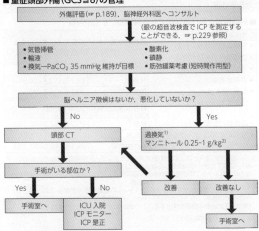

注1)2):下のガイドラインを参照

■ 重症頭部外傷の管理ガイドライン

血圧/酸素	・モニターと血圧≧90 mmHg, O_2≧90%, pO_2>60 mmHg を維持
高張生理食塩水 (3%食塩水)	・限られた研究ではリバウンド現象なくマンニトールと同様に ICP を下げることができると報告がある ・限られたデータによるため, ガイドラインではルーチンに使用することはすすめていない ・用量:0.1-1 mL/kg/時
過換気	・ICP を下げる典型的な方法としてすすめられる ・受傷早期(24時間以内)では非効果的なため, 可能なら避けること ・もし過換気をするなら酸素供給をモニターするために頸静脈酸素飽和度, 脳組織酸素圧を測定することをすすめる
低体温	・現時点では低体温が死亡率を低下させるエビデンスは乏しいが, 48時間以上低体温を維持することは死亡率低下の可能性を高めるかもしれない.

(次頁に続く)

■ (続き) 重症頭部外傷の管理ガイドライン

マンニトール	• ICP モニター前にマンニトールを使用するのは，テント切痕ヘルニア徴候もしくは頭蓋外原因によらない進行する神経学的悪化がある患者に限る． • 収縮期血圧 ≧90 mmHg を維持 • 用量：0.25-1 g/kg
鎮静・鎮痛	• 予防的バルビツレートはすすめられない • しかし高用量バルビツレートは最大限の一般的な薬物・手術療法でも難渋する ICP 上昇のコントロールに推奨されている． • プロポフォールは ICP 管理に推奨される • 両方ともに心肺モニタリングが必要 • 他に推奨される薬剤としてはモルヒネ，ミダゾラム，フェンタニル/スフェンタニルの静注 (ボーラスは ICP を上げることがあるのでしない)
痙攣	• 予防的抗痙攣薬は外傷後晩期 (>7日) では痙攣を予防しない • とりわけ皮質挫傷，陥没骨折，硬膜下/硬膜外/脳内出血，穿通創，24 時間以内の痙攣がある早期 (<7日) で予防となる • しかしながら外傷後早期の痙攣は悪い予後とは関連がない

ガイドラインでは ICP モニター，抗痙攣薬，脳灌流目標についてより詳細に記述．

Data from Brain Trauma Foundation, *J Neurotrauma* 2007；S1-106. www.braintrauma.org

頸部穿通性外傷

• 広頸筋への穿通創が最大の懸念である．
(A) Zone Ⅰ とⅢ の損傷は主要血管損傷を考えて Zone Ⅱ の損傷では不要の血管造影 (もしくは CTA) が必要である
(B) 穿通外傷は ☞ p.200 のアルゴリズムに沿って考える

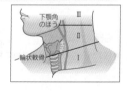

頸部穿通性外傷患者の初期管理	
Airway	• 血腫拡大，気道狭窄，他に気道を圧迫するようなものがあれば気管挿管を行う
Breathing	• 気胸を除外するために胸部単純 X 線を行う，必要であれば胸腔ドレーンを入れる
Circulation	• 直接圧迫による止血をして生食輸液や輸血を行う

(次頁に続く)

(続き)頸部穿通性外傷患者の初期管理	
他の評価下のアルゴリズム参照	• 迅速に専門医にコンサルトする．画像もしくは創の探索にて，頸椎，神経，血管，気道，肺，消化管に損傷がないかを確認する．安定している患者では喉頭，気管，頸部主要動脈を評価するのにCT血管造影を最初に行ってもよいかもしれない

■ 頸部穿通性外傷のマネジメント

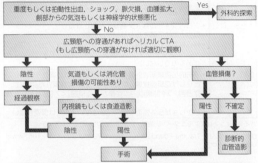

Munera, F; Cohn, S; and Rivas, L., Penetrating Injuries of the Neck: Use of helical Computed Tomographic Angiography, *J Trauma*, February 2005; 58(2): 413.

骨盤・四肢外傷

■ 鈍的外傷における骨盤X線のCriteria

- GCS<14
- 薬やアルコールによる中毒
- 低血圧もしくは肉眼的血尿
- 下肢の神経学的異常
- 大腿骨骨折もしくは恥骨結合，腸骨棘の痛み/圧痛
- 大腿中央，鼠径，性器，恥骨上周囲，背部の痛み，腫脹，傷
- 前後，側方中央への圧迫での骨盤不安定
- 股関節の外転，内転，回旋，屈曲での痛み

Criteria(基準)—100％感度．

Data from *Ann Emerg Med* 1988; 17: 488; and *J Trauma* 1993; 34: 236.

■ 骨盤骨折の初期管理

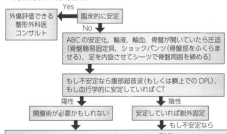

訳注7）：DPL：diagnostic peritoneal lavage 診断的腹腔洗浄法

■ 膝関節骨折診断のための Ottawa 膝関節ルール

- 年齢＞55 歳
- 受傷後すぐに歩行可能でない、もしくは救急外来にて4歩歩行できない
- 90°以上屈曲不能
- 腓骨頭の圧痛
- 膝蓋骨の圧痛

この基準で臨床的に重症な骨折を 100％の感度で検出することができる
上記いずれかに該当する場合、X 線検査を検討

Data from *Ann Emerg Med* 1995：405.

■ Pittsburgh 膝関節ルール

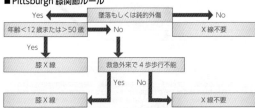

感度 99％で、ある研究ではオタワ膝ルールより X 線使用をより多く減らせる

Reprinted from *Emerg Med*, July 1998, Volume 32, Issue 1, Seaberg, DC, and Yealy, DM et al. Multicenter Comparison of Two Clinical Decision Rules for the Use of Radiography in Acute, High-Risk Knee Injuries, Pages 8-13, Copyright 1988, with Permission from Elsevier

■ 鈍的外傷における Ottawa 足関節/足ルール

足関節	・受傷後すぐかつ救急外来にて 4 歩行不能 ・内顆・外顆の下端または後縁 (遠位 6 cm) の圧痛
足	・受傷後すぐかつ救急外来にて 4 歩行不能 ・舟状骨または第 5 中足骨基部の圧痛

この基準で臨床的に重症な足関節/足骨折を 100% の感度で検出することができる
上記いずれかに該当する場合、X 線検査を検討

頸椎, 胸椎, 腰椎, 肩外傷

■ NEXUS 頸椎 X 線基準[1]

- 頸椎正中の圧痛
- 運動障害または感覚障害
- 意識障害
- 薬物/アルコール中毒
- 痛みをそらすような外傷

注 1): この基準は臨床上重要な頸椎骨折をみつけるのに感度 99%, 陰性的中率 99.9%
(0.1% 見逃してしまう)

Data from *N Engl J Med* 2000; 343: 94.

■ Canadian 頸椎ルール (CCR)

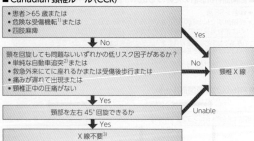

注 1): 90 cm もしくは 5 段以上からの転落, 地面に垂直に頭をぶつける (ダイビングなど), スピード (時速 100 km) 以上の自動車事故, 車両横転, 車外放出, キャンピングカー, バイク衝突
注 2): 対向する車両, バス/トラックによる事故, 横転, 高速での衝突は単純ではない
注 3): これらの基準は臨床上重要な頸椎骨折をみつけるのに感度 100% (95% 信頼区間 98-100%). 前向き研究ではカナダの意識清明で安定している頸椎外傷の患者において NEXUS より CCR のほうが感度が高かった

From *N Engl J Med*. Stiell, IG, Clement, CM et al., The Canadian C-Spine Rule versus the NEXUS Low-Risk Criteria in Patients with Trauma. 349(26): 2510-2518, December 25, 2003. Copyright (c) 2003 Massachusetts Medical Society. Reprinted with permission from Massachusetts Medical Society.

■ 鈍的外傷における胸腰椎画像の適応

- 背部痛または圧痛
- 神経学的異常
- GCS≤14
- 薬物/アルコール中毒
- 3 m 以上からの墜落
- 自転車/自動車からの放出
- 時速 80 km 以上の自動車事故
- 注意をそらすような大きな外傷
  - 骨盤骨折または長管骨骨折
  - 胸腔内損傷または腹部損傷

多発外傷では X 線より CT が正確(感度 100% vs 70%). 5 つの研究で胸腰椎骨折を見つけるのにこの基準は感度 100% だった. いくつかの研究では受傷機転(墜落, 自動車事故, 車外放出)を加えると感度 100% にならない

Data from *Ann Emerg Med* 2007;25:735;*J Emerg Med* 2003;1;*J Trauma* 2006;382.

■ 救急外来における肩関節 X 線撮影基準

- 肩の変形または腫脹
- 可動域制限
- 43.5 歳以上での転落の病歴

2 つの研究で臨床上重要な X 線異常(骨折, grade 3 の肩鎖関節脱臼, 感染, 腫瘍)を見つけるのにこの基準は感度 100% だった

AJEM 1998;560;*J Rheumatol* 2000;200

■ 脊髄損傷[1]

脊髄前方障害	脊髄中心症候群
・前脊髄または脊髄動脈の屈曲または垂直圧迫損傷 ・完全運動麻痺 ・触覚や深部感覚は保たれた痛覚過敏 ・温痛覚消失 ・ほぼ手術が必要な脊髄損傷	・若年外傷患者または高齢の脊椎症における過伸展 ・腕より手の運動麻痺や感覚障害 ・下肢は影響を受けていないまたは受けにくい ・様々な膀胱・感覚障害 ・予後は一般的に良くほとんど手術を必要としない
完全脊髄損傷	**Brown-Sequard 症候群(脊髄半側障害)**
・損傷レベル以下で弛緩 ・温かい皮膚, 血圧低下, 脈拍低下 ・感覚は保たれるかもしれない ・交感神経抑制→持続勃起症 ・深部腱反射消失 ・24 時間を超えて持続するようなら永久的	・脊髄半側 ・同側麻痺 ・同側深部感覚消失 ・対側温痛覚消失
	脊髄後方障害
	・頸部や手の痛み, 異常知覚 ・1/3 は上肢麻痺 ・脊髄中心症候群の軽症型

注 1):デルマトーム, 筋肉, 反射については ☞ p.105 参照

創傷被覆材についてのコンセンサス勧告

■ 定義
- 急性創傷—局所または全身の創傷治癒遅延因子(熱傷、裂けた皮膚移植片、仙尾骨囊胞、咬傷、凍傷、深い皮膚剝離、術後組織再生など)を認めない4週間以内で治癒が予測される創
- 慢性創傷—以下のような治癒するのに 4-6 週間以上が予測される傷:静脈潰瘍や褥瘡、糖尿病足潰瘍、拡大する熱傷、切断

■ 推奨

Stage	被覆材種類	選択例(商品名)[訳注8] (原書より国内採用のみ記載)
デブリードマン・慢性	ハイドロゲル	日本で採用されているのは Granu Gel (Conva Tec) Intrasite Gel (Smith & Nephew)
デブリードマン・急性	コンセンサスなし	コンセンサスなし
上皮形成・慢性	ハイドロコロイド	日本での採用 Aquacel (Conva Tec) Comfeel Plus (coloplast) Duoderm (Conva Tec) Tegasorb (3M)
	低粘着性被覆材	日本での採用 Melolin (Smith & Nephew) Mapitel (Mölnlycke healthcare) Mepilex (Mölnlycke healthcare)
上皮形成・急性	低粘着性被覆材	上皮形成-慢性を参照
弱い皮膚	低粘着性被覆材	上皮形成-慢性を参照
肉芽・慢性	泡	日本での採用 Allevyn (Smith & Nephew) Biatain (coloplast)
	低粘着性被覆材	日本での採用 Melolin (Smith & Nephew) Mapitel (Mölnlycke healthcare) Mepilex (Mölnlycke healthcare)
肉芽・急性	コンセンサスなし	コンセンサスなし
出血創	アルギン酸	日本での採用 Kaltostat (Conva Tec) → カルトスタット Comfeel (coloplast) Tegagen (3M) → Tegaderm Alginate
悪臭創	活性炭	記載されている中で該当なし

このコンセンサス勧告は特定のブランドは推奨しておらず、商品名は便宜上載せているだけである

(次頁に続く)

Data from *Arch Derm* 2007;143:1291.

訳注8):原書記載の商品名は以下のとおり

デブリードマン	ハイドロゲル	Flexigel Strands Absorbent Wound Dressing, GranuGel, Intrasite Gel, Sterigel, 2nd Skin, Tegagel Hydrogel wound filler, Vigilon Primary Wound Dressing
上皮形成	ハイドロコロイド	Aquacel, Combiderm, Comfeel Plus, Cutinova Hydro or Cavity, Duoderm, Granuflex, Tegasorb
	低粘着性被覆材	N-A Ultra, Cutilin, Tricotex, Melolin, Melolite, Release, Skintact, Paraffin tulle dressings, Mepitel, Mepilex, Tegapor
肉芽	泡	Allevyn, Biatain, Cutinova, Lyofoam Extra, Mepilex, Optifoam, SOF Foam, Sorbacell, Tielle, Tegaderm
	低粘着性被覆材	N-A Ultra, Cutilin, Tricotex, Melolin, Melolite, Release, Skintact, Paraffin tulle dressings, Mepitel, Mepilex, Tegapor
出血創	アルギン酸	Algosteril, Kaltogel, Kaltostat, Comfeel, SeaSorb, Sorbsan, Tegagen
悪臭創	活性炭	Carbonet, CliniSorb, Lyofoam C, Actisorb Plus

18章 | 熱傷

体表熱傷面積(TBSA)の評価(2度+3度)	重症熱傷患者の入院と転送の基準
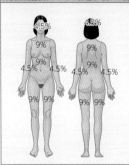	・TBSA≧10%(2度+3度) ・すべての3度熱傷 ・手,足,顔,会陰部,生殖器,大関節の熱傷 ・化学熱傷 ・気道熱傷 ・一酸化炭素中毒を併発 ・家族のサポートが不十分か,虐待が明らかあるいは疑われるもの ・深刻な疾患を持つ患者(たとえば肺気腫,冠血管疾患,糖尿病,腎機能障害) ・熱傷と外傷の合併(最初に何に対処するか判断する) ・転送に耐えられない状態あるいは熱傷ユニットがない場合はICUに入室させる

熱傷患者に対する輸液療法	
Parklandの公式	・乳酸リンゲル 4×体重(kg)×% 熱傷面積:50%を8時間で輸液し,残りはその後の16時間で輸液する.
修正Brookeの公式	・最初の24時間で 2 mL/kg×体重(kg)×% 熱傷面積 ・*J Trauma* 2009;67(2):231

Data from *J Trauma* 2009;67(2):231

19章 | 整形外科

注意：頸部，胸部，腰仙部，骨盤部，膝，足関節，肩，脊髄の外傷による整形外科的損傷は外傷の項で扱っている．

関節炎と関節液評価

■関節液評価

	正常	非炎症性	炎症性	細菌性
透明度	透明	透明	混濁	膿性/泥状
色調	透明	黄色もしくは血性	黄色	黄色
白血球数/mL	<200	<200-2,000	2,000-100,000	>15,000-100,000
好中球(%)	<25%	<25%	>50%	>75%
結晶	なし	なし	みられるかもしれない	なし
糖[1]	95-100%	95-100%	80-100%	<50%
培養	陰性	陰性	陰性	陽性>50%
疾患	—	変形性関節炎，外傷，リウマチ熱	痛風，偽痛風，脊椎関節症，RA(関節リウマチ)，ライム病，ループス	非淋菌性，淋菌性化膿性関節炎

注1)：血糖に対する関節液中の糖の割合×100%

■罹患関節数による関節炎の原因

単関節炎(1関節)	・外傷，腫瘍 ・感染(化膿性関節炎) ・痛風もしくは偽痛風	・ライム病 ・大腿骨頭壊死 ・変形性関節症(急性)
寡関節炎(2-3関節)[1]	・ライム病 ・リウマチ熱 ・Reiter症候群	・淋菌性関節炎 ・強直性脊椎炎 ・多関節性痛風
多関節炎(>3関節)[1]	・関節リウマチ ・ループス	・ウイルス性(風疹，肝炎) ・変形性関節症(急性)

注1)：心内膜炎による化膿性関節炎は多関節に罹患することがある．

■ 移動性関節炎の原因

- 淋菌性関節炎,ウイルス性関節炎
- リウマチ熱,ライム病
- 亜急性感染性心内膜炎
- ウィップル病
- SLE
- 薬物過敏症/血清病
- Henoch-Schönlein 紫斑病
- サルコイドーシス

■ 脊髄円錐症候群または馬尾症候群

- 原因:外傷による脊髄腔の消失,L2-S1 の中心性椎間板ヘルニア,強直性脊椎炎,関節リウマチ,硬膜外血腫,腫瘍.
- 脊髄円錐症候群は両側の会陰,大腿の痛みで急激に発症.運動麻痺は対称性,場合によっては軽度の線維束性攣縮,サドル部分の感覚消失,膀胱/直腸/生殖機能の重度障害.
- 馬尾症候群は,緩徐に発症し,片側性で大腿,会陰,背部,下肢の非対称性の強い痛み.運動麻痺は非対称性で重度である.線維束性攣縮は認めない.サドル部分の感覚消失+非対称性かもしれない.膀胱-直腸-生殖機能の軽度障害.
- 脊髄造影 CT または MRI 検査で評価&脊椎外科にコンサルト.

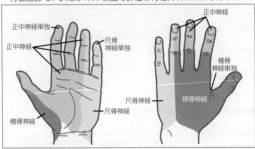

神経	神経損傷の運動テスト
正中神経	平面に手背を背にして置き,親指を掌側外転させる.母指球の橈骨線を触れ,抵抗を加え,確認する(短母指外転).
尺骨神経	指の外転,または母指と人差し指の近位で紙を挟んで検者が対側に引っ張る.母指の指節間 (IP) 関節が屈曲すれば神経損傷あり (Froment 徴候).
橈骨神経	力に抗して手指と手関節を伸展する.

コンパートメント症候群

- 原因:コンパートメント(筋区画)サイズの減少(例:圧挫症候群)または内容量の増加(例:腫脹,出血).若い男性で特に多くみられ,前腕,下肢に多い.

症状	
• 疼痛(受動的な筋の伸展で)	• 蒼白,脈拍触知不能(晩期の徴候)
• 感覚異常(振動覚が最初に喪失)	• 運動麻痺

筋区画内圧	
正常	<10 mmHg
異常	10-30 mmHg
コンパートメント症候群	>30 mmHg または拡張期血圧-筋区画内圧<30 mmHg

20章 | 泌尿器科

■ 陰嚢痛

特徴	精巣捻転	精巣上体炎,精巣炎	精巣垂捻転
好発年齢	青年期	青年期/成人	青年期
疼痛発症形式	急性発症	緩徐発症	緩徐発症
疼痛部位	精巣,鼠径部,腹部	精巣,鼠径部,精巣上体	精巣,精巣上極
先行する同様のエピソード	時々	時々	まれ
発熱	まれ	1/3程度に	まれ
排尿時痛	まれ	あり	まれ
精巣/陰嚢所見	精巣高位,ベルクラッパー奇形(訳注1)	硬く,発赤熱感がある精巣上体,精巣(>70%)	精巣上部に小さく硬い結節,青色変化も
精巣挙筋反射	通常消失	通常陽性	通常陽性
ドップラー/シンチグラフィー	血流低下	血流亢進	正常

訳注1):鞘膜外部分が精巣のみのため精巣が鞘膜腔内で精索に釣られた形となる奇形。精巣の固定がゆるく捻転しやすくなる。Bell clapperとはベルの舌の部分のこと。

■ 成人の精巣捻転の診断検査精度

検査	感度	特異度
カラードップラー超音波	86-100%	100%
シンチグラフィー[1]	80-90%	>95%

注1):シンチグラフィーは超音波所見がはっきりしないまたは超音波がない場合に行う

Urology *Clin North Am* 1996;*Radiology Clin North Am* 1997;*Radiology Clin North Am* 2012;50(2)317-332

■ 精巣捻転が疑われた場合のマネジメント

- 40歳以下の精巣痛はそれ以外とわかるまでは精巣捻転として扱う。
- 泌尿器科医にコンサルトし即座に検査を行う。発症6時間以内の手術による捻転解除が精巣機能温存のための最適手段である。
- 臨床的に強く疑われ,手術まで2時間以上かかる場合は徒手整復を試みる。
- 徒手整復は血流を改善しうる。精巣は180-720°捻転しており,術者は足側に立ち本を開くような方向に精巣を外旋させる。成功すれば疼痛が改善し精巣は正常な位置に戻る。

21章 | 産婦人科

臨床的に安定している患者における異所性妊娠の診断

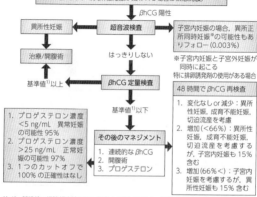

注1）：基準値：経腟超音波では 1,000-1,500 mIU/mL、経腹壁超音波では 6,500 mIU/mL

超音波所見[1]

子宮内妊娠のステージ

1. 脱落膜反応
2. 胎嚢
3. 卵黄嚢
4. 胎嚢内ではなく，卵黄嚢内の胎児極／心拍の確認により子宮内妊娠と定義．

異所性妊娠（％：出現率）

1. 子宮内に何もない，脱落膜反応，偽胎嚢（10-20%）
2. ダグラス窩の液体貯留（24-63%）：エコー輝度高い＝血液
3. 付属器腫瘤（60-90%）
4. 卵管周囲の輝度のあるハロー（26-28%）
5. 胎児心拍陽性（8-23%）

☞ p.231-232 参照―詳細な超音波所見の例

子宮内妊娠での βhCG 定量[2,3]

時間	mIU/mL
<1週	<5-50
1-2 週	40-300
2-3 週	100-1,000
3-4 週	500-6,000
1-2 月	5,000-50,000
2-3 月	10,000-100,000
妊娠中期	3,000-50,000
妊娠後期	1,000-50,000

注1）：特に明記しない限り経腟超音波
注2）：受胎からの時間
注3）：自然吸収後 βhCG が陰性化するまでの時間の中央値は 16 日（人工妊娠中絶は 30 日）

分娩困難(骨盤位娩出困難と肩甲娩出困難)

- 記載した方法は,産科専門医が不在の状況で救急外来での出産が必要となった時の例である.このような状況の時はすぐに産婦人科のバックアップに連絡すること.

骨盤位分娩	Mauriceau法
- 足首の間に示指を入れ,両足をしっかりつかみ,外陰部を越えるように足を引っ張る.足をタオルに包み,会陰切開を行う. - 臀部が出るまで下向きに牽引,母指は仙骨の上,指は臀部の上で,下向きの牽引を継続. - 肩甲骨が出てきたら背中を横に回転. - 肩甲骨下部と腋窩が見えた後のみ肩の娩出を試みる. - 最初は肩の前方と腕を娩出し,その後回転させて上腕後部を娩出. - できなければ肩後部を先に娩出し,母体の上方に足を引っ張り上げる.必要に応じて上腕骨に沿って指2本を導く,または円を描くように胎児の腕を下げる.上腕前部は体幹を単独もしくは肩後方のように指で円を描き,押し下げることによって娩出するかもしれない. - 図のように後頭部を前方に回転する	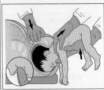 (使用許諾:Williams Obstetrics 20th ed. McGraw Hill, 1997) - 次に,Mauriceau-Smellie-Veit法で頭を引き抜く.恥骨の上を押し,上顎を押すことでやさしく頭を曲げる(挿絵を参照).

肩甲娩出困難への対応法

- 第一選択 McRoberts 法(母体の臀部を過屈曲—臀部を頭方へ回す&腰椎の前彎をフラットにする)+介助者が恥骨上を押す.介助者の圧迫は前方から後方(Mazzanti),もしくは側方から正中へ(79% 成功)
- Gaskin 法—四つん這い体位—後方の肩を下に向ける(83% 成功)
- Wood's Screw(下図 A) 肩の後を時計方向に 180°前方へ押し回して肩を娩出.
- Rubin(下図 B) 肩峰突起の距離(両肩間の距離)を縮めるように,胎児の胸部越しにどちらかの肩を 15–30°内転させる.
- 鎖骨骨折:上方へ引っ張り,肩峰突起の径が小さくなるように遠位鎖骨を前方にする.

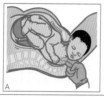 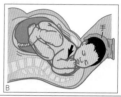

妊娠高血圧,子癇前症,子癇

■ 妊娠高血圧

- BP≥140/90 mmHg または以前の血圧より 30/15 mmHg 以上上昇
- 6 時間以上空けて 2 回測定(救急外来では現実的でない)

妊娠高血圧腎症(子癇前症軽症)	重症妊娠高血圧腎症(子癇前症)
・全身性浮腫もしくは>妊娠 20 週でタンパク尿を伴う高血圧 ・体重増加>0.9 kg/週,2.7 kg/月[訳注1] ・タンパク尿>300 mg/日(試験紙法では 1+),もしくは 6 時間以上空けた 2 回の採尿で>1 g/L ・血中尿酸>5 mg/dL ・尿中のタンパク/クレアチニン>0.19,感度 90%,特異度 70%	・BP≥160/110 mmHg ・タンパク尿≥2+ ・クレアチニン>1.2 mg/dL(新規発症) ・乏尿(尿量≤500 mL/日) ・AST/ALT の上昇 ・血小板<100,000/μL ・頭痛,視覚障害,腹痛,肺水腫,反射亢進

訳注 1): 原書は 2 lb/week,6 lb/month.1 lb(ポンド)を約 0.45 kg で換算した.

HELLP症候群	子癇
• 溶血性貧血(Hemolytic anemia), 肝機能異常(Elevated Liver function test), 血小板減少(Low Platelets) • 上腹部痛±嘔吐を伴う子癇前症の変化型 • 最小限の高血圧	妊娠後期もしくは分娩7日以内(たまに遅れて起こる)に, 重症妊娠高血圧腎症(子癇前症)による痙攣あり. これは妊娠高血圧症による最も多い死亡原因.

重症妊娠高血圧腎症(子癇前症)/子癇の治療

痙攣予防	初期投与	生理食塩水100 mL+硫酸Mg 4-6 g 30分以上かけてIV
	維持量	生理食塩水500 mL+硫酸Mg 20 gを50 mL/時(2 g/時)で投与
	副作用	顔面紅潮, 頭痛, めまい, 反射低下, 呼吸停止, 心停止. 膝蓋腱反射, 呼吸, 尿量≥25 mL/時をモニターする. 拮抗はグルコン酸カルシウム(10%) 10-20 mLゆっくりIV.
	注意	重症筋無力症, 母体の心血管疾患もしくは腎疾患患者への使用や, ニフェジピン, β作動薬の併用は循環・呼吸抑制が起こりうる.
痙攣治療	最初は硫酸Mg(上記)で, その後バルビツレートもしくはベンゾジアゼピン(短時間作動型, 例: ミダゾラム)―両方とも胎児にも影響を及ぼす(☞ p.106-107参照)	
降圧薬	適応: 収縮期血圧≥160 mmHg もしくは拡張期血圧≥105 mmHg 目標: 拡張期血圧90-95 mmHg以下 収縮期血圧140-155 mmHg以下 1. ヒドララジン: 5 mg IV 1-2分以上かけて. 20-30分ごと5-10 mg IV繰り返し. 総量20 mgで効果ない場合, 第2選択薬へ. 2. ラベタロール: 10 mg IV. 10分ごとに2倍量, 血圧が目標に達するまで. 最大量は300 mg. 3. ニカルジピン: 第2選択薬として有用であるという研究がわずかにあり(用量については☞ p.64, 281参照).	

妊娠後期の性器出血と分娩後出血

■ 常位胎盤早期剥離（出生前に正常胎盤が剥離）

リスクファクター		治療（専門医と相談）
・高血圧，母の年齢>35歳 ・喫煙，コカインの使用，外傷 ・妊娠後期出血の30%を占める．		・前置胎盤を除外するまで内診は避ける． ・超音波は感度低い． ・酸素投与，生理食塩水 IV
臨床的特徴		・血液型，クロスマッチ，PT/APTT，CBC，フィブリノーゲン，血小板，FDP
・性器出血（暗色）	78%	
・腹痛	66%	・必要であれば赤血球，FFP，血小板の輸血
・子宮収縮	17%	
・胎児死亡	15%	・産婦人科コンサルト，急遂分娩
・母体 DIC[1]	—	

注1）：ベッドサイドのDICスクリーニング：母体の静脈血5 mLをred top tubeに入れ，6分で凝固なければDIC．

■ 前置胎盤

定義	治療（専門医と相談）
・頸管口にかかって胎盤が生着している	・早産である場合　子宮収縮薬に加えて 1. 硫酸 Mg 4-6 g IV ゆっくり　+2 g/時　IV 2. テルブタリン 0.25 mg SC 30分ごと　4時間で1gまで 3. テルブタリン 2.5-5 mg PO 4-6時間ごと 正期産の場合（出産が近い）—帝王切開で分娩
臨床的特徴/診断	
・妊娠後期出血の20-30% ・突然，大量の，鮮紅色の性器出血 ・腹痛はない ・子宮は柔らかくて，圧痛はない ・内診はしない ・超音波は感度95-100%	

■ 分娩後出血

定義	最も多い原因
・出産後初めの 24 時間での出血 >500 mL	・子宮弛緩 ・頸管裂傷や子宮裂傷

治療
・輸液,必要であれば輸血,酸素,子宮底マッサージ,胎盤の娩出,子宮頸口から妊娠産物の除去,裂傷や局所外傷の評価.
・産科コンサルト
・オキシトシン(ピトレシン®) 10 U IM (子宮平滑筋内) もしくは 10–40 U/生理食塩水 1 L を胎盤娩出後, 100–200 mL/時で投与―血圧低下の可能性あり. オキシトシンが効果なければメチルエルゴノビン酒石酸塩 (methergine : デルガニン) 0.2 mg IM―血圧上昇や低下, 痙攣, 頭痛の可能性あり
・その他: (1) 15-メチル PGF$_2\alpha$ (carboprost : カルボプロスト) 0.25 mg IM 15–90 分ごと 最大 2 mg. 酸素化低下の可能性あり, 酸素のモニターが必要. 血圧上昇, 心疾患, 肝疾患, 腎疾患, 肺疾患, 痙攣, 貧血, 糖尿病の患者への使用は注意が必要. (2) ミソプロストール (サイトテック®) 0.6–1 mg PR (3) プロスタグランジン E$_2$ (Dinoprostone : ジノプロストン) 20 mg PR
・重症の場合,子宮のパッキング,手術,子宮の血管塞栓が必要になる時もある.

RH 同種免疫

・Kleihauer-Betke 試験は母体血液循環に流入している胎児赤血球を推定する〔=胎児母体出血 (mL)〕.
1) RhIG (Rh 免疫グロブリン/RhoGAM)―胎児血液が Rh (−) 母親の循環に入った可能性がある場合, 1 バイアル IM を行う. RhIG 1 バイアルには免疫グロブリン 300 μg が含まれ, Rh (+) の赤血球輸血 15 mL を超えた輸血に対しても効果がある.
2) RhIG (MICRhoGAM/MiniGamulin Rh, Hyp-Rho-D Mini Dose)―1/6 の量で 2.5 mL の赤血球を中和する. 適応―妊娠中絶, 異所性妊娠[1] ≤12 週

■ RhIG 療法の適応

・Rh (−) の母親で以下のいずれかに該当するもの

・Rh (+) 児の出産	・切迫流産 (controvertial)[1]
・妊娠中絶,異所性妊娠	・羊水穿刺後,羊膜絨毛膜や臍帯血採取後
・外傷後 (たとえ軽症でも)	・28 週時点
・Rh (+) 血液の輸血後	

注 1): 12 週未満の自然流産や妊娠中絶への RhIG の使用は議論の余地あり(カナダ産科婦人科学会, J Obstet Gynaecol Can 2003 ; 765 は使用をすすめ, Am J Emerg Med 2006 ; 24 : 48 や J Reprod Med 2002 ; 47 ; 909 などは使用しないとしている).

機能性子宮出血（不正性器出血）

- 外因性ステロイド（経口避妊薬）や無排卵月経が最も多い原因．評価の間，必ず妊娠を除外する．治療できる疾患：感染，外傷，出血性疾患〔機能性子宮出血（不正性器出血）のある若年者の20%に認める．特に von Willebrand 病や血小板障害〕，内分泌障害，腫瘍，子宮筋腫や嚢胞．

分類	ヘモグロビン	対応[1)]
軽症	>11 g/dL	1) 鉄の補充，婦人科フォロー
中等症 注意：ホルモン療法は嘔吐を引き起こしうる（制吐薬の追加を）	9-11 g/dL 体液量減少の徴候なし	1) 経口避妊薬[2)]（エストロゲン/プロゲスチン）4錠内服，毎日，出血が止まるまで，1週間以上かけて減量，1日1錠まで 2) メドロキシプロゲステロン（プロベラ®）[3)] 30-40 mg 内服　1週間，10 mg/日になるまで1日10 mg ずつ減らし，3-4週間続ける．1週間で出血が止まらなければ40-50 mg/日内服まで増量，その後漸減．これは避妊効果はないため，他の避妊薬を使用． 3) NSAIDs（イブプロフェンなど）はプロスタグランジン E_2 を下げる．出血を減らし，鉄フォロー，婦人科フォロー
重症 産科コンサルト	<9 g/dL 循環血液量減少 （血圧低下や頻脈）	1) 婦人科コンサルト，輸液，輸血，必要であれば子宮内膜掻爬術 2) プレマリン®25 mg IV or 内服，6-12時間ごともしくは止血するまで（最大4回）．ノルエチンドロン5 mg内服単独もしくは経口エストロゲン単相型経口避妊薬と併用

注1）：これらの薬剤で虚血性心疾患や血栓塞栓性疾患のリスクが上がるので，心疾患や肺疾患のある患者，35歳以上の患者への欄内に記載されている薬剤の使用は注意が必要．

注2）：BCP　経口避妊薬 エチニルエストラジオール 30-35 µg + ノルエチンドロン 1 mg（もしくはノルゲストレル 0.3 mg　Lo/Orval［エストラジオールとノルゲストレルを含む経口避妊薬］）Neocon 1/35, Nortrel 1/35, Ortho-Novum 1/35, Lo/Orval

注3）：その他のレジメン　プロベラ®10 mg 経口毎日．止血まで 10 mg/日で増量．いったん出血コントロールがつけば，3-4週継続．

Data from *Obstet Gynecol Clin North Am* 2003；30：321, *Obstet Gynecol Clin North Am* 2000；27：287.

22章 | 眼科

■ 視力検査

96	
	20/800
873	
	20/400
2 8 4 3　　**O X X**	**20/200**
6 3 8 5 2　　X O O	**20/100**
8 7 4 5 9　　o x o	**20/70**
6 3 9 2 5　　x o x	**20/50**
4 2 8 3 6 5　　o x o	**20/40**
3 7 4 2 5 8　　x x o	**20/30**
9 3 7 8 2 6　　x o o	**20/25**

眼から14インチ（約35 cm）離れた部分で明るいところにカードを持つ．眼鏡ありとなしでそれぞれの目を別々に記録する．老眼患者は遠近両用レンズをつけておく．近視患者は眼鏡のみつけておく．

■ 瞳孔径 (mm)

• 2 3 4 5 6 7 8 9

Courtesy of JG Rosenbaum, Pocket Vision Screen, Beachwood, Ohio.

■ 充血の一般的な原因

特徴	結膜炎	急性虹彩炎	急性緑内障	角膜外傷・感染
分泌物	中等量～多量	なし	なし	水様性,膿性
視力	正常	わずかにぼやける	ぼやけ強い	大体ぼやける
痛み	なし	中等度	強い	中等度/高度
羞明	わずか〜なし	高度	共感性[1]	軽度〜中等度
結膜充血	広範にあり 結膜円蓋付近	主に角膜周囲	広範にあり 毛様充血	広範にあり
瞳孔	正常	小さい	中等度散大 固定	正常
対光反射	正常	乏しい	なし	正常
眼圧[2]	正常	正常 or 低下 後に上昇	上昇	正常
細隙灯検査	前房は正常	フレア(混濁)とセル (細胞微塵)	角膜浮腫 混濁あり	フルオロセイン 染色陽性
グラム染色	細菌±	—	—	細菌±

注1): 健側の目に光を当てている間の痛み
注2): 眼圧正常は≤20 mmHg

■ Schiotz(シェッツ)眼圧計換算表

測定値	眼圧計の負荷				測定値	眼圧計の負荷			
	5.5 g	7.5 g	10 g	15 g		5.5 g	7.5 g	10 g	15 g
	圧力(mmHg)					圧力(mmHg)			
0.0	42	59	82	128	7.0	12	18	27	47
0.5	38	54	75	118	7.5	11	17	25	43
1.0	35	50	69	109	8.0	10	16	23	40
1.5	32	46	64	101	8.5	9	14	21	38
2.0	29	42	59	94	9.0	8.5	13	20	35
2.5	27	39	55	88	9.5	8	12	18	32
3.0	24	36	51	81	10.0	7	11	17	30
3.5	23	33	47	76	10.5	7	10	15	27
4.0	21	30	43	71	11.0	6	9	14	25
4.5	19	28	41	67	12.0	5	7	12	22
5.0	17	26	37	62	13.0	5	6	10	19
5.5	16	24	34	58	14.0	5	5	8	17
6.0	15	22	32	54	15.0	—	4	6	13
6.5	13	20	29	50	16.0	—	2	4	11

- 眼圧計の先端部分が眼球に粘着してしまう,瞬き,調節(accommodation),鼻の方を見る,の場合は眼圧が誤って高く測定される場合がある.
- 測定を繰り返す,近視,抗コリン薬,水分過剰,強膜バックリング術などで眼圧は誤って高く測定される.

■ 急性閉塞隅角緑内障

臨床的特徴	治療 (眼科コンサルト)
• アジア人の女性に多い • 頭痛，嘔吐，眼痛 • 充血，毛様充血 • 結膜浮腫，前房にはフレアとセル (混濁と細胞成分) • 中等度散瞳，対光反射の減弱 • 眼圧>40 mmHg が多い	• 最初にチモロール (チモプティック) 0.1% 1 滴点眼 • アセタゾラミド 500 mg IV，その後 500 mg 内服 • 1 時間後に β 遮断薬 (最初は使わない) : ピロカルピン (2-4%) 2 滴　15 分ごと　2 時間もしくは縮瞳するまで • ピロカルピンを健側に 1 滴点眼 • マンニトール 0.5-1 g/kg IV • アプラクロニジン 0.5% 数滴点眼 • レーザーか外科的な虹彩切除術

■ 網膜中心動脈閉塞症 (CRAO)

原因	臨床的特徴
• 心血管疾患，頸動脈疾患 • 過粘稠，糖尿病，鎌状赤血球症	• 突然の無痛性・片側性視力障害 • 求心性瞳孔障害 (直接対光反射なし，間接対光反射あり) • 網膜細動脈の狭小化もしくは細動脈の分枝が貨物列車様にみえる (眼底所見) • 梗塞した網膜は白色になる • cherry red spot : 網膜の菲薄化のため，下層の静脈が明瞭に見える
治療	
• 眼科コンサルト • 2 時間以内に治療開始 (48 時間以内に) • 5 秒間　眼球圧迫/マッサージ　5 秒間離す　5-30 分行う • ペーパーバッグで PCO_2 を上げる/95% O_2　5% CO_2 • 眼科医による穿刺	

■ 虹彩炎

• 定義 : 前部ブドウ膜の急性炎症 • 臨床的特徴 : 視力低下，毛様充血，羞明 (共感性)，眼圧は正常-低下 (その後上昇)．細隙灯顕微鏡は前房のセル&フレア (混濁と細胞成分)	治療 : (1) 眼科コンサルト (2) ホマトロピン 2% か 5%　1 滴 1 日 4 回 (3) プレドニゾロン 1%　1 滴 1 日 4 回 (4) NSAIDs の全身投与 (4) 感染なら抗菌薬 IV

■ 側頭動脈炎

病歴		身体所見	
• 平均年齢	70歳	• 側頭動脈の拍動低下	46%
• リウマチ性多発筋痛症	39%	• 側頭動脈の圧痛	27%
• 頭痛	68%	• 側頭動脈の硬結, 発赤	23%
• 顎跛行 (jaw claudication)	45%	• 大血管の雑音	21%
• 片側性の失明	14%	• 求心性瞳孔障害, 脳神経麻痺, 乳頭のうっ血や蒼白	—
• 跛行, 眼痛, 発熱	<5%		

診断	マネジメント
• 多くの症例で ESR>50 mm • 動脈生検 (緊急ではない)	• 眼科コンサルト • プレドニゾロン 60-80 mg/日 内服

■ 散瞳薬(M), 毛様体調節薬(C)

薬剤名(商品名)	持続時間	効果[1]	適応	コメント
アトロピン 0.5-3.0%	2週間	M, C	散瞳	狭隅角は注意
シクロペントラート塩酸塩 (*Cyclogyl*® *0.5-2%*)	24時間	M, C	散瞳, 例: 散瞳検査	同上
ホマトロピン 2-5%	10-48時間	M, C	散瞳	同上
フェニレフリン塩酸塩 (*Neo-synephrine*® *0.12-10%*)	2-3時間	M	散瞳, 毛様体麻痺はなし	注意:心疾患, 緑内障, 高血圧
スコポラミン臭化水素酸塩 (ヒヨスチン 0.25%)	2-7日間	M, C	強い毛様体筋麻痺	上記に加え, めまい, 見当識障害
トロピカミド (*Mydriacyl*® *0.5-1%*)	6時間	M, C	散瞳, 毛様体筋麻痺	アトロピンと同じ弱い毛様体筋麻痺のみ

注1):M:散瞳薬 C:毛様体筋麻痺

• 上記の薬剤の多くの用量は1回1滴 1日3回. 特別な疾患(たとえば急性狭隅角緑内障など ☞p.220)の際には高用量を使用する時もある.

23章 | 精神科

■ せん妄,認知症,急性精神病性障害の鑑別

特徴	せん妄	認知症	急性精神病性障害
発症年齢	全年齢	通常高齢	13-40歳
精神科既往歴	通常なし	通常なし	あり
感情	不安定	正常または不安定	平坦または不相応
バイタルサイン	異常	正常	正常
発症	急速または突然	緩徐	突然
24時間の経過	変動	不変	不変
意識	覚醒度亢進 or 意識レベル低下	清明	清明
注意力	低下	重度でなければ保持	障害されうる
認知機能	低下	障害	選択的
幻覚	視覚または知覚	稀	聴覚
錯覚	短時間	稀	持続,重度
見当識	障害	しばしば障害	まれに障害
精神運動	亢進または低下または変動	正常	多様
発語	支離滅裂	保続,言葉が出てこない	正常,遅い,早い
不随意運動	アステリキシス(固定姿勢保持困難)もしくは振戦	しばしば欠如	通常欠如
身体的疾患または薬物毒性	薬物毒性または離脱症状	どちらか一方(特にアルツハイマー病)	両者ともなし

Data from *Emerg Med Clin North Am* 2000 ; 18 : 243.

■ 救急外来における新規の精神症状を呈する患者の最終診断[1]

器質的疾患		機能性/精神科的疾患	
薬物摂取/乱用	30%	精神病 (統合失調症を除く)	17%
認知症	7%		
てんかん発作後	6%	統合失調症	13%
代謝性(Ca, Na, 糖, 酸素)	6%	うつ病性障害	3%
感染症	5%	その他	4%
その他	9%		

救急外来における新規の精神科的訴えの患者の医学的評価[2,3]			
評価	診断寄与	評価	診断寄与
病歴	27%	電解質, BUN, クレアチニン, 血糖	10%
身体所見/SpO₂	6%		
薬物スクリーニング検査/アルコール検査	29%	CT検査	10%
		腰椎穿刺	8%
血算	5%		

注 1): Data from *Ann Emerg Med* 1994 ; 24 : 673.

注 2): ACEP Clinical Policy—Level B の推奨:初めての精神症状を呈する成人患者の評価は病歴と身体所見で行う.すべての患者にルーチンの臨床検査を行うことは有用性が低く,薬物のスクリーニング検査を含めた検査は救急外来でルーチンに行う必要性はない. *Ann Emerg Med* 2006 ; 47 : 79

注 3):以下の評価は新規の精神科的訴えの患者でバイタルサインまたは精神状態の異常,または病歴や身体所見の異常があれば考慮すべきである:甲状腺のスクリーニング検査,CPK(横紋筋融解症の除外目的),CT,胸部 X 線,病歴と身体所見に基づいて,より焦点を絞ったあるいは広げた評価.引用研究で,髄膜炎もしくは髄液検査異常のある患者の多くは有熱性である.

■ 修正 SAD PERSONS スケール[1)]

要因	ポイント[1)]
Sex：性別(男性)	1
Age：20 歳未満または 45 歳以上	1
Depression or hopelessness：抑うつまたは無希望(うつ症状または集中力，食欲低下，睡眠不足，性欲低下)	1
Previous suicide attempts or previous psychiatric care (in or outpatient) 自殺企図または精神科的治療の既往(入院・外来を問わず)	2
Excess alcohol or drug use アルコールまたは薬物の過剰摂取	1
Rational thinking lost 合理的思考の喪失(器質脳症候群または精神病)	2
Separated, divorced, or widowed 別居，離婚，死別	1
Organized or serious suicide attempt 計画的または強い意志での自殺企図	2
No social support 社会的援助の欠如(頼れる家族，友人，仕事，信仰している宗教)	1
Stated future intent to harm self 将来的な自傷行為の発言	2

注 1)：うつ状態の患者を救急外来から帰宅させる前に，希死念慮がないこと，自宅での支援があること，銃器を持っていないことを確認．
合計 0-5 点：精神科入院を必要とする可能性は低い(<5%)
合計 6-8 点：入院を必要とする可能性は中程度(~50%)
合計≧9 点：入院を必要とする可能性は高い(≧75%)

Reprinted from *J Emerg Med* 6(2), Hockberger RS, Rothstein RJ. Assessment of suicide potential by nonpsychiatrists using the sad persons score, pages 99-107, Copyright 1988, with permission from Elsevier.

24章 | 放射線科

放射線と造影剤腎症

放射線検査と患者行動による放射線量/リスク
10 mSv(線量)あたり生涯におけるがんリスクが0.1%上昇する(がん死亡は0.05%上昇)

	線量[1]	がん上昇率[2]		線量[1]	がん上昇率[2]
アメリカの基準値/年	3-3.6	0.03-0.036%	頭部CT検査	2	0.02%
喫煙×1年	2-20	0.02-0.2%	頸椎CT検査	26	0.26%
マンモグラム検査	0.6	0.006%	腹部/骨盤CT検査	8-11	0.08-0.11%
正面/側面の胸部X線	0.08	0.0008%	PEスタディのCT血管造影検査(CTA)	3-5	0.03-0.05%
KUB	1.7	0.017%	CaスコアMDCT	2-3.6	0.02-0.036%
腰部X線	2.1	0.021%	MDCT血管造影検査	7-15	0.07-0.15%
頸部X線	4	0.04%	冠動脈造影検査	3-5	0.03-0.05%
V/Qスキャン	3-6	0.03-0.06%	トリプルルールアウトCT[訳注1]	25-50	0.25-0.5%

注1): 線量の単位はミリシーベルト(mSv)
注2): 生涯におけるがんのリスクの上昇率(小児, 女性で最も高い)
訳注 1): トリプルルールアウトCT=大動脈解離, 肺塞栓, 冠動脈疾患の除外

Clev Clin J Med 2006;73:583, *Cardiol Clin* 2003;21:515, *J Trauma* 2006;61:382.

造影剤腎症―リスク評価

リスク因子	スコア	リスクスコアの合計	造影剤腎症のリスク[1]	透析リスク
低血圧	5			
IABP 使用	5			
うっ血性心不全	5	≤5	7.5%	0.04%
年齢>75 歳	4	6-10	14%	0.12%
貧血	3	11-16	26.1%	1.09%
DM	3	≥16	57.3%	12.6%
100 mL の造影剤使用ごとに 1 点	1 点以上	*eGFR= 推定糸球体濾過量(mL/min/1.73 m²) =186×(クレアチニン値)$^{-1.154}$×(年齢)$^{-0.203}$×(女性であれば 0.742)×(黒人であれば 1.21)		
血清クレアチニン値>1.5 mg/dL または eGFR<60 mL/min/1.73 m²	2, 4, 6[2]			

注1):動脈内造影剤投与は静脈内投与よりリスクが高い. 等浸透圧造影剤(イオジキサノール)は最小限の造影剤腎症のリスク, 高浸透圧造影剤がそれに続く.

注2):GFR 40-60 (mL/min/1.73 m²)であれば2点, 20-40 であれば4点, <20 であれば6点

Data from *Am J Cardiol* 2006;98:27k.

造影剤腎症の予防と対応[訳注 2]

造影剤腎症発症リスクを減らすために, 可能であれば腎毒性のある薬剤を検査前 24 時間中止し, 検査前後に補液を行う(0.45% 食塩水は使用しない), 低浸透圧造影剤よりも等浸透圧の造影剤(イオジキサノール)を使用, 最小限の造影剤使用, 検査の前, 中, 後に下記薬物の使用を考慮, 検査後のモニタリング/必要があれば治療介入を考慮する(例:血液濾過)

- **重炭酸 Na**―1,000 mEq/L の重炭酸ナトリウム 154 mL と 5% ブドウ糖液 846 mL を混合させ, 検査前に 3 mL/kg/時で 1 時間投与, 検査後に 1 mL/kg/時で 6 時間投与する.
- **アスコルビン酸(ビタミン C)** 3 g を検査 2 時間前に内服, 検査後の夜と朝にそれぞれ 2 g 内服(造影剤腎症のリスク半減)
- **N-アセチルシステイン**(*Mucomyst*®)[訳注 3] 検査前に 600 mg 分 2+検査後に 600 mg 分 2 内服または検査 1 時間前に 1 g+検査 4 時間後に 1 g 内服(N-アセチルシステインの効果は議論の余地がある)
- **テオフィリン, fenoldopam**[訳注 4], ドパミンなどの検査前使用は議論の余地がある.

訳注2): 種々の方法が提唱されているが効果が確立したものはない.
訳注3): 日本では Mucomyst の採用なし. 日本ではあゆみ製薬株式会社よりアセチルシステイン内用液 17.6% あゆみ®として利用可.
訳注4): fenoldopam は日本で採用なし.

Data from *Ann Emerg Med* 2007;50:335;*Am J Card* 2006;59K;*Crit Care Clin* 2005;261;*Am J Kid Dis* 2004;12.

造影剤副作用と超音波検査

造影剤誘発アナフィラキシー/アナフィラキシー様反応の予防[1]

- **確定的なリスク因子**：喘息/気管支攣縮(10 倍リスク)，造影剤副作用の既往(5 倍リスク)，アレルギー/アトピー(2-3 倍リスク)，心疾患，脱水，鎌状赤血球症，血栓傾向(例：赤血球増多症，多発性骨髄腫)，腎疾患，不安/心配，イオン性造影剤(非イオン性造影剤と比較して)
- **可能性のあるもしくは証明されていないリスク因子**：β遮断薬，インターロイキン-2，アスピリン，NSAIDs
- 成人の造影剤副作用の既往のある患者に対する前処置
  - 患者に緊急の放射線検査が必要であれば
    1. ヒドロコルチゾン 200 mg をただちに，そしてその後検査まで 4 時間ごとに経静脈投与
    2. ジフェンヒドラミン 50 mg を検査 1 時間前に筋肉内投与(もしくは経静脈投与)
    3. オプション―心疾患，高血圧，甲状腺機能亢進症がなければエフェドリン 25 mg を検査 1 時間前に経口投与
  - 待機的検査であれば
    1. プレドニゾロン 50 mg を検査の 13 時間前，7 時間前，1 時間前に経口投与
    2. ジフェンヒドラミン 50 mg を検査の 1 時間前に経口投与または筋肉内投与．
- 非イオン性造影剤の使用を考慮
- H_2 ブロッカーの副作用予防効果はほとんどない

注1)：☞ p.8 のアナフィラキシー/アナフィラキシー様反応の治療を参照

Data from *J Allergy Clin Immunol* 2005；115：S483；*BMJ* 2006；333：675.

■ 超音波検査—外傷

腹部外傷（3.5 MHz の腹部トランスデューサー/FAST）

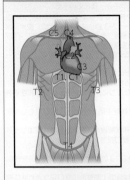

- FAST 検査は剣状突起下（T1），右上腹部（T2 上），左上腹部（T3 上），恥骨上（T4 上）の評価からなる．両側の傍結腸と腎窩からの評価（T2/3）を加え計 8 か所の評価とする人もいる．
- 7 か所の部位（両側の上腹部，結腸傍溝，腎窩，恥骨上）で液体貯留がみられる部位を 1 か所 1 点としてスコアリング（下表参照）．
- 右上腹部/肝腎境界（モリソン窩）は最も液体が貯留しやすい部位である．腹腔内液体貯留が 500-600 mL（トレンデレンベルグ体位では 440 mL 以下でも）あれば超音波で確認できる．
- 心臓エコー検査：C1（剣状突起下），C2（傍胸骨），C3（心尖部四腔像），C4（胸骨上），C5（鎖骨上）

腹部外傷の液体貯留の評価のスコアとアウトカム			
合計点	腹部損傷率	手術率	死亡率
0	1.4%	0.4%	0
1	59%	13%	2%
2	85%	36%	6%
3	83%	63%	10%
≧4	95%	81%	10%

女性でダグラス窩のみの液体貯留であれば 0 点．
Data from *J Ultrasound Med* 2001；20：359.

胸部外傷

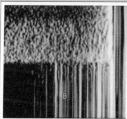

A—肺(粒状陰影)が壁側胸膜と右側で接している. (seashore sign訳注5))
B—気胸: 正常の粒状陰影が平行線のパターンのエコー像に変わっている (stratosphere sign訳注6))

- トランスデューサ: 心臓は 2.5-3.5 MHz, 肺は 3.5-7.5 MHz
- T1/C1 (剣状突起下/肋骨下) と C2 (傍胸骨) からの評価(☞ p.228)で心嚢液, 心機能を確認する(心停止 vs. 低血圧)
- 仰臥位で第 3-第 4 肋間, 前鎖骨線にトランスデューサを当て, 気胸を探す. 正常では肺と接する臓側胸膜が吸気と呼気で動くのがみられる(Sliding lung sign). なければ気胸.
- 横隔膜上で無エコー域があれば血胸を示唆する(☞ p.228 の T2/3)

頭部外傷

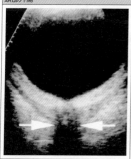

- トランスデューサ: 7.5 MHz のトランスデューサを外傷のない眼で閉眼して行う. 小規模の研究で視神経鞘径(矢印)>5 mm(眼球から 3 mm 背側で測定)は感度 100% で外傷患者の頭蓋内圧上昇を検出するとの報告.

訳注5): seashore とは海岸のことである. 等間隔に打ち寄せている波のように見えるため.
訳注6): バーコードサインのこと. stratosphere は成層圏のこと

■ 超音波―非外傷

腹部大動脈瘤（トランスデューサ：2.5-3 MHz）
- **正常**：腎動脈下で大動脈の外膜間の径＜3 cm，大動脈瘤＞3 cm

虫垂
- 感度 60-90％で技術的に難しい検査である（穿孔していると感度は低くなる）．虫垂の描出において大量の症例と豊富な経験をもつ施設では最適である．
- **正常**：≦直径 6 mm
- **異常**：圧迫時に直径＞6 mm またはターゲットサイン

超音波

心血管系　トランスデューサの位置については☞ p.228 参照

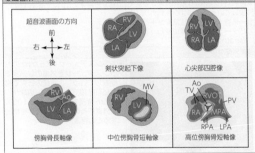

Ao：大動脈，LA：左心房，LPA：左肺動脈，LV：左心室，MPA：主肺動脈，MV：僧帽弁，OT：流出路，PV：肺動脈弁，RA：右心房，RPA：右肺動脈，RV：右心室，TV：三尖弁

☞ p.228　心エコー図：C1（剣状突起下），C2（傍胸骨―左側臥位で描出しやすい），C3（心尖部四腔像），C4（胸骨上），C5（鎖骨上）

- **トランスデューサ**：心臓，2.5-3.5 MHz，IVC／内頸静脈，5-7.5 MHz
- **疾患：心停止と心嚢液／タンポナーデ**は心窩部と心尖部から最もよく見える．**肺塞栓**は 75％　で右室拡張（正常では右心室：左心室比は 0.6：1），心室中隔の壁運動異常（50％），左心室の壁運動亢進，右心室の壁運動低下，心室中隔面の左室偏移，三尖弁逆流を起こす．
- CVP は IVC と内頸静脈で推測できる．IVC は吸気時に縮小し，呼気時に拡張するのが正常．CVP 上昇時（例：**CHF**），IVC は吸気／呼気ともに拡張．IVC が吸気時に完全に虚脱するようであれば，低い CVP（**容量不足**）が存在．半坐位で内頸静脈≧内頸静脈径であれば CVP＞10 cmH₂O．CVP は患者を 45°坐位にして胸骨切痕から内頸静脈までの高さに 5 cm を足した値で推測できる．

胆嚢(トランスデューサ 3.5-5 MHz)

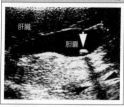

肝臓　胆嚢

- **正常**：胆嚢直径 2-5 cm，胆嚢壁≤3 mm，総胆管径(CBD)≤6 mm，術後総胆管<10 mm
- **異常**：音響陰影(acoustic shadow)を伴う胆石(白い矢印)，Murphy 徴候，胆嚢直径<2 cm(収縮)，>5 cm(拡張)，胆嚢壁>3 mm(胆嚢炎時，平均胆嚢壁 9 mm)，胆嚢周囲の液体貯留，総胆管>6 mm(>10 mm 術後)

婦人科(妊婦以外)

- **正常**：サイクル
  (1) 子宮内膜の厚さ
  　閉経前
  　　月経/卵胞期から 5-14 日後：4-8 mm
  　　排卵後：7-14 mm
  　閉経後：正常<5 mm(ホルモン補充療法中であれば≤8 mm)
  (2) 正常の卵巣の大きさ：長径 2.5-5 cm×幅 1.4-3 cm×厚さ 0.6-1.5 cm
  (3) 嚢胞：正常卵胞/黄体嚢胞≤2.5 cm.
- **異常**：子宮内膜(上記参照)，嚢胞>2.5 cm(無エコー域＝血液)，捻転〔卵巣腫大，ドップラーで血流がない，Whirlpool(渦巻き)徴候─血管茎の捻れ〕，PID〔卵管壁>5 mm，不全卵管，ダグラス窩の液体貯留，cogwheel(歯車)徴候：卵管の断面像で歯車のように見える.〕

妊婦(妊娠第一三半期)

- **正常妊娠**: 経腟超音波検査—4-5週(βHCG 1,000-2,000)で胎嚢, 脱落膜の二重像(子宮内妊娠の最も早期の超音波のサイン). 以下の指標で時期をみる.
  異所性妊娠: (1) 定量 βHCG ≥ 1,000-1,500 と子宮内胎嚢なし, (2) 24-63% でダグラス窩に液体貯留(特にエコー輝度高ければ血液), (3) 胎嚢内空虚(empty sac), 脱落膜反応, 偽胎嚢(10-20%), (4) 2/3 に付属器腫瘤, (5) 卵管周囲に高輝度の halo (26-68%), (6) 25% に胎児心拍.
- **枯死卵**: 胎嚢 > 10 mm で卵黄嚢なし, または胎嚢 > 16 mm で胎児極なし (そして異所性妊娠の疑いがない)

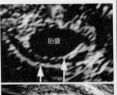

胎嚢

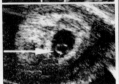

指標とタイミング[1]	
脱落膜の二重像	4-5 週
上段の超音波像の二重矢印	
胎嚢 (5 mm)	5 週
卵黄嚢[2] (単矢印)	5-5.5 週
胎芽[3]	5.5-6 週
胎児心拍[4]	5.5-6 週

注1): 予測される HCG 値を異なる胎児期に確認する. 異所性妊娠を疑うかは☞ p.211 参照.

注2): 経腹超音波検査で胎嚢 > 20 mm または経腟超音波検査で胎嚢 > 10 mm であれば常に卵黄嚢を確認.

注3): 経腟超音波検査で胎嚢 > 18 mm であれば常に胎芽を確認.

注4): 胎芽 > 5 mm または胎嚢 > 18 mm であれば常に胎児心拍を確認.

腎(トランスデューサ 3.5-5 MHz)

- **正常**: 正常の腎臓は 4-5 cm の幅で, 9-12 cm の長さで, 対側と長さで 2 cm 以内の差である.
- **異常**: 腎結石—超音波検査で 2/3 で結石, 水腎症(無エコー域, 辺縁鈍麻で, 拡張した, 丸い腎杯)が 85% にみられる.

25章 | 環境障害

スキューバダイビングに伴う傷病(減圧病)

- **DAE(Dysbaric Air Embolism：空気塞栓)**：破綻した肺静脈から気泡が循環血液中に入り込み，浮上から 10 分以内に症状を発症する．症状：心停止，痙攣，心筋虚血，脳梗塞，非対称性麻痺．
- **DCS(DeCompression Sickness：減圧症)[ベンズ]**：減圧により，血液中や組織内に気泡が生じることで起こる．高齢，肥満，脱水，飲酒，運動，ダイビング後の加圧されない航空機でのフライト，DCS の既往などがリスクファクター．気泡が血管を閉塞することで起こり，浮上から 10 分-6 時間(まれにフライト後 24-48 時間)で症状出現．Ⅰ型 DCS はリンパ管，皮膚(斑点，瘙痒)，筋骨格系(動作で増悪する関節周囲の痛み)．Ⅱ型 DCS は脊髄を巻き込む(下部胸髄，腰髄，仙髄が主)神経症状，対麻痺，膀胱障害を引き起こす．痛み，呼吸困難，肺水腫などの呼吸器症状も起こりうる．
- **DAE と DCS の対応**
  - 禁忌でない限り 100％ 酸素と生食投与．外傷の除外(例：気胸)．
  - トレンデレンブルグ体位は避ける．脳浮腫や呼吸困難を悪化させる危険．
  - 高圧酸素療法が可能な最寄りの医療施設へ搬送．最寄りの施設が不明な場合は(919)684-8111 へ問い合わせ(**訳注 1**：米国内からの場合．Duke 大学病院へ繋がる)．305 m 未満(**訳注 2**：原書は 1,000 feet．1 feet を 0.305 m で換算)の低高度，もしくは機内を 1 気圧に加圧できる航空機で搬送．

高地障害症候群(HAS：High Altitude Syndrome)

■ **AMS(Acute Mountain Sickness：急性高山病)**
- リスクファクター：急激な高度上昇，高所での睡眠，>2,000 m で 25％ の発生率，低肺活量，低酸素換気応答の低下(COPD)
- 臨床症状：早期—ふらつき，息切れ，酩酊感(頭痛，食欲低下，嘔吐，興奮，眠気)その後，呼吸困難，尿量低下，高地脳浮腫/肺水腫(20％ で局所ラ音聴取)，5,000 m 以上では網膜出血
- 予防：アセタゾラミドもしくはデキサメタゾン 高度を上げる 24 時間前より開始し，目標高度に達してから 2 日間服用(**訳注 3**：日本では保険適用外)

急性高山病のマネジメント

- さらなる登山の中止もしくは症状増悪の場合は下山,夜間酸素投与 0.5-1 L/分
- アセタゾラミド 125-250 mg 内服 1 日 2 回 (**訳注 3**：前掲参照)
- デキサメタゾン 4 mg 内服 6 時間おき (**訳注 3**：前掲参照)
- 高圧酸素療法 (例：高圧酸素バッグ)

■ HACE (High Altitude Cerebral Edema：高地脳浮腫)

- HAPE (High Altitude Pulmonary Edema：高地肺水腫) もしくは AMS の患者における進行性の中枢神経障害.
- 臨床症状：意識障害, 失調, 昏迷, 治療されなければ昏睡状態. 頭痛や嘔吐は常にあるとは限らない. 局所神経症状.

高地脳浮腫のマネジメント

- ただちに下山もしくは撤退, 酸素投与
- デキサメタゾン 8 mg 内服, 筋注もしくは静注. その後 4 mg 6 時間おき
- アセタゾラミド 125-250 mg 内服 1 日 2 回
- 昏睡状態であれば挿管. 急速な増悪の時のみ過換気.
- フロセミド 40-80 mg 静注 (脱水と血圧低下に注意)
- 高圧酸素療法 (例：高圧酸素バッグ)

■ HAPE (High Altitude Pulmonary Edema：高地肺水腫)

- リスクファクター：男性, 小児, 運動, 急速な高度上昇, 寒冷, 塩分過剰, 睡眠薬, HAPE/AMS の既往. HAPE は低酸素に起因する肺血管抵抗の増加による非心原性肺水腫.
- 臨床症状：空咳, 運動能低下, 局所ラ音に始まり, その後, 頻脈, 頻呼吸, 呼吸困難, チアノーゼ, 全肺野ラ音, そして昏睡. AMS は必発ではない. 右室負荷が起こりうる. 心電図で右軸偏位, 右室負荷の所見も. 胸部 X 線で角出し像 (cephalization) (**訳注 4**：両側上肺野の肺静脈陰影増強), または肺水腫の所見.

高地肺水腫のマネジメント

- ただちに下山 (体への負荷を最小に), 保温, 酸素
- 高圧酸素療法, モルヒネ 2-5 mg 静注, アセタゾラミド 125-250 mg 内服 1 日 2 回, フロセミド 40-80 mg 静注, CPAP/BiPAP. シルデナフィル 40 mg 内服 1 日 3 回も有用 (**訳注 5**：日本では保険適用外).
- ニフェジピン 10 mg 内服は肺動脈圧を 30−50％ 低下させ酸素飽和度を上昇させる. HAPE 予防に徐放性ニフェジピン 30 mg 内服 8 時間おき.

高体温症と低体温症

■ 熱中症

- **熱失神**：血管拡張に伴う起立性低血圧, 体液量減少, 末梢血管抵抗低下. 補水, 熱源から離れる, その他の疾患の除外.
- **熱痙攣**：大量発汗し, 低張液(水など)を飲んでいる場合にみられるふくらはぎ, 大腿, 肩の有痛性痙攣. 補液：0.1-0.2% 経口補水液または生食IV. 食塩錠は使用しない.
- **熱疲労**：塩分および水分不足による起立性低血圧と高体温(通常<40℃). 意識状態と神経学的所見は正常. 検査：Ht増加, 高Naもしくは高BUN血症. 1-2 Lの生食IV.

■ 熱射病

臨床症状	リスクファクター
・高体温(>40-41℃) ・中枢神経障害(痙攣, 意識障害, バビンスキー反射陽性, 片麻痺, 失調) ・発汗消失(ない場合もある) ・低Na, 低Ca, 低リン, 低もしくは高K ・横紋筋融解, 腎/肝障害	・高齢, 皮膚疾患, 肥満 ・環境温, 湿度 ・薬剤 　・アンフェタミン, 抗コリン作動性薬 　・降圧薬 　・交感神経作動薬(コカインなど) 　・フェノチアジン系薬物

熱射病のマネジメント
・酸素投与, 昏睡もしくは痙攣している場合は気道確保. 血糖チェック. ・直腸温を継続的かつ正確に検温. ・肺水腫が珍しくなく, 必要な生食の投与平均量は最初の4時間で1.2 Lであり, 生食投与は慎重に. ・迅速な冷却：(1) 蒸発：ぬるま湯を噴霧して扇風機で扇ぐ(0.1-0.3℃/分の体温低下). 悪寒戦慄にはロラゼパム1-3 mg静注. (2) 氷水(約15.6℃)の水槽への浸漬：(議論あり)(体温低下~0.16℃/分). (3) 冷却パック, 冷却ブランケット, 腹膜透析, 冷却生食による胃洗浄は効果に時間がかかる, 根拠に乏しい. (4) アスピリン(解熱薬)は避ける. アセトアミノフェンの反復投与は避ける(肝障害の恐れ, 熱射病には有効でない). ・過度の体温低下を避けるため, 38.9-40℃で上記の処置は終了. ・尿量モニターのためフォーリーカテーテル挿入(下記の横紋筋融解参照) ・CBC, 電解質, 腎機能, 血糖, 肝機能, LDH/CK, PT, PTT, 動脈血液ガス, FDP. 心電図と胸部X線. ・その他の熱源の除外：感染, 悪性高熱症, 甲状腺, 薬物, その他.

■ その他の体温調整機能障害

悪性高熱症(Malignant Hyperthermia：MH)：麻酔薬もしくはサクシニルコリン投与後に発熱と筋硬直をきたす常染色体優性疾患.
治療：原因薬剤の中止，熱射病と同様の方法で体温を下げる(フェノチアジン系薬物は避ける)，ダントロレン 2-3 mg/kg 症状軽快まで 5-10 分静注または最大 10 mg/kg[訳注6]．40 mg/kg まで使用された例あり．その後 4-8 mg/kg/日を 1 日 3-4 回に分けて 1-3 日間内服．

悪性症候群：MH と類似し，**FEVER 症状**〔**F**ever(発熱)，**E**ncephalopathy(脳症)，**V**itals unstable(バイタル不安定)，**E**levated CK enzymes(CK 上昇)，**R**igid muscles(筋硬直)〕を呈する．抗コリン薬(フェノチアジン系薬物など)または向精神病薬の使用による.
治療：原因薬剤の中止．冷却．フェノジアジン系薬物を避け，ベンゾジアゼピン系薬剤の静注(ロラゼパムなど)．(1) ダントロレン 2-3 mg/kg 静注後，症状軽快または最大 10 mg/kg まで持続静注[訳注7]．加えて(2) ブロモクリプチン 2.5-10 mg 1 日 3 回内服[訳注8]．〔ダントロレンとブロモクリプチンの併用は，ある研究において(20 人の被験者)有症状期間の遷延や合併症の増加が指摘されており議論がある．*Br J Psychiatry* 1991；159：709.〕

横紋筋融解症：組織低酸素，直接損傷，運動，酵素欠損，代謝疾患(DKA，低 K，低 Na，低リン，甲状腺)，中毒，感染症，熱射病などに伴う筋細胞内の成分が血中に流出することによって起こる症候群．合併症：腎障害，高 K，高または低 Ca，高または低 P，高尿酸血症，コンパートメント症候群，DIC.
治療：(1) 尿量 3-5 mg/kg/時を維持するよう生食静注．(2) 尿 pH>6.5 を維持するように $NaHCO_3 \geq 50$ mEq 静注．(3) 高 K 血症もしくは尿毒症がある場合は透析．

セロトニン症候群→ p.264 参照．

訳注6)：日本での投与方法は「通常，ダントロレンナトリウム水和物として，初回量 1 mg/kg を静脈内投与し，症状の改善が認められない場合には，1 mg/kg ずつ静脈内に追加投与する．なお，症状により適宜増減できるが，投与総量は 7 mg/kg までとする．」となっている．

訳注7)：日本での投与方法は「通常，成人にはダントロレンナトリウム水和物として，初回量 40 mg を静脈内投与し，症状の改善が認められない場合には，20 mg ずつ追加投与する．年齢，症状により適宜増減するが，1 日総投与量は 200 mg までとする．通常 7 日以内の投与とする．」となっている．

訳注8)：日本では保険適応外

■ 偶発性低体温症

重症度	体温(℃)	臨床所見
軽度	<34	激しい悪寒戦慄，35℃ で呂律障害
中等度	30-34	31.6℃ で意識障害，散瞳，シバリングの停止，筋硬直，協調運動障害，徐呼吸
重度	<30	徐呼吸，心電図で Osborn，随意運動消失，対光反射消失，散瞳
	26	意識消失，反射消失，痛み刺激への反応なし
	25	呼吸停止，死んだように見える，肺水腫
	20	心静止

偶発性低体温症のマネジメント

- 原因検索(敗血症，低血糖，中枢神経系疾患，副腎不全など)．乱暴な扱いは避ける(Vf を誘発する恐れあり)．
- 軽度低体温(>34℃) : **受動的外部加温**，原因疾患の治療．心停止の場合は通常の BLS/ACS．
- 中等度低体温(30-34℃) : **能動的外部加温**，加温加湿した酸素，加温輸液．必要に応じて CPR と二次救命処置．**心停止の場合，能動的内部加温，薬剤の投与間隔を長くした ACLS**．
- 重度低体温(<30℃) : **能動的内部加温**．加温加湿した酸素，加温輸液．心停止でなければ，腹膜透析(41℃ 透析液)もしくは胸腔内灌流(41℃)，体外循環もしくは ECMO[訳注10] を考慮．生命徴候があり心停止ではない場合，CPR や ACLS は避ける．心房性不整脈は治療しない．血圧低下に対してはまず生食補液．昇圧薬の使用は慎重に．原因疾患を考慮：経験的に 50% ブドウ糖液，サイアミン 100 mg 静注，ナロキソン 2 mg 静注に加えてハイドロコルチゾン 100 mg 静注と敗血症の治療．**心停止の場合**，BLS，挿管，適応のあるリズムであれば 1 回だけ除細動を試みる．反応がなければ，30-32℃ に再加温されるまで除細動は避ける．深部体温>30℃ まで薬剤は投与しない．腹膜/胸腔灌流，ECMO，体外循環を考慮．

訳注9)：現行の AHA (アメリカ心臓病学会) ガイドライン 2015 では通常どおりの ACLS を推奨している．ERC (ヨーロッパ蘇生協議会) ガイドライン 2015 では除細動は 3 回までとし，アドレナリンは体温が 30℃ 以下の場合は使用せず，30-35℃ の場合は投与間隔を倍にすることを推奨している．

訳注10)：ECMO：extracorporeal membrane oxygenation：膜型人工肺治療

Osborn波

- 軽度低体温(32.5℃)

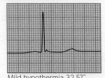

Mild hypothermia 32.5℃

- 中等度低体温(30℃)

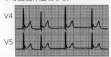

Moderate hypothermia 30℃

- 高度低体温：R波-ST接合部にラクダのこぶのような波形(camel hump sign). 意義：心室性不整脈, VFを誘発しうる. 中枢神経障害や電解質異常でもみられる；pH変化に敏感(pH正常化で消失).

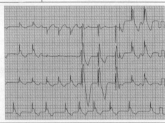

Data from AHA. 2005 American Heart Association Guideline for Cardiopulmonary Resuscitation and Emergency Cardiovascular Care. *Circulation* 2005；112：IV-136-IV-138.

ヘビ咬傷[訳注11]

■(マムシ)ヘビ咬傷重症度スコア(継時的評価に用いる)

臓器	症状	点数
呼吸器	症状/徴候なし	0
	呼吸困難, 胸部圧迫感, 軽度不快感, 呼吸数(RR) 20-25	1
	中等度呼吸窮迫(RR 26-30, 呼吸補助筋の使用)	2
	チアノーゼ, 空気飢餓感, RR>30, 呼吸不全	3
循環器	症状/徴候なし	0
	心拍数(HR) 100-125, 動悸, 全身脱力感, 血圧上昇	1
	HR 126-175, 収縮期血圧(SBP)>100 mmHg	2
	HR>175, SBP<100, 致死性不整脈, 心停止	3
創部	症状/徴候なし	0
	疼痛, 腫脹, 傷口から5-7.5 cm以内の斑状出血	1
	疼痛, 腫脹, 斑状出血<患肢の1/2, (傷から7.5-50 cm)	2

創部	疼痛,腫脹,患肢の 1/2 から全体に及ぶ斑状出血,傷から 50-100 cm	3
	疼痛,腫脹,患肢を超える斑状出血,傷から>100 cm	4
消化器	症状/徴候なし	0
	痛み,テネスムス(しぶり腹),吐気	1
	嘔吐,下痢	2
	繰り返す嘔吐,下痢,吐血,血便	3
血液	症状/徴候なし	0
	PT<20, PTT<50, 血小板 10-15 万, フィブリノゲン 100-150 μg/mL	1
	PT 20-50, PTT 50-75, 血小板 5-10 万, フィブリノゲン 50-100 μg/mL	2
	PT 50-100, PTT 75-100, 血小板 2-5 万, フィブリノゲン<50 μg/mL	3
	PT/PTT/フィブリノゲン測定不能,血小板<2 万,重度出血のリスク	4
神経系	症状/徴候なし	0
	軽度不安感,頭痛,脱力感,めまい,寒気,知覚異常	1
	上記に加え,混乱もしくは傷口付近の線維束性攣縮	2
	重度の混乱,痙攣,昏睡,錯乱,全身性の線維束性攣縮	3

Dart RC, Hurlbut KM, Garcia R, et al. Validation of a severity score for the assessment of crotalid snakebite. *Ann Emerg Med* 1996;27(3):321-326. Copyright 1996 より Elsevier 社の許可を得て引用.

訳注 11:ほとんどの毒ヘビはすべてマムシ類(Crotalid)で頭部両側に穴[pit]状のくぼみがあることから "pit viper" と呼ばれる.ガラガラヘビ(rattlesnake)・アメリカマムシ(Copperhead)などがあるが,北米での死亡のほとんどはガラガラヘビによる.

■ヘビ咬傷グレード(マムシ多価抗毒素の投与量計算に用いる)

グレード[1]	マムシ毒による臨床的徴候	投与量
なし 1.3±0.5	±毒牙痕,痛みや発赤または全身症状なし	なし
軽度[2] 2.1±0.2	毒牙痕,軽度の痛み/腫脹,全身症状なし	0-5 バイアル (50 mL)
中等度 3.2±0.3	毒牙痕,重度の痛み,受傷 12 時間以内での中等度腫脹,中等度の全身症状(嘔吐,しびれ),軽度凝固能障害(出血なし)	10 バイアル (100 mL)
重度 8.5±1.0	毒牙痕,重度の痛み/腫脹,重度の全身症状(血圧低下,呼吸困難感),出血を伴う凝固能障害	15-20 バイアル (150-200 mL)

注 1):蛇咬傷重症度スコアとの相関
注 2):議論あり—軽度の中等またはほとんどのアメリカマムシによる咬傷には抗毒素投与を推奨しない専門家もいる.

■マムシ毒注入における病院前の治療
- 患者の動きを最小限にし,最寄りの病院へ搬送.
- 患肢を良肢位で心臓より低位で固定.
- 切開ドレナージや駆血帯は効果が不明確で推奨されない.

■マムシ毒注入における救急処置
- 診察,毒が注入された部位の計測,補液開始,必要に応じて昇圧薬
- 毒注入の徴候がなければ,創部を洗浄して破傷風(トキソイドまたは免疫グロブリン)を投与,最低6時間の経過観察.抗菌薬を考慮(例:オーグメンチン® 5-10日).
- 重篤な毒注入の場合,CBC,電解質,腎・肝機能,PT・PTT,フィブリノゲン,尿検査,心電図,血液型を確認.
- ヒツジ由来抗ヘビ毒血清がウマ由来よりも望ましい.ヒツジ由来がない時のみ,ウマ由来を使用.

■ヒツジ由来—マムシ多価免疫 Fab 抗毒素(FabAV)
- ウマ由来抗毒素よりも5倍の効力があり,アレルギー反応/アナフィラキシーのリスクが少ない.
- 治療適応がある場合,軽症,中等度,重度の咬傷には初期投与量6バイアル.
- 6, 12, 18時間で追加の2バイアルを投与.
- FabAVを総量250 mLになるように生食に溶解して1時間で静注.
- 推奨については薬品情報を参照. *Ann Emerg Med* 2001;37;181.

■ウマ由来—マムシ多価抗毒素(投与量は前述)
- ウマ由来抗毒素を用いる場合のみ,皮膚テストを行う:咬傷部位から離れた部位に0.2 mL皮下注(生食で1:10に希釈).アレルギー症状の出現がないか10分以上観察.アレルギー反応がないからといって完全にアレルギーを否定できるわけではない.
- 抗毒素の適応および投与量は定まっていない.投与前には患者の同意をとり,生食投与,ジフェンヒドラミン1 mg/kg静注の前投与を考慮,そして抗毒素1バイアルあたり50-100 mLで希釈.
- 抗毒素を生食もしくは5%ブドウ糖液で1:10の組成に.
- 5-10 mLを5分かけて投与.アレルギー反応がなければ,投与速度を上げて1-2時間で投与するように調整.症状が進行する場合,追加の抗毒素が必要になる場合も.
- アレルギーがあるが,それでも抗毒素による治療が必要な場合,動脈ラインを入れ,生食±アルブミン投与,メチルプレドニゾロン125 mg静注,ジフェンヒドラミン50 mg静注.抗毒素とは別ラインでアドレナリン持続投与の準備(☞ p.281参照)そして最大限に抗毒素を希釈.抗毒素をゆっくり開始.必要に応じてアドレナリ

ンを低量から開始．アレルギー反応が収まってから抗毒素をゆっくり再開．中毒センターに連絡．

■ サンゴヘビ類：Elapidae(コブラ科：Coral snake)毒注入
- この科のヘビは米国南東部，テキサス州，アリゾナ州でみられる．噛みつき，噛み砕くことで毒が注入される．局所症状はなく全身症状が主：意識障害，脳神経系もしくは筋力の低下，呼吸不全．症状出現まで24時間かかることも．呼吸もしくは神経症状の悪化が考えられる場合は全例入院．専門家は，症状がなくても噛まれた場合には全例にウマ由来多価抗サンゴヘビ抗毒素の投与を推奨．抗毒素投与量：マムシ抗毒素投与と同じ投与方法(まず皮膚テスト)で3-6バイアルを1-2時間かけて．アレルギー/血清病が起こりうる．ソノラサンゴヘビ(別名アリゾナサンゴヘビ)は毒性が低い；死亡例の報告はなく，サンゴヘビ抗毒素は有効でない．

■ 特別な状況
モハベマムシ：局所症状は少なく，筋力低下，麻痺，呼吸不全など．ヒツジ由来抗マムシ類多価免疫Fab抗毒素が有効．マムシ抗毒素は無効．

外来種ヘビ：(602) 626-6016 へ電話〔訳注12：アリゾナ中毒センターへ繋がる．日本においては，中毒情報センター，もしくはジャパンスネークセンター(日本蛇族学術研究所)：0277-78-5193が電話相談に応じている〕し，抗毒素が入手可能か問い合わせ．

血清病：5バイアル以上の抗毒素を投与された時に起こりうる．投与後5-20日で関節痛，筋肉痛，皮疹など．患者に注意喚起し，ジフェンヒドラミン25-50 mg経口4-6時間おきとプレドニゾン50 mg 1日1回内服．

■ クモ咬傷

クロゴケグモ(Black-widow spider)	クロゴケグモ咬傷の臨床症状
・米国全土に分布，主に南部 ・メスは脚を含めて平均5 cm ・メスのみが有毒 ・1/5に，腹に赤い砂時計型の模様	・軽度一中等度の痛み，発赤，腫脹，咬傷部位から始まってその後拡がる筋痙攣 ・腹壁の痛みは腹膜刺激症状に酷似する ・血圧低下，ショック，昏睡，呼吸不全

■クロゴケグモ咬傷のマネジメント

	抗毒素投与の適応[1]:
・ロラゼパム 0.05-0.1 mg/kg 静注. ・抗毒素を検討―投与量：1-2 バイアルを 50-100 mL の生食に溶解して静注. 投与前に皮膚テスト. ・アレルギー & 血清病が起こりうる. ・Ca 製剤は無効, 麻薬を使用.	・呼吸不全もしくは循環器症状 ・妊娠中もしくは>65 歳で有症状 ・ロラゼパムおよび麻薬投与でも改善しない重度の痙攣もしくは痛み ・高血圧もしくは心疾患の既往

注1)：ここ 30 年間で死亡報告がなく，議論の余地がある. *Emerg Med Clin North Am* 1992；269. のデータより.

ドクイトグモ[訳注 13] (Brown Recluse Spiders)	マネジメント
・曝露があったのがドクイトグモ(学名：Loxosceles reclusa)の生息地域であることを確認. ・鑑別疾患にブドウ球菌感染症を考慮. ・主に米国南部で暗い場所に生息. 咬傷の疼痛は軽度か無痛. ・初期には患部は赤く, 軟化. ・その後, 斑状化, 潰瘍化もしくは水疱化. ・関節痛, 消化器症状, DIC もしくはショック. ・ヘモグロビン尿症(腎不全).	・創部の処置, 破傷風 ・創の大きさが>2 cm でかつ境界明瞭な場合, 創部切除に関して形成外科医へのコンサルトを考慮(通常は受傷から 2-3 週間後). ・±ジアフェニルスルホン 50-200 mg/日内服. ・±高圧酸素療法(議論あり)

訳注 13）：直訳は「褐色の隠者のクモ」

海洋生物による中毒

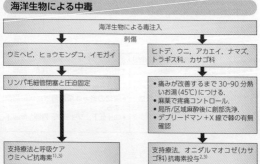

注 1): **ウミヘビ(大西洋にはいない)**: 咬傷は痛みなし, 麻痺＋筋力低下. 36 時間以内にウミヘビ多価抗毒素(Common Wealth Serum Lab, Australia)投与. 入手できなければ, タイガースネークもしくは多価コブラ抗毒素が有効.

注 2): **オニダルマオコゼ(カサゴの一種)(オーストラリア南太平洋)**: 毒には筋毒性があり, 心筋, 骨格筋, 不随意筋の麻痺を起こす. 痛みは即座に起こり, 強烈. 創部は虚血を起こしチアノーゼを呈して組織を失う可能性も. 毒は熱(45℃)で部分的に不活化される. 投与の詳細は抗毒素のパッケージ参照(Common Wealth Serum Lab, Australia).

注 3): 米国では(619)222-6363 もしくは(415)770-7171 に問い合わせ. 日本では入手困難.

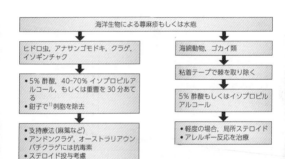

注 1): 真水で洗い流さない.

■ 海洋での感染症

- 軟部組織感染の起因菌: ロモナス・ハイドロフィラ, バクテロイデス・フラジリス, 大腸菌, 緑膿菌, サルモネラ, ビブリオ, ブドウ球菌/連鎖球菌, ウェルシュ菌.
- 洗浄, デブリードマン, 創部の探索, X 線で異物の除外
- 軟部組織感染症の治療および予防のための抗菌薬:
  - 点滴—第三世代セフェム系　加えて/もしくはアミノグリコシド系
  - 内服—ST 合剤, ドキシサイクリン, セフロキシムもしくはシプロフロキサシン

26章 | 中毒

バイタルサインや身体所見に影響する薬物

低血圧			高血圧
• 降圧薬 • α＆β遮断薬 • 抗コリン薬 • ヒ素(急性中毒) • カルシウム拮抗薬 • クロニジン • シアン化物	• 抗うつ薬 • ジスルフィラム • エタノール, メタノール • 鉄, イソプロパノール • 水銀, GHB • 硝酸薬	• ニトロプルシド • オピオイド • 有機リン • フェノチアジン • 鎮静薬 • テオフィリン	• アンフェタミン • 抗コリン薬 • コカイン, 鉛 • MAO阻害薬 • フェンサイクリジン • 交感神経作動薬

頻脈		徐脈
• アンフェタミン • 抗コリン薬 • ヒ素(急性中毒) • 抗うつ薬 • ジギタリス • ジスルフィラム	• エチレングリコール, 鉄 • 有機リン • 交感神経作動薬 • フェンサイクリジン • フェノチアジン • テオフィリン	• 抗不整脈薬 • バクロフェン • α＆β遮断薬 • カルシウム拮抗薬 • ジギタリス • 麻薬 • GHB • 有機リン

頻呼吸		徐呼吸	
• エチレングリコール • メタノール • ニコチン • 有機リン	• サリチル酸 • 交感神経作動薬(コカイン) • テオフィリン	• バルビツレート • ボツリヌス • クロニジン • エタノール	• イソプロパノール • オピオイド • 有機リン • 鎮静薬

高体温		低体温
• アンフェタミン • 抗コリン薬 • ヒ素(急性中毒) • コカイン • 抗うつ薬 • LSD	• フェンサイクリジン • フェノチアジン • サリチル酸 • 鎮静催眠薬 • テオフィリン • サイロキシン	• 一酸化炭素 • エタノール • 血糖降下薬 • オピオイド • フェノチアジン • 鎮静睡眠薬

散瞳		縮瞳	
• 抗コリン薬 • 抗ヒスタミン • 抗うつ薬 • 低酸素(いかなる原因でも)	• アンフェタミン • コカイン • 交感神経作動薬 • 薬物離脱	• 抗コリンエステラーゼ • オピオイド, ニコチン • コリン作動薬(ピロカルピンなど)	• クロニジン • バルビツレート, ベンゾジアゼピン, エタノールによる昏睡

■ 痙攣を起こす薬物[1]

• 抗うつ薬	• コカイン, 樟脳	• INH, 鉛, リチウム	• 有機リン
• β遮断薬	• アルコール離脱	• PCP, テオフィリン	• 交感神経作動薬

注1): 血圧低下, 発熱, 低血糖, 頭蓋内出血を起こすすべての薬剤で痙攣を起こしうる

Toxidrome（中毒症候学）—治療は各薬物参照のこと

Syndrome (症候群)	Toxin (毒物)	症状
抗コリン作用	**天然物**：ベラドンナ, アルカロイド, アトロピン, ホマトロピン, ベニテングタケ **化合物**：シクロペントラート, ジサイクロミン, トロピカミド, 抗ヒスタミン, 三環系, フェノチアジン	**末梢性抗ムスカリン作用**：せん妄, 皮膚乾燥, 口渇, 霧視, クローヌス, 散瞳, 頻脈, 高血圧, 発赤, 高体温, 腹部膨満, 尿閉 **中枢神経症状**：せん妄, ぼそぼそとした話し方, 失調, 循環虚脱, 痙攣
アセチルコリンエステラーゼ阻害作用	殺虫剤（有機リン, カーバメート）	**ムスカリン作動性効果** (SLUDGE)：Salivation 流涎, Lacrimation 流涙, Urination 失禁, Defecation 便失禁, GI upset 消化管運動障害, Emesis 嘔吐 血圧や脈拍は上昇もしくは低下, 縮瞳 **ニコチン作動性効果**：頻脈, 筋線維束性攣縮, 脱力, 麻痺, 徐呼吸, 交感神経刺激 **中枢症状**：不安, 失調, 痙攣, 昏睡, 換気, 循環虚脱
コリン作動性作用	アセチルコリン, ビンロウジュ, ベタネコール, カヤタケ属, メタコリン, ピロカルピン	上記のムスカリン作動性効果およびニコチン作動性効果を参照
錐体外路症状	ハロペリドール, フェノチアジン	**パーキンソン症状**：発声困難, 固縮, 振戦, 斜頸, 強直性発作
ヘモグロビン異常症	一酸化炭素, メトヘモグロビン	頭痛, 嘔気嘔吐, めまい, 昏睡, 痙攣, チアノーゼ, 水疱, メトヘモグロビン血症でのチョコレート色の血液

(次頁に続く)

(続き)

Syndrome (症候群)	Toxin(毒物)	症状
麻薬	モルヒネ、デキストロメトルファン、ヘロイン、フェンタニル、メペリジン、プロポキシフェン、コデイン	鎮静、縮瞳(メペリジンを除く)、徐呼吸、低血圧、痙攣(プロポキシフェン、メペリジン)
Naチャネル遮断薬	β遮断薬(すべてではない)、ジフェンヒドラミン、カルシウム拮抗薬、カルバマゼピン、シタロプラム、Class I 抗不整脈薬、コカイン、環状抗うつ薬、ラモトリギン、ロキサピン、オルフェナドリン、フェノチアジン、チオリダジン	SALT症候群：Shock, Altered mental status(意識障害), Long (Wide) QRS (wide-QRS), Terminal R (aVR誘導のR波増高). ☞ p.247参照. その他の心電図所見：wide-QRSの徐脈、wide-QRSの頻拍(心室性もしくは上室性)
交感神経作動症状	アミノフィリン、アンフェタミン、コカイン、エフェドリン、カフェイン、メチルフェニデート	中枢神経興奮、痙攣、頻脈、血圧上昇(カフェインでは血圧低下)、散瞳、発汗
離脱症状	オピオイド	下痢、散瞳、立毛、血圧上昇、頻脈、流涙、筋痙攣、欠伸
離脱	アルコール、バルビツレート、ベンゾジアゼピン	痙攣、中枢神経興奮、頻脈、高体温、血圧上昇、散瞳、発汗、振戦

■ 解毒薬と治療

中毒物質	解毒薬と治療	その他備考
アセトアミノフェン	N-アセチルシステイン	8時間以内ならば非常に効果的、72時間以内でもおそらく効果的
β遮断薬	グルカゴン 1-5 mg 静注/筋注/皮下注	グルカゴンは徐脈と低血圧を戻すのに役立つかもしれない
Ca拮抗薬	塩化カルシウム(10%) 10 mg 静注、グルカゴン 1-5 mg 静注/筋注/皮下注	グルカゴンは徐脈と低血圧を戻すのに役立つかもしれない
シアン化物	(硝酸アミル、硝酸ナトリウム、チオ硫酸ナトリウム)もしくは(ヒドロキソコバラミン)	シアノキット®およびシアン化物解毒キットを参照
ジゴキシン	ジゴキシン特異的抗原結合性フラグメント(日本未発売)	用量は☞ p.257参照

(次頁に続く)

■ (続き)解毒薬と治療

中毒物質	解毒薬と治療	その他備考
エチレングリコール	ホメピゾール(Antizol®)	ホメピゾールが使用できなければ、エタノール血中濃度0.1 g/dLを目標に投与
イソニアジド	ピリドキシン5g静注、続いて必要に応じて30分ごとに1g静注	ベンゾジアゼピンとともに使用、イソニアジド量が少なければ1gあたり1g投与
メタノール	ホメピゾール、エタノール、透析	チアミン、葉酸
亜硝酸薬	メチレンブルー(1%溶液0.2 mL/kgを5分以上かけて静注)	重症メトヘモグロビン血症なら亜硝酸薬を検討
オピオイド	ナロキソン0.4-2 mg静注	ジフェノキシレートおよびプロポキシフェンでは、さらに多い量が必要な可能性あり
有機リン、カーバメート	アトロピン0.05 mg/kg静注、プラリドキシムヨウ化メチル(PAM)	非常に大量のアトロピンが必要になる、PAMはカーバメート中毒では無効
サリチル酸	透析、炭酸水素ナトリウムを1 mEq/kg静注	詳細は ☞ p.262参照
Naチャネル遮断薬	炭酸水素ナトリウムを1 mEq/kg静注	目標はQRS幅の短縮と不整脈の改善
三環系抗うつ薬	炭酸水素ナトリウムを1 mEq/kg静注	蛋白結合率を変化させるために、血液のpH 7.5-7.55を目標とする.

放射線不透過性物質の摂取(CHIPES)
• Chloral hydrate (抱水クロラール), Chlorinated hydrocarbon (有機塩素化合物)
• Heavy metal (重金属:ヒ素、鉛、水銀)
• Health food (健康食品:骨粉、ビタミン)
• Iodides, Iron (ヨウ素、鉄)
• Potassium, psychotropics (カリウム、向精神薬:例えばフェノチアジン、抗うつ薬)
• Enteric coated tabs (腸溶剤:塩化カリウム、サリチル酸)
• Solvents (溶剤:クロロホルム、四塩化炭素)

血液透析で除去可能な物質[1], [訳注1]	
• 臭化物	• イソプロピルアルコール
• サリチル酸	
• リチウム	• 抱水クロラール
• メタノール	• エチレングリコール

血液灌流で除去可能な物質
• バルビツレート(例:フェノバルビタール)
• テオフィリン、フェニトイン
• (おそらく)ジゴキシン

注1): 最新の導入基準については中毒センターに問い合わせのこと
訳注1): 医療機関専用有料電話 [大阪072-726-9923(24時間), つくば029-851-9999 (9-21時)]

■ 中毒治療の原則

- 気道確保,呼吸および血圧の安定化
- 静脈ルート確保,心電図モニタリング
- パルスオキシメーター装着,酸素投与
- 以下を検討:50% ブドウ糖 50 mL 静注,ナロキソン 2 mg 静注,チアミン 100 mg 静注

■ 活性炭

- 米国臨床中毒学会および欧州中毒センター中毒研究者連合によれば,単回の活性炭投与は中毒患者にルーチンに投与するべきではないとされている.最も有効なのは中毒から 1 時間以内の投与である.活性炭は,活性炭に吸収されることが既知の毒物を中毒量以上摂取した場合に,摂取 1 時間以内に投与することを検討する.内服 1 時間経過後の使用については,支持するデータも否定するデータもない.活性炭の投与が臨床アウトカムを改善したというエビデンスはない.気道の問題がないか気道確保されていない限り,投与は禁忌である.

投与量:初回はソルビトールなどの下剤とともに 25-100 g 内服もしくは経管投与	
禁忌	頻回活性炭投与で除去される毒物[1]
・気道確保されていない ・腐食性物質 (酸,アルカリ) ・イレウス,腸閉塞状態 ・活性炭と結合が悪い〔ヒ素,臭化物,カリウムイオン,アルコール,重金属 (鉄,ヨウ素,リチウム)〕	クロルプロマジン,デキストロプロポキシフェン,ジアゼパム,ジゴキシン,ナドロール,NSAIDs,フェニトイン,フェノバルビタール,サリチル酸,テオフィリン,三環系抗うつ薬

注 1):活性炭を 3-4 時間ごとに繰り返し投与 (下剤は初回のみ使用)

www.aactox.org のデータを使用

■ 下剤[1]

- 中毒患者のマネジメントにおいて,下剤投与の絶対的な適応はない.使用する際には,副作用を最小限にするために単回投与にとどめるべきである.

概要:下剤は,理論上は,活性炭に吸着された毒物の便からの排泄を促し,固まるのを防ぐことで役立つ.使用時には密に電解質をモニタリングする.	
禁忌	下剤の選択
・腸管の損傷・閉塞・穿孔・直近での腹部手術 ・血圧が低い,電解質異常がある (腎機能障害時にはマグネシウムは投与しない) ・腐食性物質の摂取	・ソルビトール (70%):1-2 g/kg 内服または経管投与 ・クエン酸マグネシウム:10% 250 mL 溶液を内服または経管投与 ・Na^+ または硫酸マグネシウム:30 g を内服または経管投与

注 1):下剤は急性中毒における臨床アウトカムを変えることは証明されていない

www.aactox.org のデータを使用

■ 吐根剤

- 救急外来で使用する絶対的適応はない．イペカック（30 mL 内服）は活性炭の投与を遅らせ，胃内容物の排泄は不完全で，しかも多くの副作用がある．大多数のエキスパートが使用しない（www.aactox.org）．

■ 胃洗浄

- 致命的な可能性がある量の毒物摂取であり，かつ，摂取から 1 時間以内に投与を行える場合以外は，胃洗浄は考慮すべきではない．臨床的な有益性は比較試験で示されてはおらず，重症な副作用が起こりうる（死亡，誤嚥，食道損傷）．

方法	適応
・36-40 Fr の Ewald チューブを使用 ・250-300 mL の生食か一定量の水で，戻ってくる液体が透明になるまで胃を洗浄する． ・咽頭反射がないか意識障害があれば気管挿管で気道確保する ・Ewald チューブの In/Out バランスに注意し，水分過剰負荷が起こらないようにする	・1 時間以内で致死的な物質の摂取 ・消化管排泄を遅らせる作用のある毒物 ・早期に痙攣や意識障害をきたしうる毒物 ・活性炭との結合が悪い毒物
	禁忌
	腐食剤（酸，アルカリ），溶媒（炭化水素），非消化性物質の摂取，凝固障害，消化管病変の存在

www.aactox.org のデータを使用

■ 全腸洗浄 (Whole Bowel Irrigation：WBI)

- 全腸洗浄の絶対的適応はない．徐放製剤や腸溶剤の中毒の可能性がある時のオプションである．相当量の鉄を摂取した患者，違法薬物の薬包の除去，活性炭では吸収されない薬物を相当量摂取した患者のマネジメントにとって理論上有益である．

方法	適応
・経口投与か NG チューブを挿入する ・ポリエチレングリコール（Go-Lytely）を 1-2 L/時で投与 ・薬包やバイアルを回収できれば止める ・流出液体が透明になれば止める	・金属（鉄，亜鉛） ・リチウム，ホウ酸 ・麻薬や薬物の薬包の内服 ・徐放性薬物 ・毒物による胃石
	禁忌
	・意識や呼吸が抑制されている[1] ・消化管病変の存在（出血，腸閉塞，穿孔，イレウスなど）

注 1): 挿管されてない場合

www.aactox.org のデータを使用

■アセトアミノフェン中毒

時相	内服からの時間	症状と徴候
1	30 分-24 時間	無症状,わずかな消化器症状
2	24-72 時間	比較的無症状,消化器症状が改善,肝酵素の中等度上昇もしくは腎不全の可能性
3	72-96 時間	黄疸を伴う肝壊死,肝性脳症,凝固障害,腎不全
4	4日-2 週間	症状改善もしくは死亡

■アセトアミノフェン

- 140 mg/kg 以上の内服は毒性をもつ可能性がある.内服 4 時間以上経過した時点でアセトアミノフェン濃度を測定し,Rumack-Matthews ノモグラムをプロットする.摂取 4 時間時点での血中濃度が 140 µg/mL 以上であれば N-アセチルシステイン (NAC) 投与が必須である.ノモグラム上で,太線より上は中毒まず確実で,薄線より上は中毒の可能性がある.摂取からの経過時間が不明ならば,最悪のシナリオを考えて治療する.

マネジメント	
除染	・他の薬物を一緒に摂取している場合に限って活性炭を投与する活性炭投与時には経口 NAC の投与量を 20% 増やす
N-アセチルシステイン [NAC] (内服か静注製剤訳注2)	・ノモグラムに準じて中毒性を評価する ・摂取 8 時間未満での NAC 投与は毒性を 100% 回避する.140 mg/kg 以上摂取しており,血中濃度が 8 時間経過以降に判明するのであれば,初回投与量の NAC を投与する.内服から 24 時間以内で最も効果的だが,患者に肝毒性が出現してからも効果が持続する. ・**内服量**:140 mg/kg を内服,続いて 70 mg/kg を 4 時間ごとに 17 回内服.36 時間の時点で肝障害がなければ短期コース (36 時間) は有効かもしれない.NAC は溶解して 5% 糖液にしてもよい.コーラに溶解して 5% 糖液にしてもよい.短期投与プロトコルの詳細は中毒センターに連絡する. ・**静注量**:150 mg/kg を 200 mL の 5% ブドウ糖液に溶解して 1 時間かけて静注,続いて 50 mg/kg を 500 mL の 5% ブドウ糖液に溶解して 4 時間かけて静注.次に,100 mg/kg を 1,000 mL の 5% ブドウ糖液に溶解して 16 時間かけて静注.アナフィラキシー様反応が起きれば,中止するか対症療法を行う (抗ヒスタミン薬,アドレナリン,β刺激薬吸入,補液など).アナフィラキシー症状が止まるか中等度させてならば,NAC 投与再開を検討するが,それ以外では再開しない.マネジメント詳細については中毒情報センターに問い合わせ可能

訳注 2）：NAC の静注薬は本邦未発売

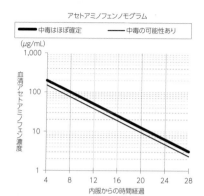

アセトアミノフェンノモグラム

■ カンナビノイド（人工物）

- 脱法ハーブ〔K2/Spice（**訳注 3**：海外で有名な脱法ハーブブランド）〕：お香として売られている．THC（テトラヒドロカンナビノール）受容体と結合して強力な効果を発揮する．血圧および脈拍を上昇させ，心筋虚血を起こしうる．興奮，嘔吐，精神異常，錯乱が出現する．治療は基本，支持療法で，ベンゾジアゼピンによる興奮のコントロールが中心となる．

■ β遮断薬

- **β_1 刺激** → 陽性変力作用，陽性変時作用，房室結節伝導促進，レニン分泌促進
- **β_2 刺激** → 血管壁・気管支・消化管・泌尿生殖器の平滑筋弛緩．
- プロプラノロールは非選択的に β_1 と β_2 を阻害する．その他の非選択的 β遮断薬はナドロール，チモロール，ピンドロール．β_1 選択遮断薬はメトプロロール，アテノロール，エスモロール，アセブトロール．ピンドロールとアセブトロールは内因性交感神経刺激作用がある．

臓器	臨床徴候
中枢神経	• 昏睡,痙攣(特にプロプラノロールのような脂溶性薬剤)
循環器	• 徐脈,房室ブロック(1-3度),QRS 延長,QT 延長(ソタロール),T 波増高,ST 変化 • ピンドロール,プラクトロール,ソタロールでは頻脈になる.血圧低下が一般的. • うっ血性心不全が起こりうる
呼吸器	• 気管攣縮および呼吸停止が起こりうる
代謝	• 成人では低血糖は稀

■ β遮断薬中毒の治療

オプション	推奨
消化管除染	• 活性炭±摂取1時間未満なら胃洗浄を先に行う. • 徐放剤ならば全腸洗浄
グルカゴン	• 適応は徐脈もしくは低血圧.5-10 mg を静注,次いで 2-5 mg/時で持続静注.小児量は 50 μg/kg ボーラス,30-70 μg/kg 持続静注.
アトロピン	• 血圧に対しては無効,脈拍のみ 25% 上昇させる • β遮断薬中毒では,1 mg の投与では脈拍に変化が起きないのが典型的. • 必要に応じて 0.5 mg ずつ静注,最大 2 mg まで,
輸液,昇圧薬	• 生食投与で血圧上昇しなければ,α+β刺激薬(アドレナリン,ノルアドレナリン)もしくはβ刺激薬(ドブタミン)を投与
その他	• 高用量インスリン+ブドウ糖:ブドウ糖 25-50 g(0.5-1 g/kg)+インスリン 1 単位/kg をボーラス,ブドウ糖 0.25-0.5 g/時+インスリン 0.5 単位/kg/時を持続静注.1時間ごとに,バイタルに基づいて,同じ比率で増量. • 上記に反応なければペースメーカーを使用.アテノロール,ナドロール,ソタロール,アセブトロール中毒ならば透析を考慮. イナムリノン:薬剤師にコンサルト,特別な量およびモニタリング

■ Ca 拮抗薬

臓器	臨床徴候
中枢神経	傾眠,言語不明瞭化,混乱,昏睡,痙攣,呼吸抑制
循環器	徐脈,低血圧,房室ブロック(1-3度),洞停止,心静止
消化器	嘔気,嘔吐,イレウス,腸閉塞,腸管虚血や梗塞
代謝	高血糖(特にベラパミル),乳酸アシドーシス

■ Ca拮抗薬中毒の治療

オプション	推奨
消化管除染	・活性炭±先に胃洗浄 ・徐放製剤ならば全腸洗浄を腸閉塞に至る前に開始する.
Ca製剤	・第一の適応は低血圧の改善(脈拍ではない) ・グルコン酸カルシウム 3 g (10% 溶液 30 mL) を5分以上かけて静注,必要に応じて繰り返す.代用として10%塩化カルシウム 10 mL を5分以上かけて静注.
グルカゴン	・適応は徐脈もしくは低血圧.5-10 mg を静注,次いで2-5 mg/時で持続静注.小児量は 50 μg/kg ボーラス,30-70 μg/kg 持続静注.
アトロピン	・症候性の徐脈があれば 0.5 mg 静注,3回繰り返す.しばしば無効.
輸液,昇圧薬	・末梢血管拡張による低血圧がまず起こるので,補液後に血管収縮薬を使用する(例えばノルアドレナリン,フェニレフリン,高用量ドパミン)
その他	・薬剤に反応なければペースメーカーを使用する ・高用量インスリン+ブドウ糖:ブドウ糖 25-50 g (0.5-1 g/kg)+インスリン1単位/kg をボーラス,ブドウ糖 0.25-0.5 g/時+インスリン 0.5 単位/kg/時を持続静注.1時間ごとに,バイタルに基づいて,同じ比率で増量.

■ 一酸化炭素

- 一酸化炭素(CO)は火事,ヘム化合物の異化,喫煙,ガスやプロパン燃料器具,整氷車,メチレンクロライド(塗料剥離剤の吸入や経皮的な吸収)などの劣化で曝露されうる.一酸化炭素はヘモグロビンの酸素と置き換わり,酸素ヘモグロビン解離曲線が左方偏位する.一酸化炭素はチトクロム A,心筋,骨格筋のミオグロビンにも結合する.

FiO_2	一酸化炭素半減期
室内気	320分
100% リザーバー	80分
3気圧高圧酸素	23分

CO-Hb レベル	CO中毒レベルから想定される典型的症状
0-10%	大抵は無症状,だが運動耐容能低下,狭心症状悪化,跛行悪化が生じることもある
10-20%	前頭部痛,労作時呼吸困難
20-30%	拍動性の頭痛,労作時呼吸困難,集中力低下
30-40%	重度の頭痛,嘔吐,視覚の変化
40-50%	混乱,労作性失神,心筋虚血

(次頁に続く)

CO-Hb レベル	CO 中毒レベルから想定される典型的症状
50-60%	虚脱, 痙攣
60-70% 以上	昏睡, 死亡
不定	サクランボ様皮膚, 視野欠損, 同名半盲, うっ血乳頭, 網膜出血, 聴覚の変化, 肺水腫

- 一酸化炭素中毒はインフルエンザ様症状で受診しうる. 家族内に多発して, 上記症状を訴える時には特に考慮する.
- 遅発性神経脱落症候群 (Delayed neuropsychiatric syndrome): 曝露 3 日-3 週間で出現する永続的な神経学的もしくは精神的な障害を指す
- 喫煙者では CO-Hb レベルは 0-10% である

CO 中毒の評価	
CO-Hb レベル	・レベルは信頼できず, 著明な中毒でも低値を示すことがある. 通常のパルスオキシメーターで一酸化炭素特異的な濃度系が付属している物は, ベッドサイドで非侵襲的に一酸化炭素スクリーニングができる.
アニオンギャップ	・シアン化物および乳酸アシドーシスはアニオンギャップを上昇させる
酸素飽和度ギャップ	・計算は動脈採血で酸素飽和度を測定してパルスオキシメーターでの酸素飽和度との差を見る. このギャップはメトヘモグロビン血症およびスルフヘモグロビン血症でも起こる.
心電図	・心筋虚血が持続すれば変化が起こる
心筋逸脱酵素	・直接心筋障害を反映して上昇する

一酸化炭素中毒のマネジメント	
入院基準	高圧酸素を考慮する適応[1]
・CO-Hb レベルが 15-20% 以上の患者すべて ・妊婦では CO-Hb レベルが 10% 以上 アシドーシス, 心電図変化, 胸痛, 異常な神経学的所見, 意識消失の病歴 100% 酸素を 3 時間投与しても症状が持続する時	・絶対的適応: シアン中毒, 昏睡, 20 分以上の意識消失, 異常な神経学的所見, 心電図異常, 不整脈, CO-Hb レベルが 25% 以上 ・相対適応: 妊婦, CO-Hb レベルが 20% 以上

注 1): 高圧酸素について厳密な有益性と適応は議論が分かれる. ACEP (米国救急医学会)の臨床指針によれば (1) 高圧酸素は治療オプションであり, 強制されうるものではない (2) CO レベルをもって, ある変数をもって, 高圧酸素がどの患者群で有益か有害かを決定することはできない.

www.acep.org. 参照

■ クロニジン

- クロニジンはα受容体作動薬で血圧を下げ，麻薬離脱を改善する．クロニジン錠(カタプレス®)の他，クロルサリドンとの合剤(Chlorpres)，経皮パッチ(Catapres-TTS®)に含まれる．除去したパッチには最大 2 mg の活性ある薬剤が入手可能である．クロニジンは消化管から速やかに吸収され 30-60 分以内に血圧を下げ，2-4 時間でピークに達する．血中半減期は 12 時間(6-24 時間)．神経節前 α_2 受容体に作動して交感神経刺激を低下させる結果，血圧を下げる．高用量では末梢のα作動薬として働き，一過性に血圧上昇が起こる．中枢神経は抑制される．

• クロニジン中毒の臨床徴候

中枢神経	傾眠，昏睡，繰り返す無呼吸，縮瞳，筋緊張低下
循環器	洞性徐脈，高血圧(一過性)，遅発性低血圧
その他	低体温，蒼白

• 治療

モニタリング	• 心電図とパルスオキシメーターを装着し，無呼吸がないか密に観察する．無呼吸は触覚刺激で容易に反応する．
除染	• 活性炭±胃洗浄を先行．吐根は避ける
アトロピン	• 適応；徐脈，投与量：0.5 mg を静注，最大 2 mg まで繰り返す
降圧薬	• 高血圧は一過性で大抵は治療の必要がない．もし必要ならば，短時間作用の滴定できるものを使用する(ニトロプルシドなど)
補液/昇圧薬	• 補液で低血圧を治療し，必要に応じてドパミン
ナロキソン	• 2 mg 静注で改善効果を示したケースレポートがいくつかある

■ コカイン

- コカインはコカから抽出されたアルカロイドの塩酸塩である．すべての粘膜表面を通じて吸収されうる．ノルアドレナリン，ドパミン，セロトニンの再取り込みを阻害する局所麻酔(エステル型)である．

投与経路	ピーク	持続
鼻腔	30 分	1-3 時間
消化管	90 分	3 時間
静注/吸入	1-2 分	30 分以内

• コカイン中毒の臨床徴候

全身	• 興奮, 高体温, 発汗, 横紋筋融解, 消化管穿孔や虚血
循環器	• 直接心筋抑制作用, 交感神経刺激作用による QT 延長, 心筋虚血 (大抵は非典型的な臨床症状と心電図変化, 急性期・離脱期ともに起こしうる), 高血圧, 頻脈, 左室肥大, 不整脈, 血小板凝集能亢進, 動脈硬化促進
中枢神経	• 痙攣, 脳梗塞, 脳出血, 脳膿瘍, 血管炎, ジストニア
呼吸器	• 気胸・縦隔気腫, 出血, 肺炎, ARDS

• コカイン中毒のマネジメント

一般論	• 心電図モニター, 酸素投与およびパルスオキシメーターを装着し, 不整脈, 痙攣, 高体温を密にチェックする. ベンゾジアゼピンは興奮に対して選択され, ハロペリドールが効果的な補助薬である.
高体温および横紋筋融解	• ベンゾジアゼピンは興奮および筋肉の活動性を減少させる. 霧吹きと扇風機で冷却する. 持続的な直腸温モニタリングする. 血清 CK と CO_2 をチェック. 補液と腎不全予防に重炭酸を投与する.
消化管除染	• *Body stuffer* (薬物を隠すために急いでのみ込んだ人): 活性炭および穿孔や虚血をモニタリング • *Body packer* (薬包を輸送するために薬包ごとのみこんでいる人): CT および全腸洗浄. 薬包が破袋したらコカイン除去のため開腹術を行う.
循環器 (不整脈, 高血圧)	• 高血圧, 頻脈に対してベンゾジアゼピンを投与する. ACLS プロトコルに則って治療する: 重症高血圧はニトロプルシドナトリウムもしくはフェントラミンで対応する. 中毒状態では致死率が上昇するので β 遮断薬を避ける. 冠動脈虚血および娯楽目的でのコカイン使用においての β 遮断薬使用は議論が分かれる. • QRS 幅の広い頻拍はキニジン様作用によって起こる. 重炭酸塩の投与とカルディオバージョンを行う.
循環器 (胸痛)	• ベンゾジアゼピンとアスピリンの投与, ニトログリセリン静注を行う. 代替としてフェントラミン静注が冠動脈攣縮を改善させるかもしれない. 血栓溶解薬は脳出血, 血管炎, 脳出血による高血圧増加リスクがあるため, 経皮的冠動脈形成術が好まれる.
神経	• 痙攣重積状態はベンゾジアゼピンで治療する. バルビツレートは第 2 選択で, フェニトインは無効である. その他の病態を除外する (CT, 血糖, 電解質, 感染症).

■ ジゴキシン

- キツネノテブクロ，セイヨウキョウチクトウ，スズラン，カエルの皮膚に含まれる．治療域血中濃度：0.6-1.2 ng/mL 重症の中毒でも血中濃度が必ずしも高いとは限らない．

臨床徴候：急性中毒の場合	
ジゴキシン濃度	一般的には上昇（摂取6時間以後に採血すべき）
消化器症状，中枢神経症状	嘔気，嘔吐，下痢，頭痛，混乱，昏睡
心血管症状	上質性頻脈，房室ブロック，徐脈性不整脈
代謝症状	Na$^+$/K$^+$ATPポンプ抑制による高K血症
臨床徴候：慢性的な使用による中毒の場合	
ジゴキシン濃度	正常の場合もある
病歴	上気道感染症状，利尿薬の使用，腎機能障害，黄緑がかった色覚異常
心血管症状	心室性不整脈が急性中毒よりも多い
代謝症状	K は正常か低下，Mg は低下することが多い

ジゴキシン中毒の治療	
・ジゴキシンFabフラグメント（Digibind®）（**訳注4**：日本未発売） ・活性炭反復投与±胃洗浄 ・徐脈に対してアトロピン 0.5 mg ・心室性不整脈に対して　リドカイン 1 mg/kg静注±硫酸 Mg 20 mg/kg 静注	・急性中毒での高K血症の治療に対しては Ca 製剤は使用してはいけない（☞ p.122） ・慢性的な使用による中毒では低K血症の補正 ・心室性不整脈に至りやすくなるため，可能ならカルディオバージョンは避ける

Digibind® の適応	TBLD（total body load digoxin）(mg)の評価
・心室性不整脈 ・症候性でかつ治療に反応しない徐脈性不整脈 ・0.1 mg/kg 以上の摂取 ・ジゴキシン血中濃度>5 ng/mL ・K>5-5.5 mEq/L の場合は考慮	・ジゴキシン濃度[1] (ng/mL) × 体重 (kg) ÷100 ・ジゴキシン製剤を摂取した場合は合計 mg 量 ・ジギトキシンを摂取した場合は合計 mg 量×0.8（バイオアベイラビリティが80%のため）

注1）：慢性的な使用による中毒ではジゴキシン血中濃度は正常かわずかな上昇にとどまることがある

Digibind® の投与量
• 必要なバイアル数＝TBLD を 0.5 で割った数
• 摂取量が不明な場合は 10 バイアル経験的に投与
• Digibind® 38 mg で摂取したジゴキシン 0.5 mg 分相当と結合
• Digibind® は 10 mg/mL に希釈し 30 分かけて静注　投与時は 0.22 ミクロンフィルターを考慮　投与後の血中濃度は結合，非結合ジゴキシンを測定するため意義が少ない　結合後ジゴキシン-Fab として腎排泄される

■ GHB（γ-ヒドロキシ酪酸）

- かつてはステロイドの代用薬で使用されたが，クラブドラッグ，体重コントロール目的として使用されたり，ナルコレプシーの治療薬としても使われる GBL（ガンマブチルラクトン），1,4-BD（ブタネジオール）などの類似薬がある

作用発現までの時間と作用持続時間	15 分以内に作用発現し，2 時間から，投与量や一緒に摂取した薬剤によっては 48 時間以上も作用が持続することもある
主な臨床作用	• 中枢神経症状　エタノールと相乗的に作用し呼吸抑制，中枢神経抑制を起こす　血中濃度が高いと痛み刺激に反応がなくなり咽頭喉頭反射も消失　痙攣，上下肢顔面の痙攣，嘔吐，健忘，深部腱反射の低下，めまいなどが起こる　眼振，失調も起こる • 心血管，呼吸症状　徐脈，不規則な呼吸，徐呼吸，血圧低下
マネジメント	• 気道確保　心電図モニター，パルスオキシメータ • 対症療法（徐脈に対してアトロピンの使用など） • 他の薬剤の中毒，外傷などを除外 • 6 時間の経過観察で改善しない場合は入院

■ 幻覚剤

- LSD（lysergic acid diethylamide リゼルグ酸ジエチルアミド），メスカリン（メキシコ原産のサボテンに含まれるアルカロイド），シロシビン（牧草地に生える幻覚キノコ），アサガオの種（LSD の類似作用），ナツメグ，カエルの皮膚には bufotoxin が含まれ幻覚作用を起こす

幻覚剤の毒性による臨床徴候	
一般	• 30-60 分で作用発現し 4-8 時間継続する • 交感神経刺激作用（瞳孔散大，発汗，立毛）　高体温，悪性症候群，横紋筋融解症
中枢神経症状	• 感覚の交差（色の味がする，音が見える）を伴うパニック発作，異常知覚．痙攣や昏睡は比較的稀．深部腱反射亢進
心血管症状	• 頻脈，血圧は正常からやや上昇
消化器症状	• メスカリン，シロシビンでは嘔吐，下痢が多い

	治療
モニター	心電図,血圧モニター,パルスオキシメータを付け,痙攣,不穏,高体温,横紋筋融解症を密にモニターする
除染	除染は通常不要.活性炭,胃洗浄はメスカリン,シロシビンには結合するがLSDには結合しない 有害な合併症のほうが大きいので注意
不穏	不穏に対しては言葉で安心させるのが有用 重症ではベンゾジアゼピン,効果なければハロペリドールを使う

■ 抗精神病薬

- 過剰服用による症状は,
  1) 抗アドレナリン作用 血圧低下,頻脈,
  2) 抗コリン作用 体温上昇,乾燥,尿閉,瞳孔散大(フェノチアジンでは縮瞳しうる),中枢神経抑制,呼吸抑制,
  3) 抗ドパミン作用 ジストニア,アカシジア,運動障害,
  4) 心臓に対するキニジン作用 QT延長,PR延長,Torsades de pointes
- mesoridazine(日本未発売),クロルプロマジンは抗コリン,抗アドレナリン作用が強い
- ブチロフェノン,thioxanthenesは抗ドパミン作用が強い
- thioridazine チオリダゾン(メレリル®,発売中止),mesoridazineはキニジン作用が強い

薬剤の種類	薬品名
非定型抗精神病薬	アリピプラゾール(エビリファイ®),クロザピン(クロザリル®),オランザピン(ジプレキサ®),クエチアピン(セロクエル®),リスペリドン(リスパダール®),ジプラシドン(ジプレキサ®)
ブチロフェノン	ドロペリドール(ドロレプタン®),ハロペリドール(セレネース®)
ジベンザゼピン	loxapine
ジヒドロインドロン	モリンドン(発売中止)
フェノチアジン	クロルプロマジン(コントミン®),フルフェナジン(フルメジン®),mesoridazine,ペルフェナジン(ピーゼットシー®),プロクロルペラジン(ノバミン®),プロメタジン(ピレチア®),thioridazine,トリフルオペラジン(発売中止)
チオキサンテン	thioxanthenes

治療	
モニター	・心電図モニター,血圧計,パルスオキシメータ,12誘導心電図
消化管除染	・活性炭 1 g/kg,摂取 1 時間以内で致死量を摂取していれば胃洗浄を考慮
低血圧	・輸液:α作動薬(ノルアドレナリン)
心室性不整脈	・wide-QRS であれば重炭酸 Na 1-2 mEq/kg 静注 ・リドカイン,アミオダロン(☞ p.282 参照) ・腎障害がない場合は Mg 2-4 g 15 分かけて静注 ・プロカインアミドなど class 1a 抗不整脈薬は避ける
入院適応	・6時間の経過で症状がある患者(血圧低下,意識障害,不整脈,心電図変化)は入院 ・thioridazine, mesoridazine 摂取患者は遅発性 VT/VF があるので全員入院

■ フェンサイクリジン (PCP)

・湿った状態での喫煙,もしくは溶媒や PCP に溶かした THC たばこという形で遭遇する薬物.(1) 精神症状,不穏,(2) 痛み刺激には反応が残る進行性昏睡,(3) 深昏睡へと 3 つの段階を呈する

臨床徴候	血圧上昇,頻脈,高体温,散瞳のアドレナリン作用と,縮瞳,発汗,喘鳴,口腔分泌物過多の抗コリン作用が混在 眼振,焦点の定まらない視線 横紋筋融解症,脳出血,吸気時喘鳴,DIC,呼吸抑制,痙攣を呈する
マネジメント	鎮静(ベンゾジアゼピン±ハロペリドール)と患者保護のための身体拘束 神経症状,心血管症状,呼吸状態をモニター 高体温や横紋筋融解症を必ず評価 活性炭の反復投与による除染を考慮

■ 殺虫剤:有機リン,カーバメート

・有機リンは中枢神経,神経節後の副交感神経(ムスカリン作用),自律神経節,骨格筋の神経筋接合部(ニコチン作用)でのコリンエステラーゼに結合し不可逆的に阻害する.カーバメートはコリンエステラーゼに可逆的に結合するため有機リンより毒性は低い

殺虫剤:有機リン,カーバメート

有機リン,カーバメート毒性の臨床徴候	
症状の発症	曝露後24時間以内がほとんど 脂溶性の有機リン(fenthionなど)は数日かかり,数か月作用が残存することもある
中枢神経症状	コリン過剰:せん妄,混乱,痙攣,呼吸抑制 カーバメートは中枢神経作用が少ない
ムスカリン作用	SLUDGE (Salivation 流涎, Lacrimation 流涙, Urination 尿失禁, Defecation 便失禁, GI-upset 消化管不調, Emesis 嘔吐), 縮瞳, 気管支攣縮, 徐脈
ニコチン作用	線維束性収縮,筋力低下,交感神経節症状(高血圧,頻脈,冷汗,まれには散瞳)

有機リン,カーバメート中毒の診断のための検査	
血液・尿検査	血糖上昇,高K血症,白血球上昇,アミラーゼ上昇,尿糖陽性,尿蛋白陽性
心電図	早期には交感神経作用で頻脈 晩期には副交感神経作用で洞性徐脈,房室ブロック,QT延長
コリンエステラーゼ検査	● 赤血球コリンエステラーゼよりも血清コリンエステラーゼは感度は高いが特異度は低い ● 重症例で検査を行う ● 偽性コリンエステラーゼ(プチロコリンエステラーゼ)は血清体液がしやすいが,予後判定には使い難い ● アセチルコリンエステラーゼ(赤血球コリンエステラーゼ)10%以下は重症を意味し,予後にも相関する

治療	
一般	● 気道,呼吸,血圧の管理 呼吸抑制と気道分泌物過多が最大の死亡原因である ● 医療者はガウンと手袋を着用し皮膚汚染予防を行う ● 皮膚に曝露している場合は洗浄し除染 ● 経口摂取では活性炭投与
アトロピン	● ムスカリン作用(ニコチン作用ではない)のアセチルコリンを競合的阻害 中枢神経症状に拮抗する ● 5分おきに1-2 mgもしくはそれ以上. 500 mL生食に50 mg混注し点滴投与 ● 瞳孔径や脈拍ではなく抗コリン症状の緩和(口渇,気道分泌物低下)を目標に使用 ● 十分量のアトロピンが使われていないと治療は失敗する
プラリドキシム(2-PAM)	ニコチン作用,中枢神経症状を治す.カーバメート中毒には無効 2 g/100 mLを15分で静注 患者の症状が改善するまで6時間おきに少なくとも24時間は投与 投与後10-40分で作用発現する

■ サリチル酸

- 内服してから1時間以内に吸収(腸溶製剤では6時間以上遅れる可能性あり)　中毒域では腎代謝される　尿アルカリ化で排泄を促進　アシデミア, アルカレミアの状況ではサリチル酸濃度が変化するため, 同じpHで測定する　メチルサリチル酸(ヒメツツジから精製された油に含まれる)は最も濃度が高い

• サリチル酸中毒の症状

直接	• 消化器症状:消化管穿孔の報告もある
代謝	• 早期には呼吸中枢を刺激することで起こる呼吸性アルカローシス • 後期には酸化的リン酸化による代謝性アシドーシス • 低K血症, 高血糖/低血糖, ケトン尿, 低Na・高Na血症
中枢神経症状	• 早期: めまい, 聴力低下, 不穏, 易刺激性 • 後期: 混乱, 傾眠, 痙攣, 脳浮腫
消化器症状	• 嘔吐, 胃炎, 幽門痙攣, 肝機能異常, 消化管穿孔
呼吸器症状	• 非心原性肺水腫, 特に慢性中毒で多い
サリチル酸濃度	• 摂取6時間後で30 mg/dL以上で中毒症状を呈する　血清濃度よりも臨床所見が重要 • 血清濃度がピークアウトするまで2-3時間おきに濃度測定する • 動脈血のpHも同時に測定　アシデミアでは中枢神経症状が強くなるため • ノモグラムは有用ではない
急性中毒を否定してよい条件	1) 150 mg/kg以下の摂取量 2) 臨床症状がない 3) 6時間以上経って血中濃度30 mg/dL以下(腸溶製剤, 長期間にわたる内服は除く)

急性サリチル酸中毒の治療	
一般	輸液, 電解質異常の補正　血液糖低値は血糖が正常でも起こるため, 5-10%ブドウ糖を輸液に加える
除染	活性炭繰り返し投与, 腸溶製剤では腸洗浄
尿のアルカリ化	• 重炭酸Naを1-2 mEq/kg[1]ボーラスし持続投与(150 mEqを5%ブドウ糖液に混注) • Kを正常に保つため補正　尿pH>7.5を目標
血液透析	腎不全, 非心原性肺水腫, うっ血性心不全, 中枢神経症状が持続する場合, 血圧低下, 電解質や酸塩基平衡が補正できない場合, サリチル酸濃度が100 mg/dLで適応

	慢性サリチル酸中毒
現病歴のポイント	・高齢者,長期間の使用,意識障害,非心原性肺水腫が多い.感染症,神経疾患と誤診されうる
薬物レベル	・サリチル酸血中濃度は正常のことが多い
治療	・支持療法と尿のアルカリ化.アシドーシス,昏睡,肺浮腫がある場合は血中濃度が正常でも透析を行う.血中濃度 50 mg/dL 以上では特に推奨.

SSRI,非三環系抗うつ薬

SSRI	citalopram, エスシタロプラム (レクサプロ®), fluoxetine, フルボキサミン (デプロメール®), パロキセチン (パキシル®), セルトラリン (ジェイゾロフト®) ・過量内服は重症ではないことが多い ・最も多い症状は頻脈,振戦,嘔吐,傾眠. ・心電図所見:頻脈,非特異的 ST-T 変化 ・痙攣,心毒性 (wide-QRS, QTc 延長) は fluoxetine などで多い ・フルボキサミンで徐脈が多い ・治療:①ほかの中毒物質の除外,②6 時間の経過観察,③活性炭 1 g/kg,④wide-QRS 頻拍では重炭酸 Na の静注,⑤セロトニン症候群は致死的になるので注意 (☞ p.264)
MAOI	isocarboxazid, phenelzine, セレギリン (エフピー®), tranylcypromine ・12 時間以上経過して中毒症状が発症しうる ・α + β アドレナリン作用で頭痛,振戦,血圧上昇,腱反射亢進,固縮,胸痛,高体温.のちに血圧低下,徐脈,痙攣 ・治療:①血圧上昇に対してはニトロプルシドまたはフェントラミン(β 遮断薬は使用しない),②血圧低下に対してはノルアドレナリン持続注射,③活性炭,④ベンゾジアゼピン,⑤高体温は積極的クーリング,⑥横紋筋融解症の治療,⑦過量内服は 2 mg/kg 以上の摂取では入院

■その他の非三環系抗うつ薬

SNRI	・ベンラファキシン（イフェクサー®），デュロキセチン（サインバルタ®）　過量内服で頻脈，意識障害，痙攣，軽度の低血圧　支持療法，痙攣にはベンゾジアゼピン，低血圧には輸液と昇圧薬
ノルアドレナリン，ドパミン再取り込み阻害薬	・bupropion：嗜眠（41％），振戦（24％），痙攣（21％）　痙攣は平均 3.7 時間で発症　ベンゾジアゼピン，フェニトインに反応良い　wide-QRS，QTc 延長の報告あり　支持療法
ノルアドレナリン，セロトニン作動性抗うつ薬	・ミルタザピン（レメロン®）：シナプス前 α₂ 受容体阻害によりセロトニン，ノルアドレナリンの伝達を増やす．セロトニン 2-3 受容体を阻害し不安，消化器症状を抑える　痙攣は稀
セロトニン 2 受容体拮抗薬	・nefazodone，トラゾドン（レスリン®）：セロトニン再取り込みを阻害し，セロトニン 2 受容体を抑制する．nefazodone はノルアドレナリン再取り込みを阻害し α₁ 受容体拮抗作用も持つ．いずれも鎮静，起立性低血圧，ふらつき，消化器症状，頭痛を起こす．トラゾドンは非持続性 VT などの不整脈と関連．治療は支持療法．トラゾドンは持続勃起症の原因となりうる

■セロトニン症候群

	軽症	中等症	重症
中枢神経症状	混乱，落ち着きのなさ	興奮，傾眠	昏睡，痙攣
自律神経症状	38℃以下，散瞳，下痢，頻脈	39.5℃以下，血圧低下，上昇，散瞳	39.5℃以上，呼吸苦，冷汗，頻脈
神経筋症状	クローヌス，失調，アカシジア，腱反射亢進	ミオクローヌス，クローヌス，失調	筋固縮，横紋筋融解症

原因	SSRI，TCA，メペリジン，コデイン，デキストロメトルファンなどの相互作用で起こる　悪性症候群と異なり，発症が急速，消化器症状（下痢，嘔気）が多い，多動（ミオクローヌス，腱反射亢進），筋固縮が少ない
治療	被疑薬中止，高体温，横紋筋融解症の治療，ベンゾジアゼピンの使用　シプロヘプタジン（セロトニン拮抗薬）4-8 mg 8 時間おきに内服を推奨する専門家もいる　30 mg 必要という意見もある

Data from *Emerg Med Clin North Am* 2007；25：477

■ 交感神経作動薬(アンフェタミン/アンフェタミン類似薬)

臨床症状	
1) 交感神経作動作用	α, β作用 散瞳, 頻脈, 血圧上昇, 高体温, 不整脈, 心筋梗塞, 横紋筋融解症, 精神病症状, 脳出血, 発汗過多, 痙攣
2) ドパミン作用	落ち着きなさ, 食思不振, 過活動, 運動障害, 妄想症
3) セロトニン作用	気分障害, 衝動制御, セロトニン症候群

Ice/Crank(結晶メタンフェタミン)	最も多い合成薬物. 数分以内に発症し2-24時間持続
MDMA(エクスタシー)	レイヴパーティーで一般的, 経口摂取される. 低用量では多幸感, 軽度の交感神経症状が4-6時間続く 衝動制御困難 高用量では低Na血症が加わる
メチレンジオキシピロバレロン	MDPV「バスソルト」アンフェタミン, カチオン類似薬に似た構造式 吸引, 喫煙, 経口摂取, 注射などで使用 4-8時間作用持続

治療
1) 支持療法, 呼吸循環, 神経症状のモニタリング
2) 合併症対策
3) 興奮にはベンゾジアゼピン
4) 血圧上昇にはラベタロール, ニトロプルシドが第一選択 フェントラミンを推奨する専門家もいる
5) 血圧低下時にはドパミン, ノルアドレナリン
6) 経口摂取では活性炭投与
7) 心筋梗塞, 不整脈, 高体温, 横紋筋融解は通常どおりの治療を行う

■ テオフィリン

臨床徴候	
心血管症状	頻脈, 心房性/心室性不整脈, 低血圧
神経症状	興奮, 振戦, 痙攣
代謝症状	血糖上昇, カテコラミン上昇, 低K血症
消化器症状	嘔吐

治療	
全身管理	・痙攣,不整脈のモニター.脱水,低酸素,電解質異常の補正
活性炭	・2-4 時間おきに 25-100 g 繰り返し投与
不整脈	・β遮断薬がよい.ベラパミルはテオフィリンの代謝を抑制するので避ける
痙攣	・ベンゾジアゼピン,バルビツレートを使用.フェニトインには使用しない.
血液灌流の適応	・急性の中毒で,①痙攣,②治療抵抗性不整脈,③血中濃度 100 μg/mL 以上,慢性中毒で 60 μg/mL 以上

■ 中毒性アルコール類

・エタノール (EtOH) 100 mg/dL で血清浸透圧は 22 mOsm/L 上昇
平均 20 mg/dL/時で体内から除去される

Am J Emerg Med 1995;276.

臨床徴候	
中枢神経症状	多幸感,脱抑制,鎮静,Wernicke-Korsakoff 症候群
心血管系	頻脈,血圧低下,心房性不整脈(心房細動),心室性不整脈
呼吸症状	誤嚥,徐脈
消化器症状	嘔吐,出血,潰瘍,胃炎,肝炎,膵炎
代謝症状	高体温低体温,低血糖,低 Mg 血症,ケトアシドーシス

■ アルコール性ケトアシドーシス

カロリー摂取量の少ないアルコール中毒患者 ケトアシドーシス,βヒドロキシ酪酸 (βHB),アセト酢酸 (AcA) が血中に蓄積する	検査結果
	・AG 開大性代謝性アシドーシス ・ケトン陽性 ・低血糖もしくは軽度血糖上昇
臨床徴候	マネジメント
・嘔吐,食思不振,腹痛 ・低体温,脱水 ・頻脈,血圧低下,脱水,尿量低下 ・アルコール摂取を急にやめ,24-72 時間以内に栄養摂取が減った場合に起こる	・ブドウ糖製剤で補液 ・チアミン 100 mg ・電解質補正 ・重炭酸は投与避ける

■ エチレングリコール

• 冷却材, 保存料, 塗料, 化粧品, 研磨剤, 洗剤

時間	臨床徴候
摂取 1-12 時間	• 酩酊, 失調, 構音障害 エタノール臭なし • その後昏睡, 痙攣, 死亡
摂取 12-24 時間	• 循環障害が出現. • 早期：頻脈, 高血圧, 頻呼吸. • 晩期：うっ血性心不全, ARDS, 循環動態破綻 • 心筋炎もこの時期に起こりうる
摂取 24-72 時間	• シュウ酸 Ca の沈着による腎毒性, 側腹部痛, 腎不全, 低 Ca 血症

診断	治療
• AG 上昇代謝性アシドーシス • 浸透圧 gap[1]>10 mOsm/L (☞ p.125) • 低 Ca 血症 (QT 延長) • 尿中シュウ酸 Ca • BUN, Cre 上昇 • 血清エチレングリコール濃度>20 mg/dL • AG, シュウ酸 Ca 尿が陰性でも重症例が報告されている	• 中毒センターに問い合わせ • 1 時間以内の摂取では胃洗浄 • 重炭酸 Na 50 mEq で pH 7.40 に維持 • 低 Ca 血症では 10% グルコン酸 Ca 10-20 mL 静注, 硫酸 Mg 2 g を 15-30 分かけて静注 • ピリドキシン, チアミン 100 mg 静注 • ホメピゾール 15 mg/kg 生食 100 mL 30 分で投与後, 10 mg/kg 12 時間おきに 4 回, アルコール使用時は濃度 100 mg/dL 以下になるまで 15 mg/kg 12 時間おきに静注を続ける. 臨床的に疑われれば速やかに投与する • エタノールはホメピゾールが使用できない時のみ適応 (メタノールでの量を参照) • ①乏尿, 無尿, ②重症アシドーシス, ③血中濃度 50 mg/dL 以上 (ホメピゾール使用しない場合は 20 mg/dL 以上) で透析を行う

注 1)：浸透圧 gap が正常-軽度であっても中毒は否定できない.

■ イソプロパノール

• 消毒用アルコール, 皮膚, 頭髪用品, 宝石クリーナー, 塗料希釈液, 冷却材 誤飲, 吸入, 皮膚曝露

臨床徴候	診断
• 1 時間以内に発症 • 酩酊, 中枢神経抑制, 昏睡 • 末梢血管拡張による低血圧 • 腹痛, 嘔吐, 低血糖 • 出血性胃炎, 腎不全 • 溶血, 横紋筋融解症	• 浸透圧 gap 上昇 • アセトン(ケトン)血症, アセトン尿症 • AG 正常で pH は正常かやや低下 • イソプロパノール濃度>50 mg/dL で軽症, >150 mg/dL で重症 • 低血糖, BUN 上昇, 偽性のクレアチニン上昇

治療
• 胃洗浄,活性炭は一般的に効果あまりない
• 支持療法(輸液,血圧維持,呼吸管理)
• ①血圧,呼吸の維持,治療抵抗性の低血圧,②血中濃度>400 mg/dL が予測される場合には透析を考慮,ただし稀

■ メタノール

- メチルアルコール 木精,溶解液,塗料剥がし,セラック,ウインドシールド洗浄液,冷却材に用いられる ホルムアルデヒド,ギ酸が毒性をもつ 40% 製剤 15 mL 摂取で死亡が報告されている

臨床徴候		治療
0-12 時間	酩酊,昏睡 無症候期	• 中毒センター問い合わせ • 胃洗浄,活性炭は効果少ない • 重炭酸 Na 50 mEq 静注で pH>7.35 に維持 • 葉酸 50 mg 4 時間おき静注 • ホメピゾールは即座に使用すべき • 使用できない場合,1) 5% ブドウ糖に 10% エタノール溶液を 10 mL/kg 1-2 時間で静注,2) その後 100 mg/kg/時持続静注,3) 慢性のアルコール中毒では 50% 増量,4) エタノール濃度目標 100-150 mg/dL • 1) 視力障害,2) 中枢神経抑制,3) 血中濃度>50 mg/dL,4) 重症代謝性アシドーシス,5) 30 mL 以上の摂取では透析を行う • メタノール濃度<20 mg/dL で透析,エタノール治療を中止
12-36 時間	嘔吐,過換気 腹痛,膵炎 視力障害,散瞳,乳頭浮腫 中枢神経抑制	
診断のための検査		
• 浸透圧 gap[1]が AG よりも先に上昇する • AG 上昇と乳酸アシドーシス • 血液濃縮,高血糖 • メタノール濃度>20 mg/dL で中毒 1) 中枢神経症状は>20 mg/dL 2) 視力症状は>50 mg/dL で生じる		

注 1):浸透圧 gap が正常-軽度であっても中毒は否定できない.

■ 三環系抗うつ薬(TCA)

αアドレナリン阻害作用で血圧低下,抗コリン作用で意識障害,痙攣,頻脈,散瞳,ノルアドレナリン再取り込みの阻害でカテコラミン上昇,Na チャネル阻害でキニジン様作用,循環抑制を起こす
TCA 過量内服での心電図変化
• 洞性頻脈 • QRS>100 msec,PR 延長,QT 延長,脚ブロック(特に右脚ブロック) • 右軸偏位,aVR 誘導で terminal-R の増高 房室伝導ブロック 心室細動

■三環系抗うつ薬(TCA)の治療

一般	・心電図モニター,12誘導心電図,QRS幅とQT時間を確認
除染	・活性炭 50 g を内服または胃管から 2-4 時間おきに投与.1 時間以内なら胃洗浄を考慮.TCA は消化管吸収が緩徐 ・気道確保,嘔吐反射に注意 ・急激な意識障害の悪化,痙攣の可能性があるためトコンシロップは避ける.フルマゼニルも使用しない
重炭酸 Na	・1) アシドーシス,2) QRS>100 msec,3) 心室性不整脈,4) 低血圧の場合に適応 ・アルカリ化により TCA の結合阻害,Na チャネル阻害,心毒性を軽減する ・用量 1-2 mEq/kg 静注,150 mL を 1 L の 5% ブドウ糖液に混注し 2 本/日.必要に応じてボーラス投与 ・目標は動脈血 pH 7.50-7.55 ・中枢神経症状には効果は少ない(例 痙攣)
輸液/昇圧剤	・低血圧では生理食塩水 1-2 L 1-2 回繰り返す ・反応乏しい場合はα作用のフェニレフリン,ノルアドレナリンを使う(ドパミンは使用しない)
抗痙攣薬	・痙攣ではベンゾジアゼピンかバルビツレートを使用 フェニトインは TCA の痙攣には効果低い
硫酸 Mg	・重炭酸 Na に反応しない心電図変化には硫酸 Mg を 25 mg/kg 15 分かけて静注が有効かもしれない
Disposition	以下のすべてを満たす場合は精神科へ転送が可能 ・6 時間の経過観察で中毒症状がみられない ・腸蠕動音を聴取する ・他の薬剤の中毒が否定的

27章 生物・化学・放射線曝露 (NBCテロ・災害)

訳注 1)：小項目の順番を一部変更、追記した

下記を参照^{訳注 2)}
1) www.bt.cdc.gov 生物化学兵器への曝露
2) www.cdc.gov/mmwr/international/relres.html 州保健局のウェブサイト
3) www.orau.gov/reacts/care.htm 放射線曝露

訳注 2)：日本の場合は以下を参照．
- 日本中毒情報センター http://www.j-poison-ic.or.jp/homepage.nsf
- 中毒 110 番：化学物質 (たばこ，家庭用品など)，医薬品，動植物の毒などによって起こる急性中毒について，実際に事故が発生している場合に限定し情報提供．
    一般専用 (情報提供料：無料)
    大阪中毒 110 番 (24 時間対応) 072-727-2499
    つくば中毒 110 番 (9-21 時対応) 029-852-9999
    医療機関専用 (1 件につき 2,000 円)
    大阪中毒 110 番 (24 時間対応) 072-726-9923
    つくば中毒 110 番 (9-21 時対応) 029-851-9999
- 放射線医学総合研究所 (放医研) http://www.nirs.qst.go.jp/index.shtml

原則
- ガウン，手袋，ヘパフィルターマスクはほとんどの生物兵器に有効．水と石鹸は皮膚からほとんどの物質を除去することができる．
- 次亜塩素酸 (0.1%) はモノに付着した汚染物をほとんど除去できる (次亜塩素酸は VX への曝露以外では皮膚には使用してはいけない)．

炭疽菌
- **潜伏期間**：皮膚への曝露後，数日で発症．吸入では曝露から 1 週間以内に発症することが多い．曝露から 2 か月以内には発症することがある (理論的には 100 日以内は発症の可能性がある)．
- **特徴**：初期症状として，発熱/悪寒 (>95%)，嘔気/嘔吐 (80%)，筋肉痛/頭痛 (各 50%)，乾性咳嗽 (90%)．その後，発汗，胸痛 (60%)，息切れ (80%)，腹痛 (30%)，ショック，鼻汁，咽頭痛 (20%) はまれ．皮膚症状：浮腫，瘙痒を伴う水疱，潰瘍，疼痛を伴わない痂皮，リンパ管炎，有痛性リンパ節腫脹
- **診断**：胸部 X 線での縦隔拡大 (~70%)，胸水貯留 (~80%)，CT では縦隔リンパ節腫大，血液や脳脊髄液のライト染色もしくはグラム染

色にてグラム陽性桿菌. 皮膚炭疽では血液培養もしくは毒素の ELISA 法での診断.

- <u>曝露後の予防的治療</u>：
  - (1) シプロフロキサシン 500 mg 1 日 2 回経口投与　60 日間
  - (2) ドキシサイクリン 100 mg 1 日 2 回経口投与　60 日間
  - (3) 病原体がペニシリンへの感受性があれば，アモキシシリン 500 mg 1 日 3 回経口投与　60 日間に切り替えも可
- 大量に吸入した場合，CDC は 100 日間の抗菌薬投与±ワクチン（4 週間で 3 回投与）を推奨(**訳注 3**：日本では現時点で炭疽ワクチンは未認可).
- 炭疽菌への曝露後の妊婦に関しては，催奇形性のリスクはあるもののシプロフロキサシンもしくはドキシサイクリンの使用が推奨される.
- **発症後の治療**：
  - 肺炭疽，消化器炭疽，咽頭炭疽：
  - (1) シプロフロキサシン 400 mg 12 時間ごと点滴静注，もしくは (2) ドキシサイクリン 100 mg 12 時間ごと点滴静注（髄膜炎が疑われる際には使用しない）
  - (1) もしくは (2) に加えて，次のうち 1 種類もしくは 2 種類を組み合わせて使用：クリンダマイシン，リファンピシン，バンコマイシン，ペニシリン，アンピシリン，クロラムフェニコール，イミペネム，クラリスロマイシン
  - 臨床的に適切と判断されれば，経口抗菌薬に変更する. 計 60 日間抗菌薬治療を行う. 頭頸部の浮腫や髄膜炎などの重症例ではステロイド投与も選択肢（詳細は www.CDC.gov 参照）

水疱形成物質—マスタードガス

- 曝露から 4-12 時間遅れて水疱形成される皮膚，肺，眼の障害. マスタードガスは衣類を焦がすことなく透過し，数時間症状がないままに組織にも浸透する.
- **臭い**：マスタードや玉ねぎ，ニンニクのような臭い.
- **特徴**：皮膚は最初 I 度熱傷や II 度熱傷のような所見を呈し，その後，水疱が形成される.
- **治療**：すべての衣類やアクセサリーを除去し，除染する. 皮膚に付着している小滴は拭い取る. 石鹸と水で洗浄する. 米国では N アセチルシステインの経静脈投与が全身性の除染に有効かもしれないとされている. 皮膚障害は化学熱傷として対処する. 洗浄と抗菌薬含有軟膏で対応. 軽症-中等症の眼への曝露後は 2.5% のチオ硫酸ナ

トリウムでの洗浄が有効かもしれない.

ルイサイト
- ただちに眼や鼻,皮膚に障害を与える.除染と拮抗薬であるジメルカプロール(商品名:BAL)により治療.

ボツリヌス症
- **発症**:曝露から 1-4 日後.
- **特徴**:発熱なし.脳神経障害から始まる下行性,対称性の弛緩性麻痺.意識障害を伴わないのが特徴.5 つの D (訳注4:原著では 4D's とされているが,D が頭文字のものが 5 単語あるので 5 つの D とした):Dry mouth(口腔内乾燥),Dysarthria(構音障害),Dysphonia(発声困難),Dysphagia(嚥下困難),Diplopia(複視)
- 24 時間以内に呼吸不全を伴う場合もある.
- **診断**:咽頭反射,咳嗽反射,酸素飽和度をチェック.
- 鼻腔スワブ ELISA や血清・食品のバイオアッセイ.空気感染や食中毒が疑われる場合は,胃液や糞便の検査も考慮(訳注5:日本ではボツリヌス症は感染症法で四類感染症に定められており,診断した医師はただちに最寄りの保健所へ届け出ることが義務づけられている.提出検体についての相談も含め,早めに保健所に連絡することが望ましい).
- **治療**:皮膚は水と石鹸で洗浄.汚染されたモノが 0.1% 次亜塩素酸で洗浄.呼吸管理を含めた対症療法 +3 価(A, B, C)もしくは米軍 7 価(A-G)の乾燥ボツリヌスウマ抗毒素は進行を防げるかもしれない.まず,0.2 mL を 2 mL 生食で希釈したものを皮内注射し皮膚テストを行いアレルギー反応が出なければ,10 mL を生食 90 mL で希釈し,ゆっくり静注する.もしアレルギー反応がでれば,☞ p.240 のマムシ抗毒素のように脱感作する(訳注6:日本では,国有ワクチン・抗毒素として国が保管しているため,必要な場合は最寄りの保健所または県庁医薬安全課に問い合わせる.詳細は国立感染症研究所のウェブサイトを参照 https://www.niid.go.jp/niid/ja/kansennohanashi/7275-botulinum-intro.html).

ブルセラ症
- 空気感染もしくは食品からの感染.
- **潜伏期間**:1-4 週間
- **特徴**:発熱,頭痛,倦怠感,腸炎,肝炎,関節炎,リンパ節腫脹,骨髄炎,精巣上体炎/精巣炎,心内膜炎
- **診断**:血液培養,骨髄培養,血清学的検査
- **予防**:ドキシサイクリン 100 mg 1 日 2 回経口投与 3 週間もしくはシプロフロキサシン 500 mg 1 日 2 回経口投与 3 週間

- **治療**：(1) ドキシサイクリン 100 mg 1 日 2 回経口投与＋リファンピシン 600-1,200 mg 1 日 1 回経口投与を計 6 週間（**訳注 7**：WHO の推奨は 600-900 mg/日）
- (2) ドキシサイクリン 100 mg 1 日 2 回経口投与を計 6 週間＋ストレプトマイシン 15 mg/kg 筋注連日を 3 週間

シアン化物

- 無色，経口摂取よりも吸入が多い，臭いはアーモンド臭（**訳注 8**：このアーモンド臭は遺伝的に約半数の人は感知できないといわれている）
- **特徴**：頭痛，呼吸困難，高血圧，頻脈．その後，無呼吸，血圧低下，徐脈，痙攣，不整脈，細胞死．眼底所見では，網膜静脈が網膜動脈と同じくらい赤く見えることがある．
- **検査**：アニオンギャップ開大性代謝性アシドーシス（乳酸高値），$PvO_2 > 40$ mmHg
- **治療**：100％ 酸素投与（±高圧酸素療法）
- (1) シアノキット® 2 バイアル（ヒドロキソコバラミンとして 5 g）を生食 200 mL に溶解して 15 分以上かけて点滴静注
- (2) Cyanide Antidote Kit（**訳注 9**：日本未採用）
- (2a) 亜硝酸ナトリウムの静注が可能になるまでの間，亜硝酸アミルを 1 分のうち 30 秒ずつ吸入する．
- (2b) 亜硝酸ナトリウム 300 mg（3％ 溶液の 10 mL）を 5 分以上かけて静注（貧血があれば適宜減量する．血圧低下の可能性あり．メトヘモグロビン血症を引き起こす．MetHb の目標は 25％）．
- (2c) 25％ チオ硫酸ナトリウム溶液 50 mL を 10-20 分かけて点滴静脈
- 一部の専門家は両方の kit を併用することを推奨している（別々のルートから投与）．

神経剤〔GF, GB（サリン）, GD（ソマン）, GA（タブン）, VX, Substance-33（Vgas）〕

- 吸入または経皮的曝露．ACh-E（アセチルコリンエステラーゼ）阻害薬（有機リン）
- VX は現場に数週間とどまることもある．
- **症状**：中枢神経症状（混乱，呼吸抑制，痙攣），ムスカリン様症状（SLUDGE：Salivate 唾液分泌，Lacrimate 流涙，Urinate 尿失禁，Defecation 便失禁，GI 腹痛/下痢などの消化器症状，Emesis 嘔吐＋縮瞳，気管支攣縮，徐脈）＋ニコチン様症状（脱力・血圧上昇・頻脈±散瞳）

- 治療：
 (1)除染：医療者は防護服を着用し，患者の皮膚を水と石鹸で洗浄する．VXは加水分解によって作用時間が長く毒性の強い代謝産物に変化するため，VXの皮膚の除染に関しては0.1％に希釈した塩素系漂白剤(次亜塩素酸)での洗浄が推奨されている．その際皮膚を傷つけないように注意，(2)呼吸管理，(3)アトロピン，(4)プラリドキシム(特にサリンとVXの場合．ソマンには使用しない)，(5)Bispyridiumやオキシム剤(obidoximeやHI-6など)はプラリドキシムに抵抗性のエージング(老化)したコリンエステラーゼを再活性化することができるかもしれない(特にソマンの場合)(訳注10：プラリドキシムは通称PAM．ACh-Eのエージングとは神経剤がACh-Eと結合するとリン酸化ACh-Eとなり，プラリドキシム/PAMが無効となること)

ホスゲン

- 新しく刈られた干し草のような臭い．吸入により，眼，鼻，皮膚の刺激症状をきたし，数分内に組織障害を起こす．胸部圧迫感，呼吸困難，遅発性肺水腫(2-24時間)．曝露から24-48時間，初期の刺激症状の後に無症状の期間があることもある．
- 除染：水で皮膚を洗浄．衣類を除去．除染に関わる医療スタッフは医療用活性炭マスクを使用する．遅発性に症状が出現することがあるため，6時間は経過観察する．治療は対症療法．

ホスゲンオキシム (CX)

- 腐食/瘙痒性びらん剤で局所的に吸収され，激しい皮膚の疼痛を誘発し，筋層に達する．衣類やゴムも透過する．曝露後すぐに灰白色，白色になり，その後，著しい瘙痒，蕁麻疹，水疱形成を伴う．白色化した皮膚は膨疹を形成し24時間以内に褐色に変化し，瘢痕形成する．眼や肺(ARDS)への刺激性もある．汚染された皮膚は水で洗浄する．治療は対症療法．
- M291米軍除染キット(訳注11：日本にはない)，もしなければ対症療法．

PFIB (Perfluoroisobutene；ペルフルオロイソブチレン)

- テフロン加工した調理器具の空焚きによって生じ得る．ホスゲンと同様の症状をきたし，毒性はホスゲン以上．眼や気道，肺の刺激症状，さらには肺水腫をきたす．戦慄，発汗，発熱，頻呼吸など金属熱と同様の症状をきたす．医療スタッフは陽圧呼吸用保護具が必要(活性炭マスクでは不十分)．除染には空気による換気を行う．PFIBの曝露の場合は水での洗浄は禁忌．水との接触による加水分

解でフッ化水素が生じ，重度の化学熱傷をきたし，グルコン酸 Ca の静注や局所注入などの対応が必要になる．遅発性に症状が出現することがあるため，6 時間は経過観察する．治療は対症療法．

ペスト
- **潜伏期間**：1-6 日
- **特徴**：腺ペスト(全身倦怠感, 発熱, 化膿性リンパ節炎), 敗血症ペスト, 肺ペスト(特に生物兵器の場合). 生物兵器の場合の症状：発熱, 咳嗽, 呼吸困難, 血痰, 頸部リンパ節腫脹はまれ. 嘔吐・下痢などの消化器症状は多い.
- **胸部 X 線**：肺炎像(斑状陰影, 浸潤影)
- **診断**：痰, リンパ節, 血液のグラム染色(グラム陰性の安全ピンのような形の短桿菌)や培養. PCR などの特別な検査もある.
- **予防投与**：(1) ドキシサイクリン 100 mg 1 日 2 回経口投与を計 7 日間, もしくは (2) シプロフロキサシン 500 mg 1 日 2 回経口投与を計 7 日間
- **治療**：(1) ストレプトマイシン 1 g 1 日 2 回筋注, (2) ゲンタマイシン 5 mg/kg 24 時間ごと点滴静注/筋注, (3) ゲンタマイシン 2 mg/kg 点滴静注/筋注ローディング, その後 1.7 mg/kg 点滴静注/筋注を 8 時間ごと, (4) ドキシサイクリン 100 mg 点滴静注 12 時間ごと, (5) シプロフロキサシン 400 mg 点滴静注 12 時間ごと, (1)〜(5) のいずれかを計 10 日間
- 上記のゲンタマイシンの用量は妊婦でも可(ドキシサイクリンやシプロフロキサシンも選択肢である). 臨床的に改善が認められれば, 経口投与に切り替え可能かもしれない.

Q 熱　(*Coxiella burnetii*)
- **潜伏期間**：10-40 日.
- **特徴**：インフルエンザ様症状, 発熱, 非定型肺炎/肺門部リンパ節腫脹, 肝炎
- **診断**：ELISA 法
- **治療**：(1) シプロフロキサシン 400 mg 12 時間ごと点滴静注, もしくは (2) ドキシサイクリン 100 mg 12 時間ごと点滴静注(炭疽菌の場合と同様の用量)を計 15-21 日間
- マクロライドも有効かもしれない.

放射線
- **特徴**：急性放射線症候群
  1. 前駆期：数日間の嘔気, 嘔吐, 下痢, 倦怠感, ± 熱傷(±7-10

日後の水疱形成)
2. 潜伏期:10 Gy 以上の被曝であればない
3. 発症期:消化器(嘔吐,下痢,消化管出血,敗血症),中枢神経(意識障害,脳浮腫),血液[白血球(リンパ球)減少,貧血,血小板減少.これらは被曝線量が少なければ 2-3 週間遅れて生じることもある]

- 絶対リンパ球数(ALC:Absolute Lymphocyte Count)は予後予測因子である.
- ALC>1,200/μL(被曝から 24 時間時点と 48 時間時点)→ 予後良好
- ALC<500/μL(被曝から 24 時間時点)→ 予後不良
- ALC<300/μL(被曝から 48 時間)→ 死亡
- 治療:医療スタッフは防護服と放射線量モニター(個人線量計)が必要.外傷診療と体表の除染.2 Gy 以上の被曝は入院加療.初めの 24 時間で無症状ならば,0.75 Gy 未満の被曝であろうと類推.血算+血液分画を 6-8 時間ごとにチェックする.患者の隔離,制吐薬,コロニー刺激因子,幹細胞輸血,赤血球/血小板輸血,(骨髄移植前の)家族の血液型判定と組織適合検査,必要に応じて予防的抗菌薬/抗ウイルス薬/抗真菌薬の使用を考慮.
- (原子炉などからの)放射性ヨードの放射性下降物は放射性物質の吸入や摂取(牛乳などを介して)による被曝につながり,甲状腺がんなどを引き起こす可能性がある.

	予測される甲状腺の被曝線量[訳注12]	ヨウ化カリウムの用量[1)]
40 歳以上	>5 Gy	130 mg
18-40 歳	≥0.1 Gy	130 mg
妊婦・授乳婦	≥0.05 Gy	130 mg
12-18 歳(70 kg 以上では成人と同等に扱う)	≥0.05 Gy	65 mg
3-12 歳	≥0.05 Gy	65 mg
1 か月-3 歳(ミルクや水に溶解させる)	≥0.05 Gy	32 mg
0-1 か月	≥0.05 Gy	16 mg

注 1):既知のヨードアレルギー,疱疹状皮膚炎,低補体血(症)性血管炎がある場合使用しない.甲状腺疾患のある場合は注意して使用する.ヨウ化カリウムは放射性ヨードから甲状腺のみを保護するが,外部放射線被曝や他の放射性物質による被曝には無効.ヨウ化カリウムは 24 時間作用持続.被曝のリスクがなくなるまで連日使用する.
訳注 12):原著では旧単位の rad が使用されているが,すべてグレイ(Gy)に変換した.
1 Gy=100 rad

リシン(or アブリン)
- トウゴマ(castor beans)の種子から抽出されるタンパク質であり，Ⅱ型リボソームを不活化する．
- **潜伏期間**：吸入から4-8時間
- **特徴**：経口摂取：嘔吐・下痢・腹痛などの消化器症状，消化管壊死，肝炎 吸入：肺壊死，ショック，代謝性アシドーシス，肝炎，血尿，腎不全
- **診断**：血清や気道分泌物のELISA法
- **治療**：衣類の除去，汚染物は0.1%次亜塩素酸で洗浄，皮膚は水と石鹸で洗浄，治療は対症療法．経口摂取では活性炭に投与．注入された場合は同部位の切除も有効かもしれない．

天然痘
- オルソポックスウイルス属．
- **潜伏期間**：7-17日
- **特徴**：発熱，頭痛，背部痛，丘疹(顔面>口腔内/咽頭，粘膜，四肢，手掌，足底)(水疱の皮疹では体幹>他の部位で，発赤，水疱，痂皮の各段階の皮疹が同時にみられるのが特徴．手掌，足底には皮疹なし)1-2日で水疱化，その後，膿疱化．円形・緊満した膿疱は8-9日で痂皮化す．すべての皮疹が同速度で規則正しく変化する．
- 敗血症，点状出血，出血傾向を伴う急速進行型や，急性症状で扁平/融合傾向のある皮疹(膿疱形成しない)を伴う悪性型もある．
- **診断**：水疱や膿疱中の液体成分もしくはそのぬぐい液の電子顕微鏡での鏡検
- **予防**：天然痘ワクチンは曝露後3-4日以内に接種すれば発症を予防できるかもしれない．ワクチンの副反応〔訳注13：副反応はヒトワクシニア免疫グロブリン(VIG)またはシドフォビルにより治療可能とされている．VIGおよびシドフォビルは，日本では承認されていない薬剤であるが，シドフォビルについては厚生労働省健康局結核感染症課を窓口として入手可能であるので，必要時に連絡を行う．参考文献：厚生労働省 天然痘対応指針(第5版)(**http://www.mhlw.go.jp/kinkyu/j-terr/2004/0514-1/dl/01.pdf**)として，全身性ワクシニア症，ワクチン後湿疹，眼ワクシニアがあり，ワクシニア免疫グロブリンで治療可能とされている．
- **治療**：汚染物は0.1%次亜塩素酸で洗浄．患者を隔離する．治療は対症療法．

ブドウ球菌エンテロトキシンB
- 吸入もしくは経口摂取
- **潜伏期間**：1-12時間

- **特徴**：急性発症の熱発（≧40℃）（5日間程度まで持続），頭痛，悪寒，呼吸困難，嘔吐，下痢（エアロゾルを経口摂取した場合），咳嗽（4週間程度まで持続），胸部X線は基本的に正常．ARDSに至ることもある．
- **診断**：曝露急性発症の発熱と呼吸器症状をきたす患者が多数，同時に受診し，胸部X線が正常かつ画像所見が悪化しない場合に疑う．毒素は検出困難．24時間以内であれば鼻腔ぬぐい液のELISA法で検出できる可能性あり．
- 治療は対症療法．

トリコセシンマイコトキシン

- カビが産生する毒素で，「黄色い雨」などと呼ばれる．タンパクとDNAの合成を阻害し，細胞を障害する．
- **潜伏期間**：数分-数時間
- **特徴**：皮膚障害（水疱形成）経口摂取：嘔吐，血性下痢，消化管出血．吸入：急性の眼痛，充血，流涙，血性鼻漏，血痰＋皮膚症状，ARDS，血圧低下，骨髄抑制，敗血症
- **診断**：血液，尿，便，気管支肺胞洗浄の洗浄液のガス液体クロマトグラフィー
- **治療**：対症療法．アスコルビン酸，デキサメタゾン，腸管洗浄，皮膚は水と石鹸で洗浄，眼は生理食塩水で洗浄

野兎病（ツラレミア）

- *Francisella tularensis*（グラム陰性桿菌）
- **潜伏期間**：1-14日
- **特徴**：リンパ節型（潰瘍を伴わないリンパ節腫脹），潰瘍リンパ節型（硬結性/穿孔性潰瘍を伴うリンパ節炎，リンパ節からの排膿，10-30%で肺炎型を合併）肺炎型/敗血症型野兎病は生物兵器によるもの．
- 明らかな肺炎/非定型肺炎像を伴わないインフルエンザ様症状，肺門部リンパ節腫脹（炭疽菌のように縦隔全体の拡大ではない）．腹痛，嘔吐，下痢は初期に現れる．
- **診断**：痰のグラム染色（グラム陰性小桿菌），血清学的検査（ELISA法），痰や空腹時胃液または咽頭洗浄液の培養
- **予防投与**：(1) ドキシサイクリン100 mg 1日2回経口投与を計14日間，もしくは(2) シプロフロキサシン500 mg 1日2回経口投与を計14日間
- **治療**：(1)-(4)のいずれか．
  (1) ゲンタマイシン5 mg/kg 24時間ごと点滴静注/筋注を計10日

間
- (2) ストレプトマイシン 1 g 12 時間ごと筋注を計 10 日間
- (3) ドキシサイクリン 100 mg 点滴静注 12 時間ごとを計 14-21 日間
- (4) シプロフロキサシン 400 mg 点滴静注 12 時間ごとを計 10 日間. 臨床的に改善が認められれば, 経口投与に切り替える.

ウイルス性脳炎 (ベネズエラ馬脳炎, 東部馬脳炎, 西部馬脳炎)
- エアロゾル化させたウイルスの散布で感染率が高い.
- **潜伏期間**: ベネズエラ馬脳炎 2-6 日, 東部馬脳炎/西部馬脳炎 7-14 日
- **特徴**: 発熱, 頭痛, 筋肉痛
- ベネズエラ馬脳炎ウイルスに感染した人は, 100% 近くが発病する. 0.5-4% しか神経症状をきたさない. 東部馬脳炎は 50-75% の致死率.
- **診断**: 白血球減少, 脳脊髄液で細胞数/リンパ球増加, 急性期では血清 IgM 抗体, ELISA 法, 赤血球凝集抑制抗体は第 2 週目までに陽性化する.
- **治療**: ヒト-ヒト感染はない. 治療は対症療法.

ウイルス性出血熱
- 様々な RNA ウイルスによる (マールブルグ病, エボラ出血熱, 黄熱など).
- **潜伏期間**: 4-21 日
- **特徴**: 発熱, 筋肉痛, 易疲労感, 結膜充血, 軽度の血圧低下, 顔面紅潮, 点状出血, 多様な皮膚所見 〔皮疹の写真については www.jama.ama-assn.org/ (*JAMA* 2002; 287: 2391) を参照〕, その後, 黄疸, 肝炎, DIC, 腎不全, 循環破綻
- **診断**: 白血球減少 (ラッサ熱では白血球増加), 貧血もしくは血液濃縮, 血小板減少, 肝酵素上昇, PT/APTT 上昇, フィブリノーゲン低下. ELISA もしくは PCR で診断.
- **予防**: 黄熱ワクチンは存在するが, ワクチンの効果発現までに発症する可能性あり. 患者は陰圧個室管理. 医療スタッフは濾過式呼吸用保護具もしくは N-95 マスクを着用と全身の防護衣とゴーグル着用. すべての医療器具は単独の患者専用とする. 物品は 0.1% 次亜塩素酸で消毒する.
- **治療**: 原因ウイルス不明かアレナウイルス, ブニヤウイルスによるウイルス性出血熱の場合は, リバビリンが有効かもしれない. リバビリン 30 mg/kg 静注 (最大 2 g) を 1 回, 次に 16 mg/kg 静注 (最

大 1 g)を6時間ごと4日間,続いて8 mg/kg 静注(最大 0.5 g)を8時間ごと6日間投与する(**訳注14**:リバビリン静注薬は現在国内採用なし).
- 多数傷病者の場合は,リバビリン 2,000 mg 経口投与でローディング,その後 600 mg 1日2回経口投与(体重>75 kg)もしくは 400 mg 午前 +600 mg 午後経口投与(体重 75 kg 以下)を10日間.その他は対症療法.

付録

■成人の緊急時に使用する薬剤(抜粋)

	原書の記載	訳注:日本の実情に合わせた処方
抗アレルギー	ジフェンヒドラミン:25-50 mg IV/IM/PO	ジフェンヒドラミン塩酸塩注10 mg:10-30 mg SC/IM ポララミン注5 mg:SC/IM/IV
	アドレナリン(1,000倍):0.1-0.5 mg SC/IM 20分おきに繰り返す。低血圧が遷延する場合は10,000倍を0.01-0.1 mg IV	アドレナリン注0.1%:1回0.2-1 mgをSC/IM、蘇生時の緊急時には1回0.25 mgを超えない量を生理食塩液などで希釈し、できるだけゆっくりとIV。必要があれば5-15分ごとに繰り返す
	メチルプレドニゾロン:125 mg IV/IM	ソル・メルコート:1回125-2,000 mgをIV/DIV
降圧	エスモロール:500 µg/kg 1分以上かけてIV その後50-200 µg/kg/分で継続	ブレビブロック注:1回0.1 mL/kgで30秒間でIV その後0.9 mL/kg/時(150 µg/kg/分)で継続
	ニカルジピン:5 mg/時点滴投与を開始する、5-15分ごとに増量し最大15 mg/時まで	ニカルジピン塩酸塩注射液10 mg:0.01-0.02%(1 mL中に0.1-0.2 mg)DIVこの場合1分間に体重1 kgあたり0.5-6 µgの点滴速度で投与、なお投与に際しては1分間に、体重1 kgあたり0.5 µgより開始し、目的値まで血圧を下げ、以後血圧をモニターしながら点滴速度を調節
	ラベタノール:20 mgをゆっくりIV、その後必要に応じ10分ごとに40-80 mgをIV、合計300 mgまで	国内に注射剤なし
	ニトログリセリン:10-20 µg/分で点滴投与、その後必要に応じ100 µg/分まで増量	ニトログリセリン注25 mg/50 mL:0.5-5 µg/kg/分の投与量で投与を開始し、目的値まで血圧を下げ、以後血圧をモニターしながら点滴速度を調節
	ニトロプルシド:0.3 µg/kg/分で点滴開始、その後必要に応じ10 µg/kg/分まで増量	ニトロプロ持続静注液6 mg:0.5%ブドウ糖注射液で希釈し、ニトロプルシドナトリウムとして0.06-0.1%(1 mL当たり0.6-1 mg)溶液を持続静注する。0.5 µg/kg/分の投与速度で投与を開始。通常2.0 µg/kg/分以下の投与速度で目的とする血圧が得られ、それを維持することができる。最高投与速度は3 µg/kg/分を限度とする

付録：成人の緊急時に使用する薬剤（抜粋）

<table>
<tr><th>原書の記載</th><th>訳注：日本の実情に合わせた処方</th></tr>
<tr><td rowspan="6">抗不整脈・心停止</td><td></td></tr>
<tr><td colspan="2">アデノシン：PSVT (Afib ではなく) の時, 6 mg 急速 IV+生食後押し, できれば中心静脈または心臓に近い末梢静脈から投与, 1-2 分待って反応なかったら 12 mg 急速 IV+生食後押し, 3 回目は必要に応じ 12 mg 急速 IV+生食後押し ※国内での適応はないが, 慣習的に以下の方法で使用されていることが多い.
アデホス-L コーワ注：10 mg 急速 IV 生食後押し</td></tr>
<tr><td colspan="2">アミオダロン：VF または脈なし VT：300 mg IV/IO, 1 回のみ 150 mg 追加可能, 全身状態不安定な心室性不整脈：150 mg を 10 分以上かけて IV, その後 1 mg/分で 6 時間, その後 0.5 mg/分で 18 時間 ／ **アンカロン注 150**：
1) 初期急速投与：アミオダロン塩酸塩として 125 mg (2.5 mL) を 5％ブドウ糖液 100 mL に加え, 容量型の持続注入ポンプを用い, 600 mL/時 (10 mL/分) の速度で 10 分間投与
2) 負荷投与：アミオダロン塩酸塩として 750 mg (15 mL) を 5％ブドウ糖液 500 mL に加え, 容量型の持続注入ポンプを用い 33 mL/時の速度で 6 時間投与
3) 維持投与：17 mL/時の速度で合計 42 時間投与</td></tr>
<tr><td colspan="2">プロカインアミド：100 mg を 10 分ごとに IV または 20 mg/分で QRS 幅が 50％ 広がる, 不整脈が消失する, 低血圧, または総量が 17 mg/kg または 1,000 mg となるまで ／ **アミサリン注 100 mg**：0.2-1 g (2-10 mL) を 1 分間に 50-100 mg (0.5-1 mL) で IV または 1 回 0.5 g (5 mL) を 4-6 時間ごとに IM</td></tr>
<tr><td colspan="2">アトロピン：0.5-1 mg を IV, 必要に応じ 3-5 分ごとに繰り返し最大 3 mg まで ／ **アトロピン注 0.05％**：通常成人 0.5 mg を SC/IM/IV</td></tr>
<tr><td colspan="2">ジルチアゼム：頻脈性 Afib：0.25 mg または 20 mg を 2 分かけて IV, その後 0.35 mg/kg または 25 mg を 15 分かけて IV, 5-15 mg/時で持続 IV ／ **ジルチアゼム塩酸塩注射用 50 mg**：頻脈性不整脈 (上室性) に対し 1 回 10 mg を約 3 分間で緩徐に IV</td></tr>
</table>

	原書の記載	訳注：日本の実情に合わせた処方
	アドレナリン：心肺停止に対し，1 mg を 3-5 分ごとに IV/IO（10,000 倍希釈）	**アドレナリン注 0.1%**：1 回 0.25 mg を超えない量を生理食塩液などで希釈し，できるだけゆっくりと IV．必要があれば 5-15 分ごとに繰り返す ※添付文書上の方法ではないが，慣習的に以下の方法で使用されていることが多い． **アドレナリン注 0.1%**：1 mg を 3-5 分ごとに IV/IO
	リドカイン：1 mg/kg を IV，その後必要に応じ 0.5 mg/kg を 8-10 分ごと，最大 3 mg/kg まで．維持量は 5% ブドウ糖 250 mL に対しリドカイン 2 g（8 mg/mL）で 1-4 mg/分（7-30 mL/時）	**リドカイン静注用 2%**：1 回 50-100 mg（1-2 mg/kg）を，1-2 分間で，緩徐に IV．効果が認められない場合には，5 分後に同量を投与 ・また，効果の持続を期待する時には 10-20 分間隔で同量を追加投与しても差し支えないが，1 時間内の基準最高投与量は 300 mg とする
昇圧	**ドブタミン**：2-20 μg/kg/分（70 kg の患者に 1 mg/mL の濃度で 5 μg/kg/分の速度で投与すると 21 mL/時）	**ドブポン注 0.3% シリンジ**：1 分間あたり 1-5 μg/kg を持続静注する．投与量は患者の病態に応じて，適宜増減し，必要ある場合には 1 分間あたり 20 μg/kg まで増量可能
	ドパミン：昇圧：5 μg/kg/分で開始，必要に応じ 10 分あけて 5-10 μg/kg/分ずつ増量，最大 50 μg/kg/分まで（70 kg の患者が 1,600 μg/mL の濃度で 5 μg/kg/分の速度で投与すると 13 mL/時）．2-4 μg/kg/分；伝統的な "renal dose"，<2 ではおそらく効果なし．5-10 μg/kg/分；"cardiac dose" ドパミン作動性，β1 受容体への効果．>10 μg/kg/分；ドパミン作動性，β1 受容体，α1 受容体への効果．	**イノバン注 0.1% シリンジ，0.3% シリンジ**：1 分間あたり 1-5 μg/kg を持続静脈内投与し，患者の病態に応じ 20 μg/kg まで増量することができる．
	ノルアドレナリン：8 μg/mL の濃度で 8-12 μg/分的の速度で開始（1-1.5 mL/時），血圧が安定した後の維持量は 2-4 μg/分．22.5 mL/時で 3 μg/分	**ノルアドレナリン注 1 mg**：成人 1 回 1 mg を 250 mL の生理食塩液，5% ブドウ糖液，乳糖または全血などに溶解して DIV．1 分間につき 0.5-1.0 mL であるが，血圧を絶えず観察して適宜調節する．

付録:成人の緊急時に使用する薬剤(抜粋)

	原書の記載	訳注:日本の実情に合わせた処方
	フェニレフリン:80 μg/mLの濃度で100-180 μg/分で開始(75-135 mL/時)、血圧が安定した後の維持量は40-60 μg/分(30-45 mL/時)	ネオシネジンコーワ注1 mg:100 mLの血液、リンゲル液または5%ブドウ糖液などに対し、フェニレフリン塩酸塩として0.5-1.0 mgの割合で混入し、血圧を測定しながら滴数を加減して点滴静注する.
	アドレナリン:0.1-0.5 μg/kg/分で持続 IV、1回 5-20 μg を追加 IV	アドレナリン注0.1%:1回0.25 mgを超えない量を生理食塩液などで希釈し、できるだけゆっくりとIV. 必要があれば5-15分ごとに繰り返す.
	etomidate:0.3 mg/kg IV methohexital:1-1.5 mg/kg IV プロポフォール:2-2.5 mg/kg IV	1%プロポフォール注(全身麻酔時の導入の適応):通常、成人には本剤を0.05 mL/kg/10秒(プロポフォールとして0.5 mg/kg/10秒)の速度で、患者の全身状態を観察しながら、就眠が得られるまで静脈内に投与する. なお、ASA ⅢおよびⅣの患者には、より緩徐に投与する. ・通常、成人には本剤0.20-0.25 mL/kg (プロポフォールとして2.0-2.5 mg/kg)で就眠が得られる. 高齢者においては、より少量で就眠が得られる場合がある. 就眠後は必要に応じて適宜追加投与する.
挿管	ロクロニウム:0.6-1.2 mg/kg IV	エスラックス静注25 mg, 50 mg:成人には挿管用量としてロクロニウム臭化物0.6 mg/kgをIV. 挿管用量の上限は0.9 mg/kgまでとする.
	サクシニルコリン:0.6-1.1 mg/kg IV 小児(<5歳)2 mg/kg IV	スキサメトニウム注40 間歇的投与法:1回10-60 mgを静脈内注射する. 筋弛緩が得られない時は、得られるまで適宜増量. 持続点滴用法:持続性効果を求める場合は、0.1-0.2%となるように生理食塩液または5%ブドウ糖液に溶かし、持続注入する. 通常2.5 mg/分ぐらいの速さで注入する. また、乳幼児および小児に対する投与法として静脈内注射の場合1 mg/kgを、静脈内注射が不可能な場合は2-3 mg/kgを筋肉内注射する.
	ケタミン:1-2 mg/kg 1-2分かけてIV	ケタラール静注用200 mg:1-2 mg/kgを静脈内に緩徐(1分間以上)に投与し、必要に応じて、初回量と同量または半量を追加投与する.

	原書の記載	訳注：日本の実情に合わせた処方
痙攣	ジアゼパム：5-10 mg IV, または 0.2-0.5 mg/kg 最大 20 mg を経直腸投与	ジアゼパム注射液 10 mg：初回 10 mg を筋肉内または静脈内に，できるだけ緩徐に IM/IV．必要に応じて 3-4 時間ごとに IV する．
	ホスフェニトイン：15-20 mg/kg（フェニトイン相当量）/kg IV で急速飽和，速さは 100-150 mg（フェニトイン相当量）/分を超えない	ホストイン静注 750 mg：てんかん重積状態 初回投与：ホスフェニトインナトリウムとして 22.5 mg/kg を静脈内投与する．投与速度は 3 mg/kg/分または 150 mg/分のいずれか低いほうを超えないこと． 維持投与：ホスフェニトインナトリウムとして 5-7.5 mg/kg/日を 1 回または分割にて静脈内投与する．投与速度は 1 mg/kg/分または 75 mg/分のいずれか低いほうを超えないこと．
	ロラゼパム： 痙攣重積に対し：2 分以上かけて 4 mg IV, 10-15 分ごとに繰り返し 抗不安薬/鎮静薬として：0.04-0.05 mg/kg IV/IM, 通常 2 mg で最大 4 mg	国内採用なし
	フェノバルビタール：痙攣重積に対し 15-20 mg/kg IV で急速飽和，追加投与 5 mg/kg を 15-30 分ごとに最大 30 mg/kg まで	フェノバール注射液 100 mg ・1 回 50-200 mg を 1 日 1-2 回 IM/SC ・ノーベルバール静注用 250 mg ・てんかん重積状態 ・フェノバルビタールとして，15-20 mg/kg を 1 日 1 回静脈内投与する．
	フェニトイン：15-20 mg/kg IV, 速さは 50 mg/分を超えない	アレビアチン注 250 mg ・通常成人には，本剤 2.5-5 mL（フェニトインナトリウムとして 125-250 mg）を 1 分間 1 mL を超えない速度 IV ・発作が抑制できない時には，30 分後さらに 2-3 mL（フェニトインナトリウムとして 100-150 mg）を追加投与するか，他の対策を考慮する． ・小児には成人量を基準として，体重により決定する．

索引

和文

あ
アスピリン 31,39
アセトアミノフェン中毒 250
アタマジラミ 153
アテノロール 39
アデノシン 37
アデホス 282
アトロピン 39,282
アドレナリン 43,281,283,284
アナフィラキシー 8
アナフィラキシー反応,輸血 182
アニオンギャップ 125
アブリン 277
アミオダロン 38
アミサリン 282
アミノグリコシド投与量
── ,腎機能正常患者の 166
── ,腎不全患者の 167
アリクストラ® 44
アルガトロバン 39
アルコール性ケトアシドーシス 266

アルテプラーゼ 38
アレビアチン 285
アンカロン 282
アンフェタミン,中毒 265
悪性高熱症 236
悪性症候群 236
足白癬 162

い
イソスポラ症 149
イソプロテレノール 46
イソプロパノール,中毒 267
イノバン 283
インスリン,STEMI 32
インフルエンザ 149
医療ケア関連肺炎 157
医療従事者のHIV曝露後予防 173
胃洗浄 249
異所性妊娠 211
移動性関節炎の原因 208
遺伝性血管性浮腫 10
一次救命処置 1
一次性頭痛 91
一過性脳虚血発作 96

一酸化炭素,中毒 253
咽頭炎 155
院内肺炎 157
陰嚢痛 210
陰部潰瘍 146
── の鑑別 168
陰部白癬 162

う
ウイルス性出血熱 279
ウイルス性脳炎 279
運動神経分節 105

え
エスモロール 43
エスラックス 284
エチレングリコール,中毒 267
エナラプリル 37
エノキサパリン 32,42
エフィエント® 47
エロモナス 137
鋭的腹部損傷 193
液体貯留の評価,腹部外傷の 228

お
横紋筋融解症 236

か
カーバメート,中毒 260
カテーテル感染,血管内留置 149
カプトプリル 37

か

カリウム 120
カルディオバージョン
──, 心房細動の 21
──, 同期下 17
カンジダ 139
カンジダ性亀頭炎 138
カンナビノイド（人工物） 251
カンピロバクター 143
カンピロバクター腸炎 139
下位運動ニューロン 93
下部消化管出血の評価 86
下部消化管由来の出血の特徴 84
化膿性滑液包炎 161
化膿性関節炎 160
過粘稠症候群 182
回虫症 138
海洋生物による中毒 242
海洋での感染症 243
疥癬 160
外耳道炎 153
外傷 189
──, 超音波検査 228
外傷性胸部大動脈破裂 195
角膜炎 148, 149
角膜潰瘍 142
顎下膿瘍 162
肩外傷 202
肩関節X線撮影基準, 救急外来における 203
活性炭 248
鎌状赤血球性貧血 176
完全脊髄損傷 203
感情鈍麻性甲状腺中毒症 115
感染性耳下腺炎 153
感染性心内膜炎 126
関節液評価 207
関節炎 207
眼科 218

き

キナプリル 37
気管支炎 139
気管支喘息 66
気管支喘息重症度の分類 66
気道管理 4
機能性子宮出血 217
偽膜性腸炎 159
逆行性尿道造影 196
急性冠症候群（ACS） 26
急性虚血性脳卒中
── のrt-PAの禁忌 99
── への血栓溶解療法 99
急性心筋梗塞
──, 心電図 14
── に対する経皮ペーシングの適応 36
── に対する血栓溶解療法の推奨度 35
急性精神病性障害 222
急性脱力 93
急性胆嚢炎 186
急性脳実質内出血 102
急性発熱の診断的評価, HIVにおける 130
急性腹症 185
急性閉塞隅角緑内障 220
救急外来における肩関節X線撮影基準 203
虚血性脳卒中 100
── が疑われた際AHAが推奨する検査 98
狂犬病曝露後予防 174
胸椎外傷 202
胸部外傷 194
──, 超音波検査 229
胸部大動脈解離（TAD） 54
胸部大動脈破裂, 外傷性 195

胸腰椎画像の適応，鈍的外傷における 203
強心薬治療の推奨，敗血症 134
凝固能検査異常の原因 179
蟯虫 145
筋力低下の評価，急性 93
緊張型頭痛，稀発性 91

く
クモ咬傷 241
クモ膜下出血 98
クラミジア感染症，妊婦の 141
クラミジア尿道炎 141
クリプトスポリジウム症 142
クレキサン® 42
クロゴケグモ咬傷 241
クロストリジウム・ディフィシル腸炎 141
クロニジン，中毒 255
クロピドグレル 31,41
グラスゴー・コーマ・スケール 191
空気塞栓 233
偶発性低体温症 237

け
ケタラール 284

下剤 248
下痢症 143
痙攣 106
―― を起こす薬物 245
痙攣重積 106
―― の経静脈投与薬剤 107
憩室炎 143
頸椎外傷 202
頸部穿通性外傷 199
血圧管理，急性虚血性脳卒中における 100
血液製剤 180
血液内科と腫瘍内科 176
血管作動薬 133
血管内留置カテーテル感染 149
血小板製剤 181
血栓溶解剤，PE 80
血栓溶解療法
――，STEMI 32
――，急性虚血性脳卒中への 99
―― の絶対的禁忌 35
血友病 178
結膜炎 141
肩甲娩出困難 212
幻覚剤，中毒 258
減圧症 233

こ
コカイン，中毒 255
コレラ菌 143

コンパートメント症候群 209
口唇炎 148
口内炎 148
甲状腺機能亢進症 114
甲状腺機能低下症 115
甲状腺クリーゼ 114
甲状腺疾患 114
甲状腺中毒症 114
交感神経作動薬，中毒 265
好中球減少 126
抗凝固薬の選択，STEMI 32
抗菌薬の選択 166
抗精神病薬，中毒 259
紅斑＋発熱 129
虹彩炎 220
降圧目標 61
咬傷感染 138
高 Ca 血症 118
高 K 血症 121
――，失神，心電図 56
高 Na 血症 123
高血圧 60
―― に影響する薬物 244
高血圧緊急症 63
―― に対する薬剤 64
高血圧切迫症 60
高山病，急性 233
高浸透圧性高血糖症候群（HHS） 112

高体温症 235
高体温に影響する薬物 244
高地障害症候群 233
高地脳浮腫 234
高地肺水腫 234
喉頭蓋炎 146
鉤虫症 148
骨髄炎 152
骨盤X線のCriteria, 鈍的外傷における 200
骨盤位娩出困難 212
骨盤外傷 200
骨盤内炎症性疾患 154

さ
サイクロスポラ症 142
サリチル酸, 中毒 262
サルモネラ 143
サルモネラ腸炎 160
左脚ブロック患者の急性心筋梗塞 15
左心補助装置の緊急事態 51
再灌流療法, STEMI 32
細菌性髄膜炎 150
細菌性赤痢 161
殺虫剤, 中毒 260
三環系抗うつ薬, 中毒 268
産婦人科 211

散瞳に影響する薬物 244
散瞳薬 221
酸塩基平衡障害 125

し
シアン化物 273
シェッツ眼圧計換算表 219
ショック 52
シラミ寄生症 153
ジアゼパム 285
ジアルジア症 146
ジゴキシン 41
——, 中毒 257
ジフェンヒドラミン 281
ジルチアゼム 41,282
子癇 213
子癇前症 213
子宮頸管炎 141
四肢外傷 200
市中肺炎 72,155
死腔 65
視力検査 218
歯科感染症 142
歯肉炎 146
歯肉口内炎 148
耳下腺炎, 感染性 153
耳石再置換法, めまい 89
失神 55
失神・心停止を起こす原因の心電図 56
失神ガイドライン, ACEP 59

膝関節骨折 201
膝関節ルール, Pittsburgh 201
主要降圧薬
——の禁忌や慎重投与となる病態 62
——の積極的適応 61
腫瘍崩壊症候群 184
修正 Brooke の公式, 熱傷 206
修正 SAD PERSONS スケール 224
充血, 眼科 219
重症筋無力症 95
重症頭部外傷の管理 198
重症妊娠高血圧腎症 214
絨毛膜羊膜炎 141
縮瞳に影響する薬物 244
出血性疾患 177
徐呼吸に影響する薬物 244
徐脈に影響する薬物 244
消化管出血 83
上位運動ニューロン 93
上気道感染 65
上大静脈症候群 183
上部消化管出血の評価 86
上部消化管由来の出血の特徴 84

常位胎盤早期剝離 215
心外膜炎のECG変化 13
心筋梗塞（MI） 26
　――，心電図 14
心血管系，超音波 230
心原性ショック 50
心室細動 15
心室頻拍 15
　――のマネジメント 23
心静止，二次救命処置 3
心電図
　――，失神・心停止を起こす原因の 56
　――，成人正常 11
心内膜炎 144
心肺蘇生 1
心肥大，心電図 12
心房細動 15
　――のレートコントロール 20
　――のカルディオバージョン 21
心房粗動 15
神経内科 87
浸透圧ギャップ 125
深部静脈血栓症 74
新鮮凍結血漿 181
人工呼吸器関連肺炎 157

人工呼吸器の初期設定 6
迅速導入気管挿管 4
尋常性痤瘡 137
尋常性疣贅 165
腎，超音波 232
腎盂腎炎 159
腎機能正常患者のアミノグリコシド投与量 166
腎損傷 193
腎不全患者のアミノグリコシド投与量 167
蕁麻疹＋発熱 129
蕁麻疹，輸血 182

す
スキサメトニウム 284
スキューバダイビングに伴う傷病 233
ステロイドの推奨，敗血症 134
ストレプトキナーゼ 36,49
スポロトリコーシス 162
スライディングスケールレジメン，糖尿病 109
頭痛 91
水痘 165
水疱＋発熱 129
水疱形成物質 271
膵炎 187
髄膜炎，細菌性 150

髄膜炎菌 152

せ
セカンダリー・サーベイ 190
セロトニン2受容体拮抗薬，中毒 264
セロトニン症候群 264
せん妄 222
成人一次救命処置 1
成人正常心電図 11
成人での人工呼吸開始時の指標 6
成人二次救命処置 2
西部馬脳炎 279
性器出血，妊娠後期の 215
精神科 222
精巣炎 210
精巣上体炎 145,210
精巣捻転 210
整形外科 207
赤痢アメーバ 144
赤痢菌 143
脊髄圧迫症 183
脊髄円錐症候群 208
脊髄後方障害 203
脊髄前方障害 203
脊髄損傷 203
脊髄中心症候群 203
脊髄半側障害 203
赤血球製剤 181

積極的適応がない場合の高血圧治療の進め方 62
全腸洗浄 249
前置胎盤 215
前立腺炎 159
喘息死のリスク 67
喘息に対するマネジメント,救急外来における 67

そ
ソタコール® 48
ソタロール 48
ソル・メルコート 281
鼠径部肉芽腫 147
鼠径リンパ肉芽腫 150,168
蘇生 190
挿管後の手順 5
創傷被覆材について 204
造影剤腎症 226
造影剤副作用 227
造影剤誘発アナフィラキシー 227
側頭動脈炎,眼科 221

た
タンボコール® 44
ダニ咬傷 162
ダニ媒介疾患,感染症 168
ダルテパリン 41
多源性心房頻拍 15
体温調整機能障害 236

体表熱傷面積 206
体部白癬 162
帯状疱疹 148
大腸菌 143
第Ⅷ因子欠損症 178
第Ⅸ因子欠損症 178
脱法ハーブ 251
脱力 93
丹毒 146
単純ヘルペス 168
炭疽菌 270
胆石発作 185
胆道系疾患 185
胆嚢,超音波 231

ち
腟炎 164
中耳炎 153
中枢性めまい 87
中毒 245
中毒症候学 245
中毒性アルコール類 266
中毒治療の原則 248
虫垂,超音波 230
虫垂炎 137,185
超音波検査 227
腸間膜(動脈)虚血 186
腸間膜静脈塞栓症 187
腸球菌 145
直腸炎 158

つ
ツラレミア 278
爪白癬 163

て
テオフィリン,中毒 265
テノーミン® 39
デルマトーム 105
低Ca血症 116
——,失神,心電図 56
低K血症 120
——,失神,心電図 56
低Na血症 122
低血圧 50
—— に影響する薬物 244
低血糖 113
低体温症 235
低体温に影響する薬物 244
低分子ヘパリン 80
天然痘 277
点状出血+発熱 128
伝染性膿痂疹 149
伝導ブロック,心電図 11
電解質異常 116
癜風 163

と
トキシックショック症候群 170
トキシドローム 245
トラウマスコア,改訂 191
トラウマスコアリング 191

トランドラプリル 37
トリコセシンマイコトキシン 278
トリコモナス症 163
ドクイトグモ 242
ドノヴァン症 147
ドパミン 42
ドブタミン 45
ドプポン 283
東部馬脳炎 279
糖尿病 108
糖尿病性足感染症 142
糖尿病性ケトアシドーシス 110
頭蓋内出血 102
―― , 失神, 心電図 57
頭部 CT
―― の Canadian Criteria 197
―― の NEXUS Ⅱ Criteria 197
頭部外傷 197
―― , 超音波検査 229
頭部白癬 162
同期下カルディオバージョン 17
瞳孔径 218
鈍的外傷
―― における Ottawa 足関節/足ルール 201
―― における胸腰椎画像の適応 203

―― における骨盤 X 線の Criteria 200
鈍的心損傷 194
鈍的腹部外傷, 成人の 192

な
ナトリウム 122
内分泌疾患 108
軟性下痢 140,168

に
ニカルジピン 281
ニトプロ 281
ニトログリセリン 32,47,281
ニトロプルシド 48
ニューモシスチス肺炎 158
乳腺炎 150
乳突蜂巣炎 150
乳房膿瘍 139
尿道炎 163
尿道損傷 196
尿路感染症 164
妊娠後期の性器出血 215
妊娠高血圧 213
妊娠高血圧腎症 213
妊婦
―― , 超音波 232
―― に対するマネジメント, 肺塞栓が疑われた 82
―― のクラミジア感染症 141
認知症 222

ね
ネオシネジンコーワ 284
猫ひっかき病 140
熱射病 235
熱傷病 235
熱傷患者に対する輸液療法 206
熱中症 235
粘液水腫性昏睡 115

の
ノルアドレナリン 47,283
―― , セロトニン作動性抗うつ薬, 中毒 264
―― , ドパミン再取り込み阻害薬, 中毒 264
脳梗塞 100
脳室内出血 102
脳卒中 97
脳卒中診断アルゴリズム, AHA 98
脳卒中スケール 103
脳膿瘍 139
膿瘍 137

は
バソプレシン 49
破傷風予防接種 174
馬尾症候群 208
肺塞症重症度分類 73
肺水腫 50,52
肺塞栓 74
―― が疑われた妊婦に対するマネジメント 82

――におけるVQスキャン 79
肺塞栓重症度指数 81
肺胞気・動脈血酸素分圧較差 65
敗血症 131,160
――の抗菌薬治療 135
敗血症性ショック 131
梅毒 162,168
白癬 162
白癬性毛瘡 162
発熱
―― と好中球減少 126
―― と皮疹 128
発熱性好中球減少 127
発熱性非溶血性輸血副作用 182
斑状紅斑＋発熱 129

ひ
ヒト免疫不全ウイルス 130
皮膚爬行症 142
皮膚幼虫移行症 142
泌尿器科 210
泌尿生殖器外傷 196
肥大型心筋症，失神，心電図 57
非ST上昇型心筋梗塞(NSTEMI) 27

非外傷，超音波 230
非侵襲的換気療法 71
非侵襲的陽圧換気 7
貧血 176
頻呼吸に影響する薬物 244
頻脈
――，脈拍触知可能な 18
―― に影響する薬物 244

ふ
フェカーリス 145
フェシウム 145
フェノバール 285
フェノバルビタール 285
フェンサイクリジン 260
フォンダパリヌクス 32,44,80
フレカイニド 44
フロセミド 44
ブドウ球菌エンテロトキシンB 277
ブメタニド 41
ブラストシスチス・ホミニス 138
ブルセラ症 272
ブレビブロック® 43,281
プライマリー・サーベイ 189
プラスグレル 47

プラビックス® 41
プロカインアミド 47
プロタノール® 46
プロタミン 48
プロパフェノン 48
不安定狭心症(UA) 27
不安定狭心症(UA)/非ST上昇型心筋梗塞(NSTEMI)ガイドライン 27
不正性器出血 217
不整脈 15
不整脈源性右室心筋症，失神，心電図 56
婦人科，超音波 231
副腎クリーゼの治療 108
副腎不全 108
副鼻腔炎 161
腹部外傷，超音波検査 228
腹部大動脈瘤(AAA) 53
――，超音波 230
腹膜炎 154
複雑性腹腔内感染症 136
分娩後出血 216
分娩困難 212

へ
ヘパリン静注 32
ヘビ咬傷 238
ヘビ咬傷グレード 239

ヘビ咬傷重症度スコア 238
ヘリコバクター・ピロリ病 147
ヘルペス
——，単純性 147
——，脳炎 147
ベナゼプリル 37
ベネズエラ馬脳炎 279
ベラパミル 49
ベル麻痺 94
ペスト 275
ペルフルオロイソブチレン 274
片頭痛
——，前兆のない 91
——の治療 92

ほ
ホスゲン 274
ホスゲンオキシム 274
ホストイン 285
ボストン失神クライテリア 58
ボツリヌス症 272
放射線 275
放射線科 225
放射線不透過性物質の摂取 247
蜂窩織炎 140
膀胱損傷 196
発作性上室性頻拍 15
発作性心房頻拍 15

ま
マグネシウム 46,119
マスタードガス 271
マムシ咬傷 238
マムシ多価抗毒素 239,240
マムシ多価免疫Fab抗毒素 240
麻疹曝露 150
麻酔 4
末梢性めまい 87
慢性腸管虚血 187

み
未分画ヘパリン 45,79
脈拍触知可能な頻拍 18

む
無症候性高血圧 60
無脈性電気活動 3

め
メタノール，中毒 268
メチシリン耐性黄色ブドウ球菌 151
メトプロロール 46
めまい 87

も
モルヒネ 32
毛嚢炎 146
毛様体調節薬 221
網膜中心動脈閉塞症 220

や
野兎病 278

ゆ
輸血副作用 181
有機リン，中毒 260
疣贅，尋常性 165

よ
予測ピークフロー値 66
予防接種 172
腰椎外傷 202
溶血性輸血副作用 182

ら
ライム病 168
ラシックス® 44
ランプル鞭毛虫 146

り
リシノプリル 37
リシン 277
リズムコントロール，頻脈 19
リドカイン 46,283
罹患関節数による関節炎の原因 207
旅行者下痢症 143
良性早期再分極（BER）12
良性発作性頭位めまい症 89
緑内障，急性閉塞隅角 220
淋病 147

る
ルイサイト 272
ルネトロン® 41

れ
レートコントロール
—, Afib 20
—, 頻脈 19

ろ
ロッキー山紅斑熱 169

わ
ワルファリンによるINR過延長 179

欧文

A
A-aDO$_2$ 65
AAA(腹部大動脈瘤) 53
ABCD2スコア 96
ACC/AHAガイドライン, Afib/AFLに関する 16
ACEP失神ガイドライン 59
ACE阻害薬 33,37
ACS 26
Afib 15
— のレートコントロール 20
Afib/AFLに関するACC/AHAガイドライン 16
AFL 15
AHA脳卒中診断アルゴリズム 98
Airwayの評価 189
Alvaradoスコア 185
AMS 233
ARB 33
A群β溶連菌性咽頭炎 65

B
β遮断薬 31
—, 中毒 251
BER(良性早期再分極) 12
BPPV 89
Breathingの評価 189
Brown-Sequard症候群 203
Brugada症候群, 失神, 心電図 56

C
Canadian Criteria, 頭部CT の 197
Canadian頸椎ルール 202
CAP 155
Ca拮抗薬, 中毒 252
CCR 202
CD4数の相関, HIV関連疾患と 130
CHIPES 247
Circulationの評価 189
COPD 66
— の国際ガイドライン 71
Cornellの診断基準, 左室肥大 12
CRAO 220
CURB-65スコア 72
CX 274

D
DeBakey分類, TAD 54
Disabilityの評価 189
Dizziness 87
DKA 110
— の初期治療 111
DVT 74
— の初期対応 82
DVT臨床的予測スコア 77

E
Epley法 89

F
FabAV 240
FEVER症状 236

G
γ-ヒドロキシ酪酸, 中毒 258
Gaskin法, 産婦人科 213
GHB, 中毒 258
Glasgow Coma Scale 191
GOLD 71
Guillain-Barré症候群 94

H
HACE 234
Hallpike-Dix法 87
HAP 157
HAPE 234
HAS 233
HBVへの曝露 174
HCAP 157

索引

H
- HELLP 症候群 214
- HINTS exam 87
- HIV 130
  - ――への非職業的曝露 172
- Hunt and Hess SAH 分類 97

I
- IDSA 136
- IE 126
- INR 過延長，ワルファリンによる 179

K
- Kline の PERC (BREATHS) クライテリア 76

L
- LVAD（左心補助装置）の緊急事態 51

M
- MANTRELS スコア 185
- MAOI, 中毒 263
- MASCC スコア 127
- MAT 15
- Mauriceau 法，産婦人科 212
- McIsaac Centor スコア 65
- MH 236
- MI 26
- MRSA 151

N
- narrow QRS 18
- NEXUS II Criteria, 頭部 CT の 197
- NEXUS 頸椎 X 線基準 202
- NIHSS 103
- NIV 71
- NOMI 187
- NPPV 7
- NSTEMI（非 ST 上昇型心筋梗塞）27
- Nylen Barany 法 87

O
- Osborn 波 238
- Ottawa 膝関節ルール 201
- Ottawa 足関節/足ルール，鈍的外傷における 202

P
- Parkland の公式，熱傷 206
- PAT 15
- PCI, STEMI 32
- PCP 158
  - ――,中毒 260
- PE 74
  - ――の初期対応 79
- PE 疑い例の ACEP の臨床指針 78
- PEA（無脈性電気活動） 3
- PEP 173
- PERC クライテリア，PE 除外のための 75
- PESI 81
- PFIB 274
- PID 154

Q
- QRS 幅の広い SVT 16
- qSOFA 131
- QT 延長症候群，失神，心電図 57
- Q 熱 275

R
- r-PA 36
- Ranson の膵炎予後予測スコア 188
- RhIG 療法の適応 216
- RH 同種免疫 216
- Romhit & Estes の診断基準，左室肥大 12
- RSI 4
  - ――で使用される薬剤 5
- rt-PA 99
  - ――の禁忌，急性虚血性脳卒中の 99
- rt-PA 投与プロトコール 100
- RTS 191

S
- SAD PERSONS スケール，修正 224
- SAH 96
- Schiotz 眼圧計換算表 219
- Semont 法 90

Pittsburgh 膝関節ルール 201
PORT 73
PSVT 15

- SNRI, 中毒 264
- SOFA score 131
- SSRI, 中毒 263
- Stanford 分類, TAD 54
- START 192
- STEMI (ST 上昇型心筋梗塞) 31
  - ── に対する血栓溶解薬 36
- SVT, QRS 幅の広い 16

T
- t-PA 38
- TAD (胸部大動脈解離) 54
- TBSA 206
- TCA, 中毒 268
- TIA 96
- TIA 後の脳梗塞発症予測スコア 96
- Torsades de pointes 15
- Toxidrome 245

U
- UA (不安定狭心症) 27
- UA/NSTEMI 疑いもしくは確定例
  - ── に対する初期侵襲的治療 31
  - ── に対する保存的加療 30
- UA/NSTEMI ガイドライン 27
- US 227

V
- VAP 157
- Vertigo 87
- VF 15
- von Willibrand 病 178
- VQ スキャン, 肺塞栓における 79
- VT 15
  - ── のマネジメント 23

W
- Wellen's 症候群, 失神, 心電図 57
- Wicki (Geneva) 臨床予測スコア, PE の 76
- wide QRS 18
- WPW 症候群, 失神, 心電図 57

数字
- 1%プロポフォール 284
- 3H バンドル, 敗血症 132
- 6H バンドル, 敗血症 132

うか。そして夫が万一浮気をするのなら、彼は浮気の節度とでもいうべきものを守らなければいけない。浮気には浮気のルールがある。

男の浮気は、男の世界に属する事柄である。それは男のするスポーツのように、快活で、闊達（かったつ）で、肉体的であることが望ましい。男は自分の浮気に罪の意識をもつ位なら、浮気をするべきではない。

浮気においては、男は女を征服しているべきである。だが、結婚においては、男は女に征服されていなければいけない。（これは勿論いわゆる恐妻家になれということとは違う。いわゆる恐妻家というものを私は好まない。彼等の殆どは、ずるくて冷酷な詐欺師に違いない。）

妻の浮気については、私には語る自信がない。女には本質的に外というものがないから、女の浮気は多分闊達にはゆくまい。

いずれにせよ勿論浮気はしないにこしたことはない。しかし、もし万一それがなされてしまったのなら、もう問題は浮気の是非には無い。今度はそのいやな記憶を超える何らかの価値を自分たちの中に信ずることが必要になってくる。それは細かい心理的な技術であると同時に、自分たち二人と、その二人を超えたものとにかかわる信の問題でもある。

同性愛

同性愛が理論をもつとすれば、それはおそらく汎神論であろう。同性愛には対立よりもむしろ融和があり、劇よりもむしろ歌がある。正にそれ故に、同性愛は不毛であるに違いない。
どんな人間の中にも、同性愛的な感覚はある。それを自然の中へ溶かしてしまうか、それとも人間の中で結晶させるかによって、人は同性愛者になったりならなかったりするのではないか。

やさしさ

やさしさは、やさしい心だけではなく、またやさしい体だけでもない。心と体とを貫くやさしさがある。それはひとつの宇宙的な感覚である。私たちをとり巻く宇宙の無関心と冷さ、だがもし私たちがそれに屈服してしまうとしたら、それは私たち自身がその無関心と冷さそのものになるからである。
人のやさしさとは、単なる思いやりだけを意味するのではない。それは心理的なものであるより先に、存在的なものなのだ。人と人を超えたものとをむすぶ流れの中に、